OKINAWA

Dr Jean-Paul CURTAY

OKINAWA

Un programme global pour mieux vivre

Éditions Anne Carrière

SOMMAIRE

MENUS OKINAWA

À ceux à qui nous devons notre réalité,
nos ancêtres,
les créateurs de nos richesses artistiques,
philosophiques, scientifiques et techniques.

À ceux qui vont en hériter,
les enfants présents et à venir,
qui arrivent au moment où il devient possible
de sortir de l'histoire,
*celle d'*Homo predator,
pour entrer dans une posthistoire,
*le monde « yuimaru », plus confiant, d'*Homo creator.

Aux futurs jeunes vieillards,
qui se seront approprié les secrets des anciens d'Okinawa.

Préface

Il y a trente ans, les hot spots de la longévité étaient situés dans les montagnes des Andes, du Cachemire ou du Caucase. Aujourd'hui, ils ont été remplacés par des îles telles la Sardaigne, la Crète et Okinawa. Demain s'ajouteront probablement à la liste les plaines du Sichuan. Les candidats sont nombreux !

Chaque fois, on retrouve des modes de vie anciens et un relatif isolement géographique qui a pu conduire à la constitution d'un isolat génétique. Les modes de vie sont rudes. Le travail est physique. Il se déroule presque toujours en extérieur, aux champs du matin au soir, au jardin familial ou dans la montagne avec les troupeaux. Les repas sont frugaux et plus souvent constitués de fruits et légumes que de viande. Dans ces sociétés agraires traditionnelles, les vieux sont respectés et écoutés. Ils jouissent d'un grand prestige social.

Par rapport aux sites anciens de Vilcabamba en Équateur, Kutol au Caucase et Hunza au Cachemire, qui se situaient tous dans des pays peu développés, le plus intéressant est peut-être que les nouveaux sites se situent tous dans des pays qui, parmi les pays développés, présentent les *meilleures espérances de vie au monde, comme le Japon, la Grèce et l'Italie. Il s'agit là de la caractéristique commune nouvelle des hot spots de la longévité, à savoir être un territoire distant et isolé d'un pays développé connaissant un faible niveau de mortalité.*

Okinawa est l'exemple type. Le Japon a la meilleure espérance de vie au monde. Elle dépasse aujourd'hui 85 ans pour les femmes et 78 ans pour les hommes. Depuis 1975, date à partir de laquelle nous disposons des statistiques japonaises pour Okinawa qui est restée sous administration américaine jusqu'en 1972, l'espérance de vie à la naissance, qui résume les conditions de mortalité du moment, y est meilleure pour les femmes qu'ailleurs au Japon. Elle a atteint 85 ans dès 1995 et dépassé 86 ans en 2000. Si, en nombre d'années, l'espérance de vie des hommes d'Okinawa à la naissance est, avec 77,6 ans, dans l'exacte moyenne japonaise, à 65 ans, en revanche, Okinawa reste le champion de la longévité avec une espérance de vie de 18,5 ans pour les hommes et de 24,1 ans pour les femmes, versus 17,6 ans et 22,5 ans respectivement, pour l'ensemble du Japon. Toutefois, la chute dans le classement de l'espérance de vie des hommes à la naissance inquiète beaucoup les responsables de l'île, qui incriminent les changements intervenus dans les modes de vie des jeunes pour expliquer les moins bonnes performances de mortalité avant 65 ans.

Depuis maintenant trente ans, les centenaires d'Okinawa font l'objet d'une grande étude dirigée par le Pr Makoto Suzuki.

Les anciens d'Okinawa ont développé un art de vivre remarquable qui leur permet, dans le Japon moderne d'aujourd'hui, de jouir d'une longue et productive vie en bonne santé. Dans les pages qui suivent, Jean-Paul Curtay nous livre quelques-uns des leurs secrets. Il y sera beaucoup question de régime alimentaire, mais aussi des arts culinaires et de la table qui semblent tout aussi importants que le nombre des calories. Il y sera également question du stress et de l'activité physique. Il y sera enfin question de réseaux de voisinage et de solidarité sociale. Aujourd'hui, les jeunes adoptent de plus en plus les modes de vie occidentaux ou américanisés, et semblent perdre ces avantages.

Pendant des millénaires, l'homme a été sélectionné dans un environnement où il devait s'activer du matin jusqu'au soir pour récolter une piètre pitance. Dans ce contexte, la solidarité entre les hommes était la condition essentielle à la survie du groupe. La sélection génétique s'est vraisemblablement effectuée sur ces critères : force et endurance physique, capacité à extraire les éléments nutritifs nécessaires à notre fonctionnement quotidien à partir d'une nourriture rare et peu calorique, ainsi que la capacité à vivre en groupe et à bâtir des solidarités.

Depuis cinquante ans, tout a changé. La nourriture est devenue trop abondante et relativement très bon marché par rapport à la quantité de travail qu'il faut fournir pour se la procurer. La révolution des transports et la révolution industrielle ont supprimé la nécessité des efforts physiques. Tout cela rendant la solidarité apparemment inutile, du moins dans les premières années de la vie, tant que tout va bien.

Se pourrait-il que, dans un monde qui est devenu moderne et offre toutes les garanties de qualité (qualité de la nourriture, qualité de l'eau, qualité des logements et qualité de la médecine), les conditions de vie conservées à Okinawa miment les apports alimentaires, les demandes de dépenses énergétiques et la sécurité morale produite par le groupe, pour lesquels nos gènes ont été sélectionnés ?

Cela expliquerait à la fois pourquoi c'est à Okinawa que l'on observe les plus grandes longévités, et pourquoi la sur- consommation alimentaire, l'absence d'activité physique et l'individualisme, toutes choses possibles dans nos sociétés développées, sont nos pires ennemis.

Autrement dit, pour vivre longtemps en bonne santé dans un monde moderne qui, certes, le permet mais qui offre aussi tellement de facilités, il nous faut recréer les apports et les demandes pour lesquels nos gènes sont le mieux adaptés. C'est ce à quoi nous invite le Dr Jean-Paul Curtay à travers ce voyage passionnant chez les anciens d'Okinawa.

Jean-Marie Robine,
Montpellier, le 2 juillet 2006.

Avant-propos

Le « modèle Okinawa »

> « J'espère qu'autant que nous vivrons
> vieux, nous mourrons jeune. »
>
> Henri Matisse[1]

Peut-on vivre longtemps... encore et encore plus long-temps ? Peut-on atteindre un âge avancé, devenir cente-naire ou plus, « supercentenaire » (au-delà de 110 ans), tout en restant *bien* ? Sans maladie invalidante ou pénible, mobile, capable d'entendre, de voir, de penser et de se réjouir d'une longévité aussi grande ?

Peut-on faire mieux que les Crétois qui ont eu, jusqu'à présent, la réputation d'être ceux qui, sur notre terre, vivent

---

1. Matisse écrit cela à l'âge de 85 ans, au moment où il peint *La Per-ruche et la Sirène* et *La Gerbe*, deux immenses tableaux parmi les plus éclatants de couleurs, de vitalité, de jeunesse, de désir, de joie de toute l'histoire de la peinture.

le plus longtemps et avec le moins de maladies? L'Étude des Centenaires d'Okinawa en apporte une démonstration impressionnante.

Elle enregistre 53,8 centenaires pour 100 000 habitants, comparés à environ 26 pour 100 000 en France et 15 % des supercentenaires connus. Et elle constate un état de santé inégalé : seulement 3 % de grabataires chez ces centenaires, une fréquence des accidents cardiovasculaires et des cancers hormono-dépendants réduite de 80 % par rapport à celle des pays occidentaux de même que des risques d'ostéoporose et de démence, très inférieurs. Les dosages biologiques qui évaluent la santé nutritionnelle, le statut hormonal, les marqueurs du vieillissement et de leurs causes (le stress oxydatif et l'inflammation) confirment le phénomène d'un ralentissement spectaculaire des déclins de la sénescence habituellement constatés. Et elle objective par des tests une mobilité, une conservation des qualités intellectuelles et une qualité de vie exceptionnelles.

Du coup, l'Étude des Centenaires d'Okinawa a permis en trente ans d'élever une légende flottant dans l'imaginaire de la littérature chinoise antique au rang de réalité scientifique, de réalité tout court. Ce qui a créé un raz-de-marée d'intérêt parmi les gérontologues d'abord, dans le grand public ensuite.

La réalité de la qualité de vie des anciens d'Okinawa fait rêver. Pourrait-elle devenir aussi notre réalité ? Pourrions-nous nous l'approprier, en totalité ou en partie, l'adapter ?

Initiée il y a trente ans par Makoto Suzuki, l'Étude a permis d'identifier et de comprendre les clés d'un tel succès. Une alimentation riche en plaisirs gustatifs extraordinairement variés, mais peu calorique. Peu calorique, cela revient à dire « économe » : économe en carburants, et, par voie de conséquence, en polluants inévitablement produits par nos petits moteurs cellulaires, les radicaux libres.

En 1956, Denham Harman, étudiant le vieillissement du caoutchouc des pneus, découvre qu'il est dû aux radicaux libres, des molécules instables et réactives provenant de l'exposition à l'oxygène. Suite à un éclair de génie comme il y en a peu par siècle (aux conséquences encore beaucoup plus grandes pour les humains que d'autres intuitions phénoménales comme celles d'Einstein ou de Freud), il publie un article émettant l'idée que ces radicaux libres, dérivés de l'oxygène nécessaire pour brûler les calories qui fournissent aux êtres vivants leur énergie, sont aussi responsables de leur vieillissement. C'est ce qu'on appellera le « stress oxydatif ».

Il faudra attendre près de cinquante ans pour qu'une monumentale accumulation de recherches, qui mobilisent encore aujourd'hui plus de dix mille chercheurs, lui donne définitivement raison.

Pourtant déjà, dans les années 1930, un chercheur de Cornell University, Clive McKay, avait démontré chez l'animal que réduire ses apports caloriques de manière substantielle augmentait considérablement – de près de la moitié – la durée de vie maximale. Jeanne Calment aurait alors vécu plus de 180 ans au lieu de 122 ans !

Non, ce n'est pas une chimère. Ce sont des réalités scientifiques. Ce phénomène a été vérifié dans des centaines d'espèces, y compris chez les primates proches de nous. Mais personne ne se doutait du lien entre les deux phénomènes avant qu'on obtienne le même résultat avec des animaux transgéniques, par des modifications sur les gènes gouvernant soit la protection contre le stress oxydatif, soit la réparation des gènes endommagés par lui. L'explication principale est simple : si on brûle moins de calories au feu de l'oxygène, on produit moins de radicaux libres, ces déchets corrosifs capables d'endommager toute molécule qui nous compose.

D'autre part, les anciens de ces îles de l'extrême sud du Japon ont fait depuis des siècles des choix alimentaires stupéfiants d'intelligence intuitive. Ils ont montré une attirance incompréhensible pour des aliments exceptionnellement denses en *antioxydants* et en *détoxifiants*, comme les légumes, le soja, le thé vert, le curcuma. Antioxydants qui s'opposent aux radicaux libres, nos polluants internes, et détoxifiants qui neutralisent les polluants externes.

Leurs choix résultent en l'ingestion quotidienne, répétée à chaque repas, d'une véritable « chimiothérapie préventive ». Une chimiothérapie douce et naturelle qui s'oppose aux corrosions produites par la combustion des calories et autres phénomènes oxydatifs comme l'inflammation ou la pollution, tout ce qui endommage les molécules qui nous composent, tout ce qui finit par altérer notre peau, nos muscles, nos os, nos organes internes, notre cerveau... tout ce qui réduit nos capacités et nous amène aux « maladies de l'âge » qui nous apparaissent comme une fatalité. Pas à eux.

Ainsi, les anciens d'Okinawa sont empiriquement tombés sur deux des clés majeures capables de ralentir la vitesse du vieillissement, la vitesse de dégradation des tissus et des capacités des organes et de réduire les risques de maladies liées à l'âge. Les maladies liées à l'âge, dites dégénératives comme l'arthrose, l'ostéoporose, la cataracte, la presbyacousie (perte de l'audition), les maladies cardiovasculaires, les cancers, les maladies inflammatoires ou auto-immunes, la maladie de Parkinson, la maladie d'Alzheimer...

La première : *la réduction du stress oxydatif par une utilisation économique des calories* (sans se priver, au contraire) et la seconde : *la consommation d'aliments apportant des quantités exceptionnelles de principes protecteurs.* Les antioxydants, en particulier, mais aussi les acides gras oméga 3, les phyto-œstrogènes, hormones naturelles trouvées dans le soja, et le magnésium, qui, avec les antioxydants, constituent les trois catégories de nutriments les plus importantes dans la lutte contre les phénomènes de dégradation des tissus de notre organisme avec l'âge.

Et ce qui interpelle le plus fortement est que, depuis plusieurs millénaires, les anciens d'Okinawa affichent dans leur culture l'objectif clair de *bien vivre le plus longtemps possible.* Et cela par des moyens clairement édictés comme *nuchi gusui,* que l'on pourrait traduire par « une nourriture-médecine de la vie ». Ils rejoignent ainsi, à travers les siècles et les continents, le précepte de base édicté par le fondateur de la médecine, Hippocrate, bien oublié des praticiens actuels à qui l'on demande pourtant de prêter serment sur son nom : « Que ton aliment soit ton médicament. »

Mais pour les anciens d'Okinawa, les clés nutritionnelles ne suffisent pas.

Ils considèrent qu'il est aussi essentiel de bien respirer, de bouger (ils sont les inventeurs du karaté), de ne pas se stresser pour rien, de cultiver une perception particulièrement positive du monde et de la vie, de disposer de puissants outils d'autotraitement, de s'appuyer sur des réseaux de soutien social solides, de rire et de créer.

Or, tous ces points ont été validés par les études scientifiques modernes comme étant des moyens fondamentaux non seulement de conservation, mais aussi d'optimisation de la santé et de l'ensemble des capacités physiques et mentales.

Les modèles méditerranéen et crétois qui ont inspiré nombre d'améliorations salutaires des pratiques nutritionnelles lors de ces dernières décennies, comme l'augmentation des apports en fruits et légumes ou l'utilisation de l'huile d'olive, se trouvent considérablement enrichis par les enseignements de l'Étude des Centenaires d'Okinawa. Les anciens d'Okinawa se distinguent par des choix alimentaires plus puissamment protecteurs comme la quasi-absence de consommation de produits laitiers et de gluten – en Crète, pour chaque 20 g de feta, le fromage de brebis, consommé en plus, on enregistre une augmentation de 9 % de la mortalité cardiovasculaire ! –, la quantité inégalée de soja – qui contient des phyto-œstrogènes, hormones naturelles s'opposant aux promoteurs des cancers du sein et de la prostate et dont on a découvert qu'ils comptent parmi les meilleurs protecteurs de nos gènes –, la grande consommation d'algues. Mais aussi, et de manière très frappante, par la place accordée à d'autres dimensions du mieux-être comme la respiration, les techniques de gestion du stress et d'autotraitement comme le shiatsu, l'enracinement dans des valeurs fondamentales et un tissu social très convivial et solidaire.

Contrairement au modèle crétois seulement centré sur l'alimentation, *le modèle Okinawa est un modèle global.*

De ce fait, le modèle Okinawa est à ce jour le plus complet et le plus efficace (efficacité démontrée sur toute une population), capable d'inspirer le développement d'un programme de mieux-vivre à l'usage des autres populations.

Okinawa, c'est « exotique », c'est loin. Pouvons-nous vraiment faire comme les Centenaires d'Okinawa, avec les aliments dont nous disposons, dans notre environnement et avec notre mode de vie ?

Vous trouverez en deuxième partie de ce livre un programme pratique, le « Programme Okinawa », permettant d'adapter les clés du modèle aux aliments disponibles dans nos sociétés et à notre contexte de vie. Il s'agit d'un guide d'intégration progressif, en douceur, dans le quotidien. Par ailleurs, en fin d'ouvrage, des menus composés pour ce programme par le Dr Rose Razafimbelo (qui avait déjà créé les recettes du *Programme de Longue Vie*), ainsi que de nombreuses sources d'informations complémentaires, un annuaire pour trouver les aliments ou compléments alimentaires recommandés, des coachs, des thérapeutes.

Pour faciliter l'appropriation des composants de ce programme global pour mieux vivre, le livre est associé à des structures de démarrage et de soutien. Sont proposés une « Pause santé », conçue pour pouvoir engager le Programme Okinawa dans des conditions optimales sur des lieux de vacances du sud de la France, avec des coachs en nutrithérapie, exercice physique, qi gong, des massages asiatiques et des menus originaux de Rose Razafimbelo (www. grandbleu.fr), et un « Parcours d'accompagnement » quotidien sur neuf mois sur Internet, composé de trois phases de trois mois : « enclencher », « intégrer » et « aller plus loin », que l'on peut retrouver sur le site http://okinawa. lanutritherapie.net.

Le Programme développé dans ce livre intègre également les recherches conduites sur les centenaires dans nombre d'autres pays, comme « À la recherche du secret des centenaires », menée en France par le Dr Michel Allard et qui incluait Jeanne Calment, sur le vieillissement, comme les études longitudinales de Baltimore et de Nagoya, les dizaines de milliers d'études concernant les relations entre alimentation et santé, et les recherches les plus récentes de la nutrithérapie, que j'ai introduite en France. Elle intègre aussi la technique « métronomique », inspirée par la chimiothérapie anticancer et judicieusement défendue par le Dr Richard Béliveau qui dirige le centre de prévention et de traitement du cancer de l'université du Québec, à Montréal.

Ce Programme présente-t-il un intérêt si l'on a déjà atteint un grand âge, ou, à l'inverse, si l'on est encore loin d'être un senior? De nombreuses études montrent qu'il n'est jamais trop tard pour gagner plus de santé et réduire ses risques de maladie.

À tout âge, on peut regagner de l'énergie, de meilleures défenses anti-infectieuses, plus de muscle, plus d'os, améliorer sa mémoire, son humeur, sa vie sexuelle...

À tout âge, y compris lorsque l'on est encore adolescent.

Plus le Programme est initié tôt, plus il peut « rapporter gros », en vitalité, en santé, en capacité de prévenir et de guérir, en sérénité, en mieux-être.

Vers des lendemains qui chantent et qui dansent, jusqu'à cent ans et au-delà, c'est tentant. Mais attention, en découvrant comment vivent les anciens d'Okinawa, vous vous exposez à un risque sérieux : celui d'attraper une irrépressible envie de vieillir « jeune » !

Introduction

De la vie comme une œuvre

> « Il n'y a pas de partie gratuite. »
>
> David BAIRD

On enregistre plus de trente ans d'espérance de vie gagnés en cent ans.

Ceci alors qu'entre les hommes de Cro-Magnon d'il y a 35 000 ans et les populations des pays les plus développés du XIXe siècle, le gain a été plus faible !

On commence seulement à réaliser le côté stupéfiant et l'ampleur du phénomène. Une épidémie de centenaires est inévitable dans les sociétés les plus avancées et guette rapidement des pays qui les rattrapent comme la Chine. Les centenaires sont aujourd'hui quelques dizaines de milliers, ils seront autour d'un million en 2050.

La science s'enorgueillit d'être responsable de ce bond en avant de longévité. Mais les belles justifications avancées, la vaccination, les antibiotiques et autres progrès de la médecine n'expliquent pas seuls un tel allongement de la durée de la vie. Elles expliquent la fabuleuse réduction de la mortalité périnatale, la réduction des risques de mourir bêtement, à une semaine, à cinq ans, à vingt ans ou plus tard d'une infection. Mais ni l'injection de vaccins, ni l'ingestion d'antibiotiques n'allongent la durée et la qualité de vie de ceux qui ne sont pas disparus précocement. Si c'était le cas, il serait fortement recommandé d'en consommer tous les jours !

Non. Comme Thierry Souccar et moi l'avons mis en avant dans un précédent livre, *Le Programme de Longue Vie*, c'est bien la science qui a involontairement fourni ce bonus, mais par des progrès technologiques non médicaux. L'eau courante, l'électricité, le chauffage central, les transports, la mécanisation des tâches et tout ce qui nous épargne l'obligation de marcher, de porter... bref, de contracter nos muscles, a permis de réduire proportionnellement nos exigences en calories. Nous brûlons chaque jour presque moitié moins de calories qu'au début du XXe siècle, car nous en avons moins besoin.

Du coup, les fourneaux présents dans chacune de nos cellules et chargés de fournir l'énergie qui nous permet de fonctionner, s'usent à peu près deux fois moins vite, et l'espérance de vie à la naissance a fait en un siècle un bond considérable.

> « Il s'agit de faire de la santé un projet au lieu de faire de la maladie un cauchemar. »
>
> Abraham Moles

La plupart d'entre nous, « le nez dans le guidon », n'ont pas encore pris la mesure, la beauté du cadeau. D'autres, même, s'en plaignent et ils ont de bonnes raisons pour cela. Ils sont souvent ralentis, parfois immobilisés, dépendants, isolés, parfois déprimés, malades, voire « légumisés ».

Ils se sentent diminués par cette fichue mémoire qui bloque quand on appuie sur le bouton « enregistrement », qui serait prête à sortir ses richesses quand on appuie sur le bouton « souvenirs anciens », mais il n'y a pas grand monde que cela intéresse... Parfois, plus rien ne sort, ou presque, plus de voix. Parfois plus rien ne rentre ou presque, les sons sont trop faibles, les images floues. Sans compter les tremblements de terre style infarctus ou accident ischémique transitoire, les tsunamis style accident vasculaire cérébral, les glissements de terrain style Alzheimer ou Parkinson, les pannes de moins en moins réparables des articulations, de l'audition, de la vision...

Inutilisables ou inutilisés, bref, inutiles. Une sorte de « reliquat de société », un résumé des plaies de l'existence : maladies, médicaments, handicaps, dépendance, isolement, déprime... que l'on se met à collectionner dans l'album de la fin de parcours. Et ce « reliquat » des sociétés gavées de produits de consommation enfle, prend de plus en plus de place et coûte de plus en plus d'argent. Des économistes commencent à ne plus être sûrs que le « marché explosif des seniors » soit « durable » et ne mène pas, à plus ou moyen terme, à une faillite des régimes de retraite, de sécurité sociale et... d'États plus prodigues que prévoyants (« après moi, le déluge »). Mais c'est une autre histoire.

Les plus chanceux vont vers le sud. Des régions entières du midi de la France, de l'Espagne, du Portugal, de l'Italie du sud, des Baléares, des Canaries, de Malte, des îles grecques, de Chypre et même, à présent, de l'Afrique du Nord servent de cocon plus ou moins médicalisé pour finir tranquillement au chaud. On peut être impressionné du nombre de seniors qui, plus ou moins sans regret, plus ou moins définitivement, abandonnent leur terre natale où l'on inonde l'environnement d'icônes et d'idoles tout en jeunesse, bruit et vitesse. Un vieux, un « ralenti », y a-t-il encore une place ?

D'autres ne voient pas l'utilité de se poser la question. Moins fortunés, ils se fondent et disparaissent dans la grisaille et la pollution, non sans avoir été gavés de médicaments.

> « Ne pas se presser, en cas de maladie,
> de recourir aux médicaments. Laissons à
> la nature le temps d'agir. »
>
> PLUTARQUE

Certains, de plus en plus nombreux, plus toniques, ont un déclic assez tôt, avant le début du déclin, et se mettent en quête de ce qui pourrait freiner cette décadence annoncée des muscles, des os, du cœur et des vaisseaux, des yeux, des oreilles et du cerveau. De ce qui pourrait donner à notre organisme des moyens pour mieux se défendre.

Quelques informations commencent à circuler : il faudrait réduire les produits tout préparés, truffés de graisses, sucres et sel ; manger plus de fruits et légumes, éviter le carbonisé, mettre une nappe et des fleurs sur sa table même si on est tout seul ; bouger, respirer, ne pas se laisser dévorer par des images de télévision non choisies ; aller sur Internet, lire, faire des mots croisés, participer à des clubs, à des associations, s'occuper de ses petits-enfants ; vivre avec un animal de compagnie, aider à améliorer sa localité, continuer à bâtir des projets, à faire du sens, à *faire sens*... Tout cela peut puissamment contrer les discours fatalistes sur l'inévitable spirale descendante de la sénescence, et contribuer à un passage réussi et souriant à travers les âges.

Si le corps, le cœur et l'esprit sont tous les jours agressés par malbouffe, polluants, bruits, laideur et mépris au lieu d'être nourris d'aliments sains et choisis, d'air pur, de musique, de parfums, de beauté et d'attention, ils dépériront comme les plantes d'un jardin privé d'eau et de lumière. On est fait de ce que l'on ingère. « Alors, choisissons mieux ce que nous allons mettre dans et autour de notre corps », en concluent, comme le montrent toutes les enquêtes, des proportions de plus en plus considérables de nos populations. Plus de 80 % des personnes interrogées estiment en effet que la qualité des aliments constitue l'un des facteurs déterminants de la santé.

Et ils choisissent leurs aliments, leurs produits ménagers, leurs vêtements, les matériaux de construction de leur maison, et même, maintenant, leurs vacances non plus en fonction des habitudes passées ou de la publicité (6 % de la population fait confiance aux entreprises contre 13 % aux politiques et 37 % aux ONG, selon une enquête de TMO-First), mais des informations qu'ils parviennent à rassembler quant à ce qui peut mieux leur convenir personnellement, à court et à plus long terme.

Des changements culturels, sociaux et économiques majeurs sont en route. La distribution assiste, encore incrédule, à l'apparition d'« alter-consommateurs » – 35 % de leurs clients, déjà ! – qui lisent les étiquettes et n'achètent plus automatiquement (« les yeux fermés, j'achète... »). En quelques années, deux millions de Français ont établi leur cocon loin des villes polluées pour aller vivre plus près de l'air frais et de la nature. La maison écologique, simple, créative et personnalisée, est en passe de devenir un standard face à beaucoup d'entrepreneurs dépassés, verrouillés dans leurs relations aux matériaux et fournisseurs traditionnels. On demande de plus en plus de vêtements, de linge de maison, de meubles épurés, en matières naturelles et n'ayant pas subi de traitements toxiques.

En quelques années, l'huile d'olive a doublé l'huile de tournesol. Exception faite du yaourt, la consommation des produits laitiers baisse – des milliers d'élevages de vaches laitières ont fermé l'année dernière en France et en Espagne. Dans le même temps, la consommation de thé vert a augmenté de 74 %, les aliments, produits ménagers et cosmétiques bio montent irrésistiblement, de même que les modes de cuisson non agressifs, comme le four ou le cuit-vapeur.

La marche, le jogging, la natation et pratiquement tous les sports, le jardinage, les séjours de remise en forme ou à thème culturel, les stages de gestion du stress et de communication sur les lieux de travail, le coaching et/ou le massage à domicile, la balnéothérapie et le sauna chez soi, la lecture des auteurs de développement personnel et de magazines comme *Psychologie*, les week-ends d'affirmation de soi, les inscriptions dans les chorales, les ateliers de peinture, l'écriture de blogs, le volontariat, l'achat solidaire, l'engagement dans la vie associative, le soutien aux ONG prennent de l'ampleur et ne sont que divers signes d'un seul et même mouvement : celui de la reprise en main par chacun des dimensions et du sens de sa propre vie, de la carte de son parcours, des rênes de son destin, celui du recentrement sur des choix personnels, des valeurs, celui de la participation et de la responsabilisation.

« *Je fais de ma vie une œuvre* »...

Et cela touche des générations de plus en plus jeunes. Récemment, le phénomène est apparu chez 10 % des adolescents orientés bio, parfois végétarien ou équitable. Cela touche aussi de plus en plus leurs modèles : chanteurs, acteurs, footballeurs qui se positionnent contre la cigarette, la drogue, la pollution, la malbouffe, la pauvreté, la guerre, le racisme, le travail forcé des enfants. Et ce n'est qu'un tout petit début.

Mieux vivre, mieux être dans notre corps, notre environnement, notre tête, avec les autres, contribuer, à notre niveau, à embellir et harmoniser le monde, de toute évidence cette demande pressante qui monte partout fait enfin sens.

Nous abordons une période critique où l'humanité touche du doigt la possibilité de dépasser un fonctionnement social où le cerveau reptilien, codé pour survivre, a prévalu. On peut dire que, jusqu'à présent, l'« histoire » a été une histoire de territoires, d'attaques, de fuites et de défenses, de forces et de peurs, une histoire de prédateurs – chefs, rois, présidents et autres dominants – et de soumis, alors que les richesses proviennent d'ailleurs : de la nature et des créateurs.

La prise de conscience que les richesses principales ne viennent pas des dominants occupant le devant de la scène donne une chance à chacun – y compris eux – de se reconnecter à des valeurs plus authentiques, plus fructueuses, génératrices de richesses qui comptent : la nature, le corps, la santé, les rapports plus harmonieux entre humains et société, la recherche, la création.

Le comportement alimentaire lui-même souffre encore d'un réflexe de prédation déplacé, compensatoire de manques, frustrations, peurs, perturbations émotionnelles diverses et variées. Lui aussi mérite une libération vers un plaisir libre, capable de durer et d'intégrer les souhaits clairement exprimés des populations, de *longévité, vitalité, séré-nité* et *santé.*

Où allons-nous ? Quels modèles peuvent nous donner une idée des changements à venir ?

Parmi les grands inspirateurs des changements alimentaires actuels, on trouve le « régime méditerranéen » ou « crétois », le régime eskimo riche en oméga 3 et les traditions asiatiques, en particulier japonaises : respect de la nature « brute » du bon produit, cuisson minimale, petites quantités, très peu de graisses saturées et de produits laitiers, place prépondérante du poisson et du thé vert, importance de la beauté (l'assiette et ce qu'elle contient devient une véritable œuvre plastique)... Les suivre entraîne une forte réduction des risques cardiovasculaires et de cancers, et une plus grande longévité en bonne santé, comme cela a été démontré par nombre d'études. Ils ont inspiré les grands chefs, la « nouvelle cuisine », des campagnes de santé publique et des mutations massives dans l'agroalimentaire, comme la consommation croissante d'huile d'olive (entraînant aujourd'hui une montée des cours par une offre inférieure à la demande) ou de thé vert.

Par ailleurs, devant la vertigineuse progression du surpoids, de l'obésité, du diabète – y compris chez les jeunes –, devant le rôle évident de la sédentarité dans les problèmes majeurs de santé publique, devant l'échec des tentatives médicamenteuses sur la réduction des risques de maladies cardiovasculaires, devant les 5 millions de morts annuelles liées au tabac (et peut-on réellement compter le nombre des malades ?), devant les liens de plus en plus patents entre nombre de maladies et pollution, devant les scandales liés à des promotions mercantiles non appropriées ou carrément mensongères de médicaments, de plus en plus d'autorités internationales et gouvernementales prennent leurs distances par rapport au lobbying écrasant des industries agroalimentaires, chimiques et pharmaceutiques qui encouragent la consommation de sucre, de sel, de gras et de toxiques prétendus incontournables (comme l'a été l'amiante jusqu'à ce que cela ne soit plus tenable) et le démarchage des médecins pour faire de ces derniers des distributeurs automatiques de médicaments.

Face à ce changement des mentalités, beaucoup d'industriels essaient de sauver leurs anciens produits en les parant d'une belle image « nature » et « santé », en retirant un peu de sucre au profit d'édulcorants controversés, en ajoutant un petit grain de vitamines et de minéraux çà et là, ou en mettant en avant la présence d'« oméga 3 », au lieu de s'atteler à assurer la relève grâce à des produits reformulés sainement à partir des données disponibles. Ils ne font que retarder les échéances et amplifier la crise de confiance.

Au-delà des régimes méditerranéen, crétois, eskimo ou japonais, qui se trouve derrière les mutations déjà engagées ? Que se profile-t-il ?

Le futur immédiat peut dès maintenant s'orienter vers un modèle encore plus convaincant, venu des îles tropicales du sud du Japon, entre la Chine, Taiwan et les Philippines...

> « L'héritage qui t'est venu, il te faut
> l'acquérir pour mieux le posséder. »
>
> GOETHE

Vivre en forme, mieux que cela, plein d'énergie, serein, mieux que cela, chantant, dansant et... le plus longtemps depuis que le monde est monde, mieux que cela, sans maladies le plus longtemps depuis que le monde est monde, c'est possible.

C'est ce que prouve l'Étude des Centenaires d'Okinawa, un ensemble de plus d'une centaine d'îles, débutée dans les années 1970 par le Dr Makoto Suzuki et poursuivie depuis plus de dix ans avec l'aide des frères Bradley et Craig Willcox, d'origine canadienne.

700 centenaires pour une population d'un million trois cent mille habitants, soit deux fois plus qu'en France – pourtant bien placée et « home » de celle qui a été la doyenne de l'humanité à 122 ans, Jeanne Calment –, et en moyenne seulement deux années et demie altérées par la maladie sur toute une existence : un record mondial.

La vie de 97 % de ces centenaires se déroule sans problème grave de santé. La faiblesse de la fréquence des maladies cardiovasculaires et des cancers se révèle imbattable, même par les Crétois, même par les Japonais des îles plus au nord. Par rapport à nous, ce risque est réduit d'environ 80 % !

« L'homme ne meurt pas, il se tue. »

Pr Guéniot[1]

« Ils sont probablement spéciaux... C'est dans les gènes... »

Et pourtant. Les natifs d'Okinawa émigrés au Brésil et qui n'ont pas gardé leurs habitudes alimentaires vivent dix-sept ans de moins et atteignent cinq fois moins souvent les cent ans. Et la jeune génération d'Okinawa, contaminée par les produits importés pour les Américains des bases militaires

---

1. Médecin, centenaire « autoprogrammé », auteur de *Pour vivre cent ans*, publié en 1931.

et pour les 5 millions de touristes annuels qui vont chercher le soleil, l'émerveillement des paysages et des fonds sous-marins, est en train de connaître les affres de l'obésité et de ses conséquences que leurs parents, grands-parents et arrière-grands-parents ignoraient. Leur espérance de vie à la naissance a déjà terriblement chuté.

Non, les quelques spécificités génétiques qui différencient, comme toute population d'une autre, les habitants d'Okinawa (nous y reviendrons) ne sont pas dépositaires des secrets de cette petite région du monde qui s'est le plus rapprochée du paradis de la longévité et de la santé.

Les secrets patiemment mis au jour grâce à de longues et multiples études recoupent des enseignements connus depuis l'Antiquité, en particulier chinoise. Ils ont été intégrés, pratiqués, cultivés dans leur complétude sur ces petites îles tropicales de la « Méditerranée japonaise », traditionnellement influencées par la culture chinoise mais assez reculées pour édifier une façon de vivre libre, originale et plus respectueuse de leurs besoins que partout ailleurs. Leur situation insulaire, à distance du vaste empire chinois et des grandes îles japonaises, et leur indépendance (c'était le royaume des Ryukyus, particulièrement riche car plaque tournante du commerce des épices) ont probablement préservé les bonnes pratiques des habitants d'Okinawa, comme celles de l'Australie ont protégé la survie des kangourous et des koalas, ou celles de Madagascar celle des lémuriens.

Ces secrets touchent à l'alimentation, bien sûr, et cette alimentation présente des différences dont on comprend en partie les avantages, même par rapport à des habitudes jusqu'à présent considérées excellentes comme celles de la Crète. Mais pas seulement, loin de là. Le rapport à l'aliment, au corps, à l'activité physique, la vision des choses, l'art de vivre, la façon de gérer les coups durs, l'humour, le caractère et, de manière frappante, la richesse des liens sociaux et de soutien communautaire jouent chacun un rôle aussi important que les traditions alimentaires judicieuses.

Les habitants d'Okinawa, qui ont été les inventeurs du karaté, ont opté pour la voie « tonique ». Ils ont fait des choix radicaux, nutritionnels, d'art de vivre, en observant ce à quoi leur corps, leur cœur et leur tête réagissaient positivement, sans s'en laisser conter par aucune influence, fût-elle prestigieuse ou respectée.

> « N'êtes-vous pas frappé, tout en considérant d'abord quel grand nombre d'hommes meurent de maladies et combien peu de vieillesse ? »
>
> Michel-Eugène Chevreul[1]

Mon attention a été attirée sur le « phénomène Okinawa » en 1991, lorsque je me suis rendu au Metropolitan Institute of Gerontology de Tokyo, à l'invitation de son directeur, le Dr Akio Sato, afin d'en apprendre plus sur les mécanismes du vieillissement et les conditions d'un *successful ageing* (« vieillissement réussi »).

Un « vieillissement réussi » se caractérise par une évolution, à travers les étapes de la vie, évitant les catastrophes majeures comme le cancer, l'infarctus, l'accident vasculaire cérébral, les maladies de Parkinson ou d'Alzheimer, et cultivant la vitalité, la liberté de bouger, de penser, de rire et d'aimer.

---

1. Centenaire, un des plus grands chimistes français, né en 1786, mort en 1889.

J'ai probablement été sensibilisé à ce thème qui travaillait déjà mes parents, surtout ma mère. Je l'entends encore me répéter, elle qui voyait tant de choses à faire : « La vie va trop vite, la vie est trop courte... »

Puis, ma collaboration étroite de sept années avec Isidore Isou, fondateur en 1945 d'un mouvement d'avant-garde toujours – et injustement – méconnu, le Lettrisme, centré sur l'idée de novation dans toutes les dimensions de la culture dans le but d'améliorer la condition humaine jusqu'au fin fond du possible, m'avait fait côtoyer l'idée selon laquelle, à l'extrême, le but de la médecine était d'aboutir à un état de santé totale, en reculant toujours plus loin l'échéance de la mort.

L'ancienne fonction de la mort, qui semble être de libérer la place pour les jeunes porteurs de désirs plus ambitieux et d'idées nouvelles, ne lui semblait plus pertinente du fait qu'il avait développé un modèle de vie ouverte à de perpétuels changements.

Pour Isou, *Homo* (soi-disant) *sapiens* deviendrait *Homo creator*, ou disparaîtrait dans les conflits territoriaux et l'autodestruction.

> « Je voyage, n'oubliant aucun endroit
> où je puisse contenter ma curiosité ou
> acquérir quelque nouvelle connaissance. »
>
> Luigi Cornaro[1]

Autrement dit, l'avenir des « vieux » pourrait être de rester jeunes, non seulement physiquement mais aussi culturellement, de lâcher la peur de perdre leur identité en

---

1. Premier centenaire « autoprogrammé », né en 1462, mort en 1566.

perdant leurs habitudes, de dissoudre la sclérose de leur crispation sur les territoires acquis, de découvrir les plaisirs de l'exploration et de l'invention permanentes.

Évidemment, dans cette perspective, la mort devient moins utile et moins souhaitable. Moins utile pour laisser la place aux nouvelles générations que les anciennes, en occupant le terrain et faisant obstruction pour garder leurs positions dominantes, empêchaient de créer. Moins souhaitable si, au lieu de faire obstruction, les anciens contribuent eux-mêmes aux renouvellements nécessaires à l'évolution de toutes choses.

Aux lendemains de la Seconde Guerre mondiale, Isou, juif roumain qui avait réussi à éviter d'être transformé en savon par les nazis, a quitté son pays pour gagner Paris via l'Italie, avec une valise bourrée de manuscrits. Dans ces manuscrits, des manifestes pour une nouvelle poésie, le Lettrisme, fondé sur les lettres, les sons des mots, leur « essence musicale » (« les sanglots longs des violons de l'automne blessent mon cœur d'une langueur monotone... »), mais aussi les prémices d'une modélisation d'une nouvelle société, capable de transformer notre énergie destructrice en énergie constructrice et créative. Il invitait la jeunesse à s'intégrer directement en apportant ses désirs et idées nouvelles, sans tous ces barrages scolaires, corporatistes, de milieux, de clans, de sérails auxquels s'ajoutent les chicanes administratives, les protectionnismes bancaires, etc., tout pour entretenir les tensions entre un noyau d'assis, « les internes », trônant sur leurs acquis, et une meute « d'externes », attendant l'opportunité de casser pour pénétrer les enceintes du pouvoir. Alors, évidemment, les « internes », soit pour conquérir plus de territoires, soit, le plus souvent, pour se soulager des pressions intérieures qu'ils redoutent, lancent les plus naïfs – ou, plus simple, c'était encore le cas en France il n'y a pas longtemps, les conscrits, recrutés par obligation – vers l'extérieur : à la guerre. Isou voit en chaque personne un certain quota d'internité et d'externité, et, proportionnellement à ce quota d'externité, un potentiel créatif. Le seul problème étant que ce potentiel créatif peut s'exprimer soit de manière positive, constructive, culturelle ou sociale, soit de manière destructive comme dans les émeutes, les révolutions, les guerres, les tueries. On venait d'en avoir la monstrueuse démonstration.

À la fin des années 1940, Isou publie le premier volume d'une œuvre monumentale. Son *Soulèvement de la jeunesse* décrit ces phénomènes et dessine une perspective d'évolution vers une école encourageant la création et l'intégration, un nouveau système de planification et de banque favorisant la novation, une nouvelle société où les mécanismes archaïques de domination territoriale peuvent trouver des voies d'expression créatrice et positive, au bénéfice de tous. Dans les années 1950, un nouveau groupe de jeunes rejoint Isou. Parmi eux, Guy Debord qui, pour de multiples raisons, fera scission en fondant l'Internationale lettriste, devenue quelques années plus tard l'Internationale situationniste.

Lorsque, en 1967, je rentre dans le mouvement lettriste, ces idées de nouvelle société trouvent une grande résonance dans mon cœur d'adolescent. J'entreprends même de publier la suite (restée inédite), plus d'un millier de pages en quatre volumes, que mes moyens de lycéen ne m'ont pas permis de sortir autrement qu'en forme ronéotypée.

En Mai 68, je me retrouve aux côtés d'Isou. Un Isou de plus en plus surexcité. Dans les rues de Paris, il voyait se réaliser ce qu'il avait décrit dans son livre. Nous ne savions même pas, au début, que les inspirateurs du mouvement étaient situationnistes... Tous les jours, nous publiions des textes, des tracts, adressions des communiqués à la presse. Les nuits devenaient de plus en plus courtes, puis Isou a totalement cessé de dormir et, finalement, il a « pété les plombs ». C'est là, après moult péripéties et une série de nouveaux incidents en 1974, que, comprenant que le corps a besoin d'être à la hauteur du mental, j'ai décidé d'entreprendre des études médicales à Paris-Ouest.

J'ai ensuite été quelque peu immobilisé pour ingurgiter les montagnes d'informations, déversées en trombes, dont on vous arrose en première année avant le concours. Impression globale : celle d'essayer de boire, la bouche face à une lance de pompier... Après avoir vomi avec succès à l'examen les meilleurs morceaux de ces substances fondamentales, et repris suffisamment de souffle pour que mon cerveau veuille bien émettre à nouveau, c'est peu à peu que ma voie vers une médecine orientée, non pas seulement vers la guerre contre les maladies établies, mais vers la prévention de ces maladies ainsi que vers l'optimisation des fonctions – énergie, immunité, sommeil, concentration, mémoire, réparation des tissus... –, s'est imposée comme une évidence.

> « Chaque matin, en me réveillant, je remercie mon corps pour cette nouvelle journée que nous allons passer ensemble. »
>
> Marie Borrel

Cela va ensemble : si l'on dispose de beaucoup de vitalité, physique et mentale, de bonnes défenses contre les agents infectieux, les toxiques, le stress..., on va mieux résister aux risques de maladies et à l'usure du temps, y compris aux occasions de mourir précocement.

Et cela implique que la personne qui veut prolonger la jeunesse de son corps s'invite aussi à cultiver la vitalité de son esprit. Les Chinois y voyaient déjà une unité indissociable. Accepter de changer, réparer les blessures du passé, renouveler ses perspectives, engager des activités non abordées, explorer, créer... s'avèrent indispensable en complément des nourritures matérielles.

> « Il faut manger pour vivre et non vivre pour manger. »
>
> MOLIÈRE

Je pourrais donc dire qu'il était dans la « logique de l'histoire » que je me focalise, à partir de 1980, sur la « nutrithérapie ». La discipline trouve son origine dans les traditions millénaires des médecines antiques – indienne, chinoise et grecque – pour lesquelles l'ail, l'oignon, les algues, le vin étaient des médicaments, et qui bénéficient depuis une trentaine d'années d'un regain considérable d'intérêt grâce à des dizaines de milliers d'études sur les relations entre alimentation et santé.

La nutrithérapie utilise le conseil alimentaire, le diagnostic et la correction des déficits et, enfin, la prescription d'aliments ou de leurs composants : vitamines, minéraux, acides gras, acides aminés (constituants des protéines) et principes actifs non nutritionnels – comme les phyto-œstrogènes de soja – pour optimiser la santé (énergie, immunité, mémoire, fertilité, etc.) et prévenir et aider à guérir les maladies.

De 1980 à 1987, je suis resté aux États-Unis pour réaliser une synthèse des données disponibles au profit des médecins, qui reçoivent dans ce domaine une quantité d'informations qui flirte avec le zéro.

La dimension nutritionnelle concerne tous les aspects de la santé et de la maladie sans exception. Cependant, quelques-uns m'ont plus intéressé que d'autres : la prévention du cancer – c'est un problème familial –, la médecine préconceptionnelle – la préparation des futurs parents avant de faire un enfant –, la nutrition de la femme enceinte et du petit enfant – je me suis rendu compte que, déjà à ces stades, il se passe des choses fondamentales pour la santé, le développement cérébral et même les capacités d'adaptation futures de chacun –, la nutrition du cerveau et ses impacts sur l'anxiété, l'humeur, le comportement, en particulier la maîtrise des pulsions. Nos connaissances actuelles sur ce sujet pourraient permettre à chacun non seulement d'être beaucoup plus heureux, mais également de beaucoup mieux combattre des fléaux aussi variés que le surpoids, l'excès d'alcool, le tabac, la toxicomanie et les violences (routières, conjugales, sexuelles, criminelles...), tous comportements sources de problèmes majeurs et de décès précoces. Nous aurons à en reparler dans ce livre, car, de toute manière, sans maîtrise des pulsions et reprise de sa liberté de choix, sans capacité de dépasser les peurs et les réactions primitives – comme la prise alimentaire compulsive par crainte de manquer (de quoi que ce soit) –, les meilleurs conseils ne servent à rien. Par ailleurs, le stress et l'anxiété engendrés par les difficultés d'adaptation contribuent largement et à accélérer le vieillissement et à favoriser nombre de pathologies dont certaines sont intenses, voire mortelles.

Un autre aspect qui m'a fortement interpellé, et qui fait l'objet de ce nouvel ouvrage, est le vieillissement, la possibilité de le ralentir, et donc de vivre longtemps, mais aussi, bien sûr, vaillant – vaillant jeune et vaillant vieux... Nous verrons que les questions de l'énergie, de la vitalité – physique et mentale –, de l'humeur, de la sérénité et de la longévité ne sont pas dissociables. C'est l'un des enseignements majeurs d'Okinawa.

Optimiser la forme, la santé et l'avancée en âge relève d'un *programme global*. Vivre longtemps et sain n'est qu'un bonus pour une vie bien vécue, dans la vitalité et dans la sérénité.

> « Comparez le bonheur à une sorte de jardinage mental. »
>
> David BAIRD

Et ceci malgré les revers et les adversités. Peu de personnes sont épargnées leur vie entière. La vie comme un long fleuve tranquille ? Elle n'est pas encore garantie par les gouvernements. Cela n'est pas non plus le cas, loin de là, des centenaires d'Okinawa qui ont vécu, comme les habitants de Varsovie et de Stalingrad, l'une des batailles les plus féroces de toute la guerre. Pourtant, ils sont restés quasiment tous souriants, chantant, dansant... C'est encore un autre des secrets d'Okinawa.

Pour optimiser la gestion du stress tout en intégrant, dans un emploi du temps plutôt dense, respiration, gymnastique, tai chi et visualisation, j'ai développé un enchaînement qui requiert assez d'attention dans de multiples dimensions pour stopper le flot des pensées négatives. Comme il donne l'occasion de décharger ses tensions et de recharger de l'énergie, je l'ai appelé « Recharge-Décharge ».

Il est décrit dans la partie pratique de cet ouvrage, et visible en vidéo sur Internet[1].

> « Les talents qui nous sont donnés par
> la nature sont comme des plantes, il faut
> les tailler par l'étude. »
>
> Francis BACON

Essentiel aussi, *le développement personnel*, le travail sur soi avec des psys, des livres qui donnent des outils pour panser les blessures du passé, lâcher les réactivités et défenses excessives, les retranchements rigides, les croyances destructrices ou limitantes, pour transformer les peurs en désirs, libérer son énergie au profit du profondément important, de ce qui fait vraiment sens pour nous.

Parce que, finalement, cette pression de l'urgence, ces tensions de muscles et de boyaux, ces nuits perturbées, tout cela disparaît avec la transmutation en jeu, de la peur de ne pas y arriver : « Alors, jusqu'où vais-je bien pouvoir aller aujourd'hui ? »

> « Dans le chaos et la confusion, nous
> restons
> L'un en l'autre,
> Heureux ensemble et parlant
> Sans une parole. »
>
> Walt WHITMAN

Enfin, de toute évidence, *les très puissantes traditions de considération, de maintien de tissu social et d'entraide* à

---

1. Voir http://okinawa.lanutritherapie.net ou se rendre sur notre blog sur http://www.jeanpaulcurtay.typepad.com/okinawa.

Okinawa (*yuimaru* et *moai*) – encore plus ancrées chez les plus âgés qui sont l'objet d'une grande fête, en septembre, où chacun veut pouvoir les toucher, car ils sont regardés comme des « porte-bonheur » (*ayakaru*) – font partie, avec l'art de vivre et de penser positif, des atouts majeurs expliquant que ceux en ayant bénéficié soient aujourd'hui ceux qui, jusqu'à ce jour, ont vécu le plus longtemps vaillants et sereins sur notre planète.

Et cela, les études modernes ont pu le valider. Le risque cardiaque, par exemple, est au moins aussi dépendant de la qualité des liens sociaux et affectifs que des facteurs de risque classiques comme l'hypertension. Un des maillons les plus faibles dans nos sociétés « speedées », dissociées. Il devient alors urgent d'y remédier.

> « Saviez-vous que les êtres cachent l'amour comme une fleur trop précieuse pour être cueillie ? »

> Wu Ti

En 2004, j'ai été invité au Club de la presse à Tokyo au moment où l'on y présentait une exposition de portraits photographiques de centenaires tokyoïtes. Des dizaines et des dizaines de gros plans, sur des visages ridés de sourires, une présence enracinée centrée au cœur d'un réel bien réel, l'évidence d'un bonheur d'être, un rayonnement envahissant. Des images que l'on ne voit pas dans les rues ni sur les affiches, ni sur les écrans. Des images de victoires authentiques sur les aléas physiques, psychologiques et matériels de la vie. Des visages de gagnants plus émouvants que ceux de tous les médaillés d'or, de tous les oscarisés, de tous les nobélisés, communiquant une ivresse que je n'avais jamais connue auparavant, faisant cascader des bulles d'optimisme dans les plus petites circonvolutions, d'habitude plutôt abonnées au goutte-à-goutte du doute.

En sortant, j'ai su que, quelques années après *Le Programme de Longue Vie*, j'allais écrire un autre livre sur l'art de vivre longtemps et bien. Un livre différent où, bien sûr, les moyens nutritionnels, indispensables, seraient toujours mis en avant, mais aussi où la façon d'être, la « philosophie de la vie », l'émotionnel, le rapport au monde, à soi et aux autres, occuperaient une place de choix.

Quand, à mon retour à Paris, la directrice de collection avec qui j'avais démarré l'ouvrage suivant, *Le Guide familial des aliments soigneurs*, m'appelle : « Cela vous intéresserait d'écrire un livre sur les centenaires d'Okinawa ? », les paroles de Marie-Claude, ma psy, citant son cher Jung, me reviennent... « La synchronicité, c'est quand ton monde intérieur et le monde extérieur rentrent en résonance. » Et voilà, c'était parti. J'allais m'offrir le bonheur de contempler ces vies qui font tellement envie, ces vies inspirantes, ces visages cadeaux qui guérissent de la mesquinerie des petits soucis quotidiens, font décoller de la morosité, font atterrir dans un autre « ici et maintenant », celui d'une profonde certitude, d'une force tranquille, d'un courage indéracinable et d'une beauté désarmante.

Les Centenaires d'Okinawa

« À 70 ans, vous n'êtes qu'un enfant ; à 80, vous êtes à peine un adolescent, et à 90, si les ancêtres vous invitent à les rejoindre, demandez-leur d'attendre jusqu'à 100 ans, âge auquel vous reconsidérerez la question. »

Inscription ancienne gravée
sur un rocher près de la plage d'Okinawa.

La découverte du « phénomène Okinawa »

Okinawa... Images d'îles paradisiaques, de lagons, de fonds sous-marins éblouissants, de coraux colorés, de poissons bleus « tubes néon », du monumental requin-baleine, transfixiant de puissance, et rassurant par sa douceur tout aussi énorme, comme en témoigne sa robe de taches cotonneuses à la Bambi, de grands dauphins, de forêts préservées, à la faune et à la flore luxuriante fortement endémique...

On appelle cet archipel des cent soixante et une îles les « Galapagos de l'Est ». Un des lieux de vacances les plus prisés des Japonais qui y viennent à plus de cinq millions chaque année. Partir pour Okinawa porte la promesse d'une cuisine méridionale, de fruits tropicaux extraordinairement goûteux, de poissons et fruits de mer exceptionnels, une occasion de déguster des sushis hors du commun, mais aussi les plats de la riche tradition locale, comme le devenu légendaire *yagi sashimi*, le carpaccio de chèvre, à l'origine créé pour célébrer la fin de la construction d'une nouvelle maison.

Et partir pour Okinawa, c'est aussi aller au pays des centenaires heureux. Tout le monde sait depuis longtemps, au Japon, pourtant identifié jusqu'à présent comme le pays où l'on vit le plus vieux au monde, qu'Okinawa a toujours fait mieux en termes de longévité, de santé et de bien-vivre.

Dès le IIIe siècle avant le début du calendrier que l'Église catholique a réussi à imposer, sous le règne de l'empereur Ch'in Shih Huang Ti, c'est-à-dire il y a deux mille deux cents ans, on décrivait dans les textes des îles des mers de l'Est, où seraient détenus les secrets de la fontaine de Jouvence. Jusqu'au XVIIe siècle, de nombreux explorateurs, certains venus d'Europe, ont cherché à percer ces secrets.

Quelque deux millénaires plus tard, la science vient de confirmer la légende. Il existe bien un « phénomène Okinawa ».

Aujourd'hui, toute grande ville japonaise a une boutique de produits d'Okinawa, vendant son emblématique cornichon verruqueux, le *goya* – très amer –, ses fruits, ses renommés alcools de riz, l'*awamori*, son tofu spécial, et ses disques de musique hilare.

Eh oui, parce que, dans ces boutiques où l'on est accueilli par un panneau grandeur nature d'une arrière-grand-mère au sourire éclatant, on sait que l'on va trouver aussi des ingrédients beaucoup plus rares : un moment plus calme, de la décontraction, de la jovialité.

Le Japonais qui décide d'aller à Okinawa ne reste pas au Japon, il part dans un autre monde. Il part pour relâcher la vapeur, pour se retrouver, se ressourcer, bénéficier un peu de ce dont les locaux bénéficient depuis des âges, un mieux-vivre environnemental, alimentaire, culturel et social.

Okinawa, d'ailleurs, n'a jamais vraiment été japonaise. Jusqu'en 1872, c'était un royaume indépendant, le royaume des Ryukyus, une plaque tournante du commerce des épices entre les Indes, l'Asie du Sud-Est, la Chine, la Corée et le Japon, ce qui explique la place importante prise par le curcuma, une épice particulièrement antioxydante et quasi inexistante au Japon, mais aussi nombre d'autres influences, notamment chinoises.

En août 2005, me revoilà donc au Japon, passant d'abord par Nagoya où est présentée l'impressionnante Exposition universelle d'Aichi sur « La Sagesse de la Nature », un thème qui n'est pas sans relation avec le sujet qui m'amène. Car si des humains peuvent vivre aujourd'hui cent ans et plus en bonne santé, c'est que l'évolution a développé des systèmes extraordinairement performants d'adaptation, et que nous avons en nous des ressources naturelles insoupçonnées de défense et de réparation.

La médecine qui s'est presque uniquement occupée d'attaquer les maladies ne ferait-elle pas mieux de regarder aussi du côté des patients, de leur organisme, de leur énergie, de leurs systèmes de défense et de réparation, afin de les renforcer, de les aider à prévenir et à surmonter les dégradations ?

Et pendant les trois jours passés dans cette immense et convaincante exposition (encore plus belle que les deux précédentes vues à Lisbonne et à Hanovre), j'ai pu constater que nous nous inscrivions bien dans la même démarche, le patient dont il était question ici étant notre Terre.

Le 25 septembre, jour de la clôture, je fus heureux de découvrir le bilan très positif de l'exposition – visitée par 22 millions de visiteurs (mais j'ai été déçu d'y voir si peu de non-Japonais) – ayant servi d'expérimentation d'options écologiques qu'il est urgent de voir généralisées : murs en matériaux biodégradables épargnant l'énergie, comme la fécule de maïs, 10 millions de repas servis avec des couverts en plastique biodégradable, 85 % des déchets de l'exposition recyclés, invitation des visiteurs à entrer dans un programme d'Éco-Money où l'on gagne des points par des actions protectrices de l'environnement (réduction de l'usage des sacs en plastique, achats verts comme le bois, plantation d'arbres, etc.).

Les représentants de cent vingt et un pays et de quatre organisations internationales ont participé à des forums sur la « Création d'une société viable », qui ont lancé des actions destinées à être poursuivies après la manifestation. Pour la première fois dans une exposition internationale, les ONG ont pu ouvrir à tous, dans « Le Village des citoyens du monde », des ateliers interactifs initiant aux moyens d'optimiser dans la vie quotidienne notre relation à la nature et à l'environnement. Une initiative qui a trouvé des prolongements durables en dehors du site et après l'exposition, grâce à un « Second Village des citoyens du monde ».

J'ai aussi pu constater que la technologie hyperpointue – et elle a atteint des sommets à Aichi : robots quasi humains parlant plusieurs langues, écrans très haute définition de la taille d'un mur, audioguides infrarouges diffusant les informations seulement dans l'espace entourant les objets décrits, dans des expositions époustouflantes où l'on a pu voir des pièces essentielles à la compréhension de notre monde (roches les plus anciennes, premiers fossiles), dans une chambre froide la tête d'un mammouth conservée dans les glaces sibériennes, premiers outils et premiers signes gravés trouvés en Afrique du Sud... –, j'ai donc pu constater que cette technologie hyperpointue, au lieu d'être mise au service des business de la mort (armes et autres « antivaleurs »), pouvait l'être aux business de la vie.

Selon une enquête effectuée auprès des visiteurs, 94,8 % d'entre eux « aimeraient que la génération suivante voie cette exposition ». Et ce qui m'a frappé le plus pendant ces trois jours – qui ne m'ont permis de visiter qu'un petit quart de l'exposition – a été le très grand nombre d'enfants et de personnes âgées, beaucoup de grands-parents accompagnant leurs petits-enfants. Certains grands-parents, portant des tee-shirts humoristiques, parfois philosophiques, parfois « militants », parfois même graphiquement provocants et avant-gardistes, se montraient aussi riants, joueurs et facétieux que les gamins...

Un dévorant appétit de connaître les réalités du monde – plus on les découvre, plus elles engendrent d'admiration et de désir d'aller plus loin –, la fascination pour les foisonnantes beautés de la Terre et de la nature, l'envie profonde de garder et protéger ces richesses de l'environnement, celle, viscérale, de prendre soin de soi et des siens pour qu'ils en profitent, une joyeuse complicité intergénérationnelle, tous les ingrédients de ce cocktail dans lequel on sentait baigner les visages lumineux des visiteurs de tous âges à l'exposition d'Aichi, tous ces ingrédients semblaient aller de soi, ensemble.

Après être passé à Obu, au National Institute for Longevity Sciences, pour m'entretenir avec le Pr Hiroshi Shimokata, directeur de l'étude la plus complète effectuée actuellement dans le monde sur le vieillissement – 2 000 personnes examinées en continu avec tous les moyens les plus sophistiqués dont dispose aujourd'hui la technologie médicale (et dont les premiers résultats sont en complète cohérence avec les études sur le régime méditerranéen, avec les études sur les régimes asiatiques comme le China-Cornell-Oxford Project et comme l'Étude des Centenaires d'Okinawa...) –, je mets enfin le cap sur Naha, la capitale d'Okinawa.

Dès que j'arrive à l'aéroport de Naha, je sens une différence. Tout n'est pas nickel, parfait, rutilant ; les gens se déplacent plus lentement. La démarche n'est plus métronomique, elle est plus chaloupée. En chemise hawaïenne, le chauffeur de taxi qui m'emmène doit bien avoir soixante-dix ans. On est loin des conducteurs du Japon, à l'allure militaire et en gants blancs. Un peu le contraste entre Paris et Fort-de-France... L'humidité chaude, les couleurs vives des fleurs tropicales, des bâtiments qui semblent avoir légèrement souffert des aléas du climat, des petits lions de chaque côté du portail des maisons. « Ce sont des gardiens protecteurs, une tradition qui nous vient de Chine. Nous avons beaucoup de choses qui viennent de la Chine, vous savez, Shangai et Taipei ne sont pas loin... Nous aimons beaucoup le porc, comme les Chinois... » Tiens, je ne m'attendais pas du tout à ce que le porc, ou tout simplement la viande, ait une telle place.

Mon chauffeur ne parle pas parfaitement l'anglais, n'entend pas très bien et a du mal à trouver l'hôtel où j'ai rendez-vous avec le Pr Makoto Suzuki, le fondateur de l'Étude sur les Centenaires. Je sens comme une inquiétude. Il propose de me conduire à un hôtel qui correspondrait à ma description. À la réception, pas de réservation, ni à mon nom, ni à celle du Pr Suzuki. Ce dernier m'avait prévenu par mail qu'il devait repartir dès le lendemain, car il participait à un congrès près de Tokyo. Ce n'est pas vrai, je ne vais pas le louper... On débarque ma valise, je fouille pour mettre la main sur son numéro de téléphone portable. Je ne le trouve pas, je peste, je tourne la tête et je vois, derrière, à côté des plantes, un monsieur courbé, avec des lunettes, le nez dans son attaché-case. C'est peut-être lui ? Il ressemble beaucoup à la photo... C'est bien lui, en train de chercher mon numéro de portable. Ouf...

Nous nous dirigeons vers le restaurant. « C'est l'hôtel où est descendu l'empereur du Japon, c'est pour cela que je l'ai choisi, tout le monde connaît. » Ah, bon...

Makoto Suzuki, cardiologue, gériatre et docteur en sciences, aujourd'hui professeur de *social welfare* à l'université internationale d'Okinawa, officiellement retraité – il a 72 ans –, travaille encore plus qu'intensément. À partir de ses bureaux de la localité de Ginowan, au-dessus de Naha, l'Okinawa Research Center for Longevity Science, il œuvre de nombreuses heures par jour, afin que l'étude qu'il a démarrée en 1976 se poursuive comme il l'entend.

Makoto Suzuki est japonais, né à Yokohama, au sud de Tokyo. Mais il est devenu okinawaïen de cœur et de culture.

En 1970, il avait été envoyé à Okinawa pour créer un dispensaire. Dans le village de Yomitan, il rencontre une centenaire « qui m'a très naturellement dit que sa voisine, également centenaire, était comme elle, en bonne santé ».

Il se penche sur les registres de naissance et de décès, lesquels sont parfaitement à jour depuis 1872, année de l'annexion de l'archipel par le Japon.

Il identifie rapidement 28 centenaires, dont 24 en bonne santé. Très impressionné, il entreprend de convaincre le ministère de la Santé de financer ce qui va devenir l'Okinawa Centenarian Study, une étude qui a désormais trente ans de recul. Elle comprend aujourd'hui autour de 700 centenaires. Chaque année, 300 d'entre eux décèdent et, chaque année, 300 nouveaux sont intégrés dans l'étude.

De quoi lui donner du travail. D'autant que, pour de multiples raisons y compris celle de protéger la vie privée des centenaires qui ne tiennent pas nécessairement à devenir des objets de curiosité touristique, le gouvernement interdit leur accès direct. « Avant, les mairies nous envoyaient automatiquement la liste et le numéro de téléphone de tous les nouveaux centenaires ; maintenant, nous devons, nous, aller dans chaque commune de chaque île pour obtenir les noms, et ils ne nous donnent pas les numéros de téléphone. C'est devenu beaucoup plus lourd. Heureusement que Craig a décidé de rester. »

Craig Willcox, spécialisé en gérontologie et en anthropologie, est venu du Canada, envoyé d'abord en mission par le Pr David Jenkins, l'inventeur du fameux index glycémique – la façon de mesurer à quelle vitesse les glucides d'un aliment font monter le glucose sanguin, une notion devenue fondamentale pour la gestion du diabète et pour la santé publique en général. Convaincu par Makoto Suzuki, il rejoint l'équipe en 1994 avec son frère jumeau, Bradley, interniste et gériatre formé à Harvard, aujourd'hui au département de gériatrie de l'université d'Hawaï, à Honolulu.

« Je ne vais pas non plus pouvoir rencontrer directement les centenaires ?

– Non, cela va être difficile, le temps d'obtenir des autorisations spéciales...

– Est-ce que vous pourrez me décrire comment ils sont, comment ils vivent ?

– Oui, bien sûr, Craig aussi, et tous ceux qui les approchent. Beaucoup sont devenus des amis... »

Nous poursuivons la discussion autour d'un repas japonais un peu classique. J'aurais préféré commencer à découvrir la cuisine d'Okinawa. Mais Makoto Suzuki allait rentrer de son congrès dans dix jours : j'avais tout le temps d'explorer les marchés, les restaurants, de voir comment les gens vivent et de recueillir des témoignages avant de le retrouver et de rencontrer Craig Willcox, lui aussi en déplacement jusqu'à la fin du mois.

À la fin du repas, nous sympathisons. Pour me permettre d'avancer en son absence, Makoto me remet deux pages de noms et téléphones de personnes à contacter. Il doit encore assurer une consultation à l'hôpital dans l'après-midi (je découvre ainsi qu'il a gardé une activité médicale) avant de décoller le lendemain pour Tokyo. Je le remercie d'autant plus chaleureusement pour tout le temps qu'il m'a consacré (largement au-delà de l'heure qu'il s'était donnée pour partir) pour me faciliter la suite des opérations : la récolte du maximum d'informations.

J'en avais rassemblé déjà beaucoup à partir de plusieurs semaines de navigation sur Internet et de la lecture du livre *The Okinawa Program – Learn the Secrets to Healthy Longevity*[1], écrit avec les frères Willcox.

C'est cet ouvrage, paru en 2001 et devenu un bestseller aux États-Unis, qui a réveillé un intérêt mondial pour

---

1. Bradley Willcox, Craig Willcox, Makoto Suzuki, Three Rivers Press, New York, 2001.

ce qu'on a appelé « le régime Okinawa ». Jusque-là, les publications scientifiques de Makoto et de ses collègues et quelques congrès avaient surtout touché la communauté des chercheurs en gérontologie. Suite à ce succès, paraissent de nombreuses publications atteignant des cercles scientifiques plus larges et le grand public : en particulier des articles du *New York Times* – qui met aussi le titre sur la liste de ses best-sellers –, *Time Magazine* qui fait sa couverture en juillet 2003 sur « *Secrets of Asian Longevity or How to Live Longer, Healthier and Happier* » (« Secrets de la longévité asiatique, ou comment vivre plus longtemps, plus sain et plus heureux ») et qui récidive, en août 2004, avec « *How to Live to be 100 (and not regret it)* » (« Comment vivre centenaire et ne pas le regretter »).

Des spécialistes de l'étude des centenaires, des gériatres, des spécialistes de médecine préventive affluent du monde entier à Okinawa, ou se mettent en réseau avec l'équipe (notamment avec les responsables d'études sur les centenaires à Tokyo, Aichi, en Corée, en Belgique, en Nouvelle-Angleterre). Makoto et les frères Willcox sont invités dans de nombreux congrès internationaux. En France, le Dr Jean-Marie Robine, autorité internationale en matière de longévité et de santé, qui avait suivi Jeanne Calment et écrit avec le Dr Michel Allard *Les 120 ans de Jeanne Calment, doyenne de l'humanité*[1], se rapproche des auteurs de l'étude. Et le chercheur Denis Blache, directeur d'une unité de recherche Inserm-Inra à Dijon, publie un article à destination des médecins et responsables de la santé publique sur « Les leçons de l'étude sur la bonne santé des centenaires d'Okinawa ». En Belgique, c'est le Pr Michel Poulain, de l'université de Louvain, spécialiste du vieillisse-

---

1. Le Cherche Midi, Paris, 2005.

ment extrême. Le retentissement s'amplifie, les sites Internet contribuent à créer un véritable mouvement. Certains préconisent une fusion entre les modèles méditerranéen et d'Okinawa.

Tout ce bruit pour quoi ? Parce que, après des millénaires de pratiques discrètes, les rumeurs qui avaient déjà intrigué les auteurs chinois il y a deux mille deux cents ans et attiré quelques curieux, se révèlent, grâce à la décision du Pr Suzuki d'étudier la question sous toutes ses coutures et avec les moyens modernes, scientifiquement et indubitablement fondées : *la durée de vie des habitants d'Okinawa est non seulement la plus longue enregistrée dans l'histoire, mais aussi largement la plus longue en bonne santé.* On vit à Okinawa en moyenne 81,8 ans, dont seulement deux et demi en mauvaise condition physique. L'archipel enregistre 53,8 centenaires pour 100 000 habitants, alors que la France, plutôt bien placée, n'en compte qu'environ 26. Depuis le début de l'étude, Makoto Suzuki et les frères Willcox ont pu observer 13 « supercentenaires » de 110 ans ou plus, soit 15 % des supercentenaires connus, alors qu'Okinawa ne représente que 0,002 % de la population mondiale !

Leur poids, la résistance de leurs os, leurs taux hormonaux, leurs dosages biologiques, l'évaluation de leur humeur et de la perception de leur qualité de vie, et, bien sûr, la fréquence des pathologies, tout est dans le même registre : exceptionnel.

On note :

- une totale absence de surpoids, de diabète ;

- des hormones circulantes comme la DHEA anormalement hautes pour l'âge, trois fois moins de symptômes à la ménopause que dans nos contrées, une fréquence de fracture du col du fémur réduite de 20 % par rapport au Japon et de 40 % par rapport aux États-Unis ;

- des marqueurs de l'altération des graisses circulantes, les principaux responsables des accidents cardiovasculaires, très bas (et deux fois plus bas chez les centenaires que chez les septuagénaires), 80 % d'infarctus en moins qu'aux États-Unis et deux fois plus de chances de survie chez ceux qui en font un ;

- un taux de cancers du sein d'environ 25/100 000 alors qu'il est de 33/100 000 au Japon, 52/100 000 en Grèce et 92/100 000 en France ; seules 6 femmes sur 100 000 en décèdent à Okinawa contre 22 en France ;

- une fréquence de cancers de la prostate autour de 10/100 000 alors qu'il est de 13/100 000 au Japon, de 26/100 000 en Grèce et de 60/100 000 en France ; seuls 4 hommes sur 100 000 en décèdent à Okinawa contre 18 en France ;

- chez les nonagénaires, des tests des capacités intellectuelles quasiment parfaits chez 80 % des hommes et 60 % des femmes, une fréquence de démences chez les plus âgés de 6,7 % alors qu'elle se situe entre 40 et 77 % dans les pays développés.

La dernière étude qui va être publiée sur les Centenaires d'Okinawa concerne la première autopsie d'une centenaire, une fermière dont la santé a été sans histoires jusqu'à 97 ans. Ensuite, elle a fait deux fractures du col du fémur, des infections pulmonaires, et ses capacités intellectuelles ont montré des signes de déclin. Admise à l'hôpital, elle décède à 100 ans d'une broncho-pneumonie (la principale cause de décès chez les centenaires d'Okinawa). En fait, lasse, et probablement déprimée d'être à l'hôpital, elle a refusé de se nourrir. À la grande surprise des pathologistes qui pratiquent l'autopsie de la fermière, la seule anomalie qu'ils trouvent est un sérieux épaississement de l'aorte. Les artères coronaires sont dépourvues de rétrécissement et de calcification (alors que ces dernières sont quasiment toujours notées dans les autopsies de centenaires pratiquées dans d'autres pays), les reins, l'estomac et tous les autres organes sont sains.

Ainsi, même jusqu'à leur décès, les centenaires d'Okinawa apparaissent, pour la plupart, finir leur vie avec un corps en bon état.

Alors, Okinawa, un paradis de la santé et de la longévité ?

Menaces sur le « phénomène Okinawa »

L'Étude documente spectaculairement le parcours enviable des anciens de ces belles îles de la Méditerranée asiatique. Malheureusement, l'avenir est loin d'être aussi rose. On assiste avec effarement à une très sérieuse dégradation de cette situation privilégiée, car les générations d'après-guerre, contaminées par les habitudes importées par l'administration américaine dès l'école (les États-Unis ont gouverné Okinawa de 1945 à 1972 et y ont encore un nombre considérable de bases dont la plus importante de tout le Pacifique) et, à un moindre degré, par les flots considérables de touristes japonais, s'écartent de plus en plus des traditions alimentaires et d'art de vivre.

Résultat : plus on descend dans la pyramide des générations, plus l'espérance de vie à la naissance se réduit. La ligne de partage des flots se situe aux environs de 55 ans : au-dessus, la mortalité est plus basse qu'au Japon, et au-dessous, pour les générations d'après-guerre, elle est plus élevée ! Autrement dit, plus un habitant d'Okinawa est jeune, plus son espérance de vie diminue. L'espérance de vie à la naissance y est même devenue l'une des plus faibles de tout l'archipel nippon ! Et les adolescents d'Okinawa ont réussi à atteindre le record de surpoids au Japon !

Cela évoque fortement la situation européenne : les populations qui avaient les meilleures traditions méditerranéennes – grecque, italienne et espagnole – sont celles qui se voient, incrédules, devenir les championnes de l'obésité chez les ados et préados, alors que les pays du Nord, partis d'une situation catastrophique, que ce soit en termes de poids, de diabète ou de maladies cardiovasculaires, font des efforts drastiques et s'améliorent.

L'exemple le plus spectaculaire est celui de la Finlande qui a réussi à montrer, avec le North Karelia Project, que l'on peut changer les habitudes alimentaires. Entre 1979 et 2001, par exemple, la consommation de légumes est passée de 25 kilos par personne et par an à plus de 60 kilos, entraînant une chute des risques cardiovasculaires de 75 % ! Des résultats obtenus grâce à une politique coordonnée de santé publique associant écoles, médias, médecins et industries. Qu'attendons-nous pour en faire autant ?

À quoi est associée cette dégradation à Okinawa ? Les courbes des statistiques parlent d'elles-mêmes : l'espérance de vie chute et la mortalité augmente en même temps que la consommation de fast-foods, de « processed foods » (produits tout faits par les industries agroalimentaires), de viandes importées et de graisses saturées s'accroît, associée à une élévation des apports caloriques et du poids.

L'équation, mathématique, a déjà fait ses preuves aux États-Unis, quelles que soient les ethnies, et particulièrement chez celles qui avaient les meilleures habitudes, comme les Indiens et les Noirs qui bénéficiaient aussi de la frugalité imposée par leur pauvreté. Aujourd'hui, c'est le contraire : plus on est pauvre et plus on est à risque, les moyens de se tuer par une malbouffe en surproduction étant devenus tellement faciles d'accès. Elle a fait des ravages au Canada – y compris chez les Eskimos en quasi « génocide » alimentaire –, aux Caraïbes – aggravée par la culture de la canne à sucre –, en Amérique du Sud – y sont épargnés les Indiens de l'Amazone ou des Andes, qui opposent une résistance culturelle ou demeurent trop pauvres pour pouvoir s'offrir les appétissantes éponges à graisse, sucre et sel, proposées sur les murs peints, les panneaux et les écrans –, dans le Pacifique – la vahiné de nos rêves est souvent devenue une mama-barrique –, en Europe, dans les quelques villes d'Afrique qui ont les moyens, et surtout, maintenant, en Asie où l'urbanisation galopante et l'élévation du niveau de vie ouvrent la porte à un tsunami de calories bien emballées.

Immanquablement, comme chez les adolescents grecs, espagnols ou italiens et la plupart des jeunes Européens, suivent les cortèges d'abord du surpoids et de l'obésité ; puis, très vite, des facteurs de risques cardiovasculaires comme le cholestérol et l'hypertension ; suivent les accidents cardiaques, qui apparaissent de plus en plus tôt (on peut lire aujourd'hui des articles sur les infarctus et les accidents vasculaires chez les trentenaires, un sujet qui aurait eu des allures de canular lors de mes études médicales), puis certaines pathologies allergiques et inflammatoires et certains cancers avec, au total, une tendance au recul de l'espérance de vie chez les générations les plus jeunes. Les corrélats de ces changements d'habitudes délétères sont bien connus : davantage de télé-nounou ou télé-narcose (je ne parle pas de la magnifique télévision ouverte comme un télescope sur le monde, les autres peuples, la connaissance), moins d'activité physique, davantage de stress, de toxiques (cigarette, alcool, pollution atmosphérique) et d'isolement psychologique. Et ils ont tendance à s'aggraver les uns les autres : télé-narcose et sédentarité, sédentarité et grignotage, isolement psychologique et stress, stress et toxiques, etc.

Voilà ce qui guette la belle Okinawa, ce qui a défiguré les populations d'Eskimos, les vahinés de Polynésie et tant d'ethnies leurrées, qui ont quitté leurs habitudes « primitives » pour acheter « plus blanc », « plus prestigieux », « plus intelligent », du lait en poudre pour les bébés jusqu'aux sodas bien sucrés et autres produits « sophistiqués » de l'Occident...

Un espoir cependant : que les scientifiques, le gouvernement, les journaux d'Okinawa et du Japon, qui commencent à communiquer avec de plus en plus de visibilité sur le phénomène, parviennent à provoquer un « déclic » et donner envie aux nouvelles générations de faire des choix, de préserver ce qui apparaît le meilleur dans les traditions, et d'adopter les nouveautés avec plus de discernement.

S'il fallait une autre motivation pour redresser la barre, elle a été fournie par Ukio Moriguchi, de l'Institut de gériatrie et de gérontologie de l'Université catholique à Rio Grande do Sul, au Brésil. Ce chercheur a étudié la population des 120 000 immigrants japonais originaires d'Okinawa, vivant dans ce pays. Les résultats parlent d'eux-mêmes : les transplantés vivent en moyenne dix-sept ans de moins que ceux qui sont restés sur leurs îles, et ils comptent dix fois moins de centenaires pour 100 000 habitants (4,16 pour 100 000 en 1997).

Comment cela peut-il s'expliquer ? Pas par la génétique, puisqu'il s'agit des mêmes populations (la génétique est aussi la même pour les générations d'après-guerre restées à Okinawa). Là encore, le changement majeur, c'est le mode de vie et, surtout, l'alimentation. Au Brésil, cette population consomme plus de calories, deux fois plus de viande, plus de sucre, plus de sel et beaucoup moins de fruits et de légumes, beaucoup moins de produits à base de soja, sept fois moins de poisson, beaucoup moins de fruits de mer et d'algues qu'à Okinawa.

On enregistre plus de surpoids, de diabète, d'hypertension (trois fois plus de personnes prennent des médicaments anti-hypertenseurs), de cholestérol élevé. Toutes ces différences se rapprochent de celles relevées par d'autres études ayant comparé les Japonais de l'archipel nippon avec ceux vivant aux États-Unis ou à Hawaï. On y a notamment observé beaucoup de cancers hormono-dépendants, alors que les Japonais transplantés mais ayant conservé leurs habitudes alimentaires connaissent des paramètres de santé comparables à ceux restés dans leur pays d'origine.

Allant dans le même sens, l'étude Ni-Hon-San trouve sur cinq ans une mortalité cardiovasculaire de 1,3 pour 1 000 pour les Japonais s'ils vivent au Japon, de 2,2 s'ils vivent à Hawaï et de 3,7 s'ils vivent à San Francisco.

Les études permettent aujourd'hui de confirmer qu'Okinawa reste – mais pour combien de temps encore? – un pays de longévité, de vitalité et de santé prolongée. Un pays de centenaires heureux.

Et quid des autres lieux légendairement « pépinières de centenaires » : la vallée des Hunza au Pakistan, les montagnes du Caucase, le village de Vilcabamba dans les Andes équatoriennes?

Ces réputations ont interpellé autant les journalistes que les scientifiques, dont Alexander Leaf, le célèbre cardiologue américain. Il a été, avec le cardiologue du président Brejnev, le fondateur de l'organisation IPPNW – International Physicians for the Prevention of Nuclear War –, qui a démontré l'absurdité de la doctrine, affichée à l'époque, selon laquelle la médecine puisse être de quelque recours que ce soit en cas de conflit atomique. Il a mobilisé des médecins pour donner des conférences grand public sur ce sujet, et contribué à amener les États-Unis et l'Union soviétique à réduire drastiquement le nombre de leurs têtes nucléaires, contribution récompensée par un prix Nobel de la paix.

Dans les années 1970, Alexander Leaf avait dédié un livre à ces dites « pépinières de centenaires », avant de devoir conclure qu'aucun état civil ne permettait de les confirmer. Et lorsque des états civils ont été trouvés, comme à Vilcabamba, il s'est avéré qu'aucun des prétendus centenaires ne l'était... La forte concentration de seniors était surtout le résultat du fait que la plupart des jeunes étaient partis vivre dans les villes...

Cela dit, la vallée des Hunzas, même si elle a vu beaucoup moins de centenaires qu'on a pu le clamer, a été un lieu de vieillissement privilégié, probablement en raison de son grand isolement, perdue au milieu de plusieurs pics dépassant les 7 000 mètres. Un vieillissement privilégié également par une extrême frugalité (forcée) liée à un accès alimentaire limité à des biscuits de sarrasin, des légumes, des abricots et des noix, et favorisé par la révérence dont bénéficiaient les anciens, respectés et écoutés, transmetteurs de précieux savoirs indispensables à la survie. Jusqu'à ce que la route arrive, avec tout son cortège d'apports loin d'être toujours désirés et désirables...

D'autres régions, comme la « zone bleue » de Sardaigne ou la Crète, ont révélé une fréquence inhabituelle de *successful ageing*, bien qu'inférieure aux performances enregistrées à Okinawa.

À la rencontre des Centenaires d'Okinawa

Besoin de me détendre du voyage, je réserve un massage au spa et passe par la salle de fitness. Sur les écrans de télévision positionnés au-dessus des vélos et tapis roulants, une émission sur les centenaires. On voit une Tokyoïte de 103 ans, Hideko Arima, qui passe tous les jours au pub, qu'elle tient toujours, prendre un pot avec ses clients... On voit aussi des centenaires alités ou en chaise roulante, mais chaque fois une chose frappe : un conjoint passe son bras autour de leur cou, un ami est venu jouer aux cartes, un enfant est assis sur le lit et écoute une histoire... En dehors de quelques cas où la maladie a figé le visage, ils apparaissent souriants, même pétillants. Une centenaire qui s'est pomponnée et a mis du rouge à lèvres regarde la caméra bien en face, avec ses yeux un peu clignés, malicieux.

Je me sens encore plus l'envie de les connaître et je récolte les jours suivants tous les témoignages que je peux recueillir.

Jusqu'à près de 100 ans, avec son cou fin et sa tête délicate élevée vers le ciel bleu comme une petite montgolfière, Uehara Seikichi – Thierry Souccar avait parlé de lui dans son dossier de *Sciences et avenir*[1] – a enseigné sur la plage de Ginowan City l'art martial élaboré à Okinawa, le *mutudu-udundi*, une forme de karaté à laquelle seuls les membres de la famille royale des Ryukyus avaient accès. Peu avant la mort du dernier roi Sho, Uehara avait été choisi pour préserver et transmettre cette richesse de la culture ancestrale de l'archipel.

Il est devenu célèbre le jour du Nouvel An qui a inauguré le nouveau millénaire, lorsqu'on lui a demandé d'accepter de se mesurer à Katsuo Tokashiki, également originaire d'Okinawa et ancien champion du monde de boxe dans la catégorie *flyweight* (poids mouche). Devant les caméras de la télévision nationale, dès la première minute, le vieux maître étonne par son agilité et sa rapidité à esquiver les coups détonants du boxeur âgé d'une trentaine d'années. Vingt minutes plus tard, il n'avait toujours pas été frappé. Puis, on a vu le champion ralentir un peu, baisser très brièvement sa garde et recevoir, en un éclair, un coup totalement inattendu. Le boxeur, percuté, étourdi mais pas blessé, secoue la tête, incrédule : « *Yarareta, yarareta... !* » (« Il m'a battu, il m'a battu ! »). Interrogé par un assistant de recherche qui travaille avec Makoto et les frères Willcox, Seikichisensei (*sensei* signifie « docteur » ou « maître »), qui avait alors

---

1. « L'île où l'on ne vieillit pas », septembre 2004.

96 ans, commente en riant : « Ce n'était pas grand-chose... Il n'avait simplement pas encore assez d'expérience pour me battre... »

Mais il y a longtemps que l'équipe de l'Étude des Centenaires d'Okinawa n'est plus étonnée de ce qu'elle observe, décrit, enregistre et traduit en statistiques. Il aura fallu tout de même plus de vingt-cinq ans pour que ses travaux soient reconnus par la communauté scientifique, mais n'est-ce pas le lot de beaucoup de pionniers ? Même en sciences, on trouve toujours des « vieux dragons » qui veillent à ce que des nouveaux venus ne viennent pas déranger l'ordre qu'ils ont établi sur *leur* territoire. Et tant qu'on domine, on mobilise le maximum d'attention et d'argent sur ce qui a permis cette prédominance. Une fâcheuse habitude qui a tendance à fortement freiner l'évolution vers la connaissance et la maîtrise des outils qui nous aident à améliorer les réalités de tous ordres. Et encore, les sciences, avec les arts, figurent-elles parmi les domaines les moins affectés par ce territorialisme archaïque... Ne parlons pas du *star system*, des médias, de l'industrie, du commerce ou, bien sûr, de la politique, de la religion et de l'armée. Un peu d'osmose, beaucoup de sclérose ! Il serait temps d'ouvrir des vannes dans les barrages, de perméabiliser, de laisser circuler les nouveaux courants, d'autoriser l'entrée de sang neuf et nourrissant, mais c'est une autre histoire. Je devrais dire plutôt une « préhistoire », celle de dinosaures condamnés à une inévitable extinction par l'accélération de la circulation des informations, Internet, la mondialisation culturelle (sans doute bénéfique par de nombreux aspects, à condition de respecter le droit à la différence), la mondialisation économique qui permet à n'importe quel pays à la main-d'œuvre meilleur marché de produire moins cher ce qui a été inventé ailleurs. Alors, si les vieux dinosaures, les « internes », persistent à suivre leurs craintes et continuent à boucler les territoires aux dépens des idées véritablement novatrices, aux dépens des influx « externes », la richesse va automatiquement se rétrécir comme peau de chagrin. Comme l'avait génialement théorisé le grand économiste autrichien Schumpeter, la réelle source de la richesse provient d'une plus-value créative. Tout ce qui est produit, copié, reproduit, parfois jusqu'à l'écœurement, a été d'abord découvert, inventé, créé. La production, la distribution, la consommation ne sont que des phénomènes secondaires, issus d'un pouvoir primaire, la créativité. C'est la vitalité « sexuelle » d'une économie. Si on la bride, on se retrouve avec une chute de la fécondité.

On engendre aussi une société morose, pour ne pas dire déprimée, facilement réactive, vite en colère, qui se déresponsabilise et s'enferme dans une spirale de plaintes, à l'impuissance aggravée. Éric Berne, le fondateur de l'analyse transactionnelle, aurait décrit cela comme « l'enfant victime » qui se transforme facilement en « enfant rebelle ». C'est un jeu où les Français ont la réputation, assez justifiée, d'être des champions.

C'est exactement l'inverse de ce que l'on constate chez les Okinawaïens des générations d'avant-guerre – ceux d'avant l'administration américaine –, qui ont précieusement cultivé leur dialecte, leurs valeurs, leurs fêtes, leurs instruments de musique, leur rythme de vie, leur thé au curcuma, leur façon de préparer le tofu, leur concombre verruqueux (le fameux *goya*), leurs patates douces violettes. Et tout autour de cela, un parfum de liberté, une curiosité d'enfant, une remarquable ténacité à faire des choix personnels et à aller au bout de ses désirs, à se tourner vers ce qui peut enrichir : de la philosophie chinoise aux épices inconnues du Japon, des fruits tropicaux du monde entier – comme l'ananas qui, cultivé à Okinawa, est succulent – au durian, le « fruit qui pue le fromage », régal des Indonésiens, et au mangoustan qui, pour la reine Victoria, justifiait un voyage en Asie. On retrouve souvent ce mélange de maintien de traditions ressenties comme bonnes, même vitales, et de capacité de changement et d'adaptation surprenante chez les Centenaires d'Okinawa. Éric Berne aurait décrit ces centenaires comme des « enfants libres », l'alternative constructive aux enfants « victimes » ou « rebelles ».

Exemple de maintien des traditions : Nakajimasan. On sent encore de l'enthousiasme percer quand Craig raconte la rencontre avec « leur premier centenaire ». On leur avait signalé que dans un petit village rural, composé de quelques maisons de bois, tout au bout d'un long trajet sur des routes étroites et tortueuses, vivait un cultivateur centenaire, en bonne forme et toujours actif sur sa terre. Une terre et une maison qu'il avait héritées de son père, qui les avait lui-même héritées de son père et ainsi de suite. Sachant que le vieil homme ne parlait que le dialecte d'Okinawa, ils étaient accompagnés par une infirmière pour la traduction.

Ils se dirigent avec un cadeau vers la véranda. Là, un petit homme vif, d'environ soixante-dix ans, avec son tee-shirt blanc, s'arrête de trier des outils de jardinage pour les saluer avec un large sourire. « Nous venons voir votre père. » Erreur. *C'était* Nakajimasan.

Une fois passé le choc, et le petit cadeau remis en guise de remerciement, Nakajimasan accepte de passer l'après-midi à subir une batterie de tests gériatriques. Il en ressort qu'il a un bras un peu plus court que l'autre – il explique que c'est le résultat d'une morsure de serpent pendant son enfance – et, à l'électrocardiogramme, un très léger trouble du rythme associé à un petit défaut de conduction électrique, rien que de très banal. « Tout va très bien ! » lui annonce-t-on. « *Chaganju* », répond-il. Ce qui signifie, dans le dialecte d'Okinawa : « Je suis en parfaite santé. »

Makoto avoue un faible pour son ami Seiryu. Seiryu Toguchi, 105 ans, est devenu peu à peu une vedette grâce à lui, et grâce à l'Étude des Centenaires d'Okinawa qui vient de faire l'objet d'un magnifique article dans le numéro de *National Geographic* de novembre 2005. On peut y admirer une superbe photo de Seiryu, solidement campé sur ses jambes, vêtu d'un tee-shirt jaune de Naples, d'une très élégante veste pied-de-poule et portant des gants de laine rouge dont les bouts sont maculés de terre. Appuyé sur le manche de sa bêche, il s'accorde une petite pause, les yeux clignés à cause du soleil. Un beau visage de *farmer* séducteur !

Car à 105 ans, Seiryu peut séduire. D'ailleurs, je le signale, il est veuf depuis les années 1970... Mais loin d'être seul, il a cinq frères et sœurs et, surtout, beaucoup d'amis qui viennent le voir et lui donner, s'il le faut, un coup de main tous les jours. Il est toujours fermier, cultive son jardin et vend ses légumes à des restaurants. Le soir, il chante en s'accompagnant de son *sanching*, l'instrument à cordes traditionnel d'Okinawa. Et comme il apprécie énormément son quotidien, il a décidé depuis quelque temps de mettre encore plus de chances de son côté pour le faire durer : toutes les deux semaines, il s'offre une brève visite au dispensaire, histoire de vérifier que tout va bien. Il y a trois ans, Makoto l'a convaincu d'écrire sa vie et lui a trouvé un éditeur. Si vous lisez le japonais, vous pourrez vous procurer en librairie l'histoire de ce « Robinson Crusoé de 102 ans » illustrée de nombreuses photos.

Seiryu n'est pas un cas isolé, loin de là, comme ont pu le constater les gérontologues lors de l'Okinawa International Conference on Longevity organisée en 2001 par David Itokazu. Rinsei Tamaki, alors âgé de 100 ans, est venu y chanter avec son instrument. « Et il danse aussi ! » m'a confié David Itokazu.

Tenryu Taba, lui, est prêtre bouddhiste. Il réalise de magnifiques calligraphies qui lui ont valu un prix, donne des cours de *sanching* et va tous les jours, à 103 ans, psalmodier autour des maisons pour leur apporter « du positif ».

Exemple d'éclatante modernité, Ukin Tome vient d'avoir 100 ans cette année. L'équipe l'a rencontré à la suite de son apparition en couverture d'un magazine touristique où il prenait la pose avec une chemise hawaïenne flashy décorée de fleurs multicolores, des lunettes de soleil tendance et un panama incliné... Il avait alors 95 ans. Une sorte de frère d'Henri Salvador ou de Compay Segundo, le superdragueur nonagénaire du groupe cubain Social Club. L'équipe s'attendait à un rendez-vous à la plage ou dans une garçonnière, mais non, Ukin leur donne rendez-vous... à son bureau. Car il travaille encore ! Il est consultant pour une maison d'édition de matériel éducatif. Interrogé sur sa façon de vivre, il raconte qu'il marche chaque matin plus d'un kilomètre et demi pour se rendre à son bureau. Après quelques heures de travail, il retourne faire un tour, s'arrêtant dans cinq ou six librairies pour se tenir au courant de ce qui sort...

« Vos parents ont vécu jusqu'à quel âge ?

– Mon père est mort à 88 ans, c'est jeune chez nous. Mais j'ai retenu la leçon : mon père adorait la viande de porc et il est mort jeune ; ma mère, qui ne mangeait pas de porc, est restée jeune et pleine d'énergie jusqu'à 102 ans. J'en ai déduit qu'elle avait été plus forte que mon père parce qu'elle avait de bonnes habitudes alimentaires. Alors, il y a trente ans, j'ai commencé à manger plus de poisson et de légumes, et moins de viande. Depuis, je n'ai jamais passé un seul jour à l'hôpital... »

Sa conclusion ? « Bien manger, marcher, et se faire plaisir au travail ! »

On associe davantage la longévité au sexe féminin qu'au sexe masculin. C'est la règle dans tous les pays : les femmes vivent en moyenne six à huit ans de plus que les hommes, et il y a dans les cohortes de centenaires étudiés toujours plus de femmes que d'hommes. C'est aussi le cas des Centenaires d'Okinawa : 85,7 % de femmes et 14,3 % d'hommes, et chez les « supercentenaires » (110 ans ou plus) : sur 20 supercentenaires japonais, on ne trouve que 4 hommes. Sur 68 supercentenaires venant du monde entier et certifiés par le Los Angeles Gerontology Research Group dirigé par le Dr Stephen Coles et les Supercentenarians Claims Investigators, Robert Young et Louis Epstein (on en estime le nombre actuellement à 400), on enregistre 61 femmes et 7 hommes. Douze supercentenaires ont été recensés en France, dont la doyenne actuelle, Simone Capony, a 112 ans.

Si je vous ai invité à rencontrer d'abord quelques hommes, c'était pour vous encourager, messieurs, à améliorer la situation. Oui, les hommes pourraient faire beaucoup mieux, et ce serait bienvenu pour toutes ces dames qui se retrouvent trop souvent seules ! Car l'amour intergénérationnel ne semblant pas encore à la mode, il est bien peu de Maud qui trouvent leur Harold...

Quand s'ajoute un handicap, les lacunes dans le tissu de soutien social peuvent être plus sévères, mais elles sont réparables. Il suffit d'entendre l'étonnante histoire d'Ushisan.

Ushisan se trouvait dans une institution pour personnes âgées. Elle n'avait plus de famille, mais à Okinawa, le fait de ne plus avoir aucune famille mène rarement à quitter son chez-soi, même si l'on n'est plus complètement autonome. Les voisins et les amis font alors naturellement office de famille. Mais Ushisan souffrait d'un handicap : elle était déjà très malvoyante avant de devenir centenaire. Lorsque Makoto Suzuki l'examine, en dehors de sa presque totale cécité et d'une faible réaction de l'œil gauche à la lumière, il la trouve en bonne santé.

Un an plus tard, il lit dans un journal local qu'elle aurait miraculeusement retrouvé la capacité de voir. Après un nouvel examen, il peut constater, malgré une cataracte de l'œil droit, une réaction normale des deux yeux à la lumière. Ne trouvant aucune explication à cette amélioration spectaculaire, on décide de procéder à une enquête. Ushisan n'a pas eu la sensation de recouvrer brutalement la vue, celle-ci est revenue très progressivement. Par ailleurs, son état général s'est amélioré. Elle a repris du poids et son teint est plus coloré qu'à la première visite. Quel changement avait bien pu produire de tels effets ?

Renseignements pris, une seule chose avait bougé dans sa vie : on l'avait changée de chambre et elle avait un nouveau compagnon à côté d'elle. « Depuis, c'est une personne différente. Son appétit est revenu, elle est devenue plus communicative », ont remarqué les infirmières. Très probablement dépressive à cause de sa solitude, elle ne mangeait pas assez et ces carences ont dû jouer un rôle dans sa perte de vision. De nombreuses études attestent que les carences en vitamines B peuvent engendrer une névrite optique menant à la cécité. Certains pays, comme Cuba, en ont fait l'expérience à grande échelle, de type « épidémique », une épidémie qui n'a été enrayée que par des compléments en vitamines B.

Cela dit, la plupart des femmes d'Okinawa, même lorsque leurs compagnons disparaissent avant elles (et c'est le cas la plupart du temps), assument. Comme Uto Naka qui raconte elle-même (à 101 ans) : « Vous ne savez jamais ce qui peut surgir sur la route. L'homme que j'avais épousé me semblait plutôt bien avant le mariage que mes parents ont approuvé. Mais après que nous avons eu cinq enfants, il a rencontré une autre femme. Je l'ai rarement revu par la suite. J'ai élevé seule mes cinq enfants. Que pouvais-je faire d'autre ? J'ai travaillé dans les champs et fabriqué des tuiles rouges traditionnelles d'Okinawa. C'était l'activité de la famille. Puis il y a eu la guerre ; j'ai perdu mes parents et j'ai dû aussi m'occuper de mes jeunes sœurs. Ces temps ont été très durs. À vrai dire, je n'avais même pas le temps de contempler combien ma vie pouvait être difficile. J'ai simplement continué, regardé en direction de la lumière... Qu'est-ce qui peut sortir d'une macération dans l'amertume et la rancœur ? Ramasser ses paquets et avancer ! Aujourd'hui, j'ai quarante-huit petits-enfants, six arrière-petits-enfants et cinq arrière-arrière-petits-enfants. Je vis avec mon fils aîné et sa femme. La vie est belle ! Je jardine, je marche, je vais voir mes petits-enfants et rendre visite à mes amis. L'année dernière, je suis allée voir sur " le continent " un de mes arrière-arrière-petits-enfants. C'était mon premier vol en avion ! »

Si les attitudes positives et d'autonomie commencent à se développer au Japon, pays traditionnellement très machiste, les femmes d'Okinawa ont depuis longtemps une belle longueur d'avance. Elles gèrent la maison, leurs finances et ont leur propre réseau de soutien, cultivant les liens avec la famille et les amis pratiquement chaque jour. Elles sont actives et aiment sortir.

Hirosan, 102 ans, est connue dans sa communauté pour être toujours en mouvement. Sa devise, « S'arrêter, c'est rouiller », se rapproche de celle du groupe d'avant-garde futuriste italien, fondé par Marinetti : « *Marciare o marcire* » (« Marcher ou moisir »).

Les Centenaires d'Okinawa forment un groupe d'avant-garde dans l'art de rester vivant, complètement, corps, tête et cœur.

Kame Nakasone, de six ans la cadette d'Hirosan, a décidé trois ans plus tôt de se reconvertir, passant de la culture de la canne à sucre à celle des chrysanthèmes. « Plus faciles à cultiver, et le marché est meilleur. » Elle vit seule, son mari est décédé il y a quatre ans. Ses enfants ont bien tenté de la convaincre de venir vivre avec eux en ville. « Qui s'occupe-rait de la ferme ? Et qu'est-ce que je ficherais là-bas ? Tous mes amis sont ici ! On s'amuse, on mange, on boit, on danse. Et on veille les uns sur les autres. J'ai aussi une petite-fille qui habite pas loin, douze petits-enfants et seize arrière-petits-enfants qui vivent à Okinawa et sur "le continent" ; il y a toujours quelqu'un à aller voir. » Et puis, elle finit par admettre que de toute manière, elle est beaucoup trop occupée pour se sentir seule.

Le fait de garder une activité qui permette à la fois de bouger son corps, de maintenir sa tête occupée, d'être utile, d'entretenir des relations avec les autres et de contribuer à son autonomie financière est un point récurrent du profil des Centenaires d'Okinawa. On le retrouve chez les Sardes de la « zone bleue » décrits dans le dossier « Les secrets de la longévité » de *National Geographic*, et chez nombre de « surviveurs » comme Simone Capony qui jouait aux billes avec des enfants à 85 ans, Jeanne Calment qui faisait toujours du vélo à 100 ans dans les rues d'Arles ou Léon Weil qui nageait encore le crawl à 102 ans...

Craig et Bradley Willcox s'apprêtent à publier une étude menée de 1997 à 2001 à Kijaha, au nord d'Okinawa, un village qui fait partie, avec seize autres, de la commune d'Ogimi.

Dans ce village rural d'où ont fui de nombreux jeunes, 63 % des foyers sont occupés par une personne âgée vivant seule. À la fin de la Seconde Guerre mondiale, le nombre des décès chez les hommes ayant aggravé la situation, la petite-fille du chef du village décida de reprendre une idée de son grand-père et de relancer une tradition artisanale locale : le tissage des fibres végétales d'une espèce endémique de plantain, le *basho*. Les enfants pour aider les adultes à couper les plantes et à en extraire les fibres, les personnes âgées pour les nettoyer et les embobiner, les personnes d'âge moyen pour tisser, tous se sont progressivement investis pour ressusciter cet art ancestral. Ils commencèrent par réaliser des sets de table et des tatamis, puis, plus tard, des pièces beaucoup plus complexes comme les *basho-fu* kimonos. D'abord simple petit appoint économique grâce à la vente des sets dans les boutiques de souvenirs pour touristes, puis production de coussins et de ceintures pour kimonos (*obi*) prisée par les Japonais *mainland*, puis objet d'exposition, et enfin, en 1972, désignée *ningen takara* (« trésor culturel vivant »), l'activité s'est développée et a gagné une réputation internationale, marquée par des expositions aux États-Unis et à Hawaï. Les villageois sont allés ensuite enseigner la technique dans d'autres pays comme les Philippines. Il ressort très clairement de cette étude que malgré la dépopulation en habitants jeunes et en hommes, le village, en s'investissant dans l'artisanat créatif, a engendré pour ses habitants, en majorité des femmes âgées, non seulement un moyen de survie économique mais aussi une puissante valorisation culturelle, sociale et psychologique.

Madame Ya a 101 ans. Elle a quitté le village depuis la mort de son fils aîné pour aller vivre avec sa fille à deux heures de route. Mais sa fille revient tous les quinze jours au village pour rapporter les travaux de tissage réalisés par sa mère, collecter ce qu'elle gagne (ainsi que les nouvelles du coin) et se réapprovisionner en fibres de *basho* pour que sa mère puisse continuer à tisser.

À 105 ans, cette autre « tisseuse » de Kijaha affirmait : « Si je n'avais pas eu le tissage du *basho*, je serais déjà morte. » Elle est décédée à 109 ans, en tissant jusqu'à ses derniers instants.

C'est génétique !

Toute population présente des variations génétiques. Pour connaître l'origine d'une population, on étudie principalement les gènes contenus dans les mitochondries. Les mitochondries sont très importantes pour nous, puisque ce sont les centrales énergétiques de nos cellules. Ce sont elles qui transforment les calories, les sucres et les graisses que nous brûlons au feu de l'oxygène en piles moléculaires, l'ATP, utilisables par chaque cellule des muscles, du cerveau ou de tout autre organe. Or, ces mitochondries – c'est encore un des grands mystères de la biologie – sont à l'origine des bactéries qui, une fois entrées dans nos cellules, demeurent à l'intérieur pour s'y multiplier par milliers (une seule cellule de muscle peut en contenir plusieurs dizaines de milliers). Elles ont gardé leurs gènes (leur informatique moléculaire) à elles, différents de ceux de nos cellules qui se trouvent dans le noyau. Or, les mitochondries qui permettent aux spermatozoïdes leur course folle vers l'ovule sont larguées avant de pénétrer dans ce dernier. Résultat : les mitochondries sont transmises uniquement par les mères. Et la stabilité de leurs gènes en fait un marqueur privilégié. Grâce aux études menées par Masashi Tanaka, du département de thérapie génique à l'Institut biotechnologique de Gifu, sur les gènes des mitochondries des différentes populations asiatiques, on sait que la population du royaume des Ryukyus (aujourd'hui Okinawa) était isolée ; elle n'a pas les mêmes origines maternelles et se rapproche davantage de lignages du sud de la Chine que de ceux du Japon. Une nouvelle grande étude coordonnée par le Tokyo Metropolitan Institute of Gerontology est en train de débuter et apportera encore d'autres informations.

Lorsque l'on étudie les gènes des cellules elles-mêmes, on découvre aussi des différences. Mais une chose est sûre, elles n'expliqueront pas les différences de longévité ou de santé, puisque nous savons, par exemple, que les populations du sud de la Chine ayant une parenté génétique avec celles d'Okinawa ne connaissent pas les mêmes avantages, et que lorsque les populations d'Okinawa, avec la même génétique, sont transplantées au Brésil, elles vivent en moyenne dix-sept ans de moins et connaissent un taux de centenaires réduit d'environ dix fois. Ou encore que les nouvelles générations, qui ne suivent pas l'alimentation et les modes de vie caractéristiques d'Okinawa, voient chuter leur espérance de vie.

Plus intéressant est de relever quelques différences entre la génétique de ceux qui, à Okinawa, deviennent centenaires, et celle de ceux qui ne le deviennent pas. Pour ce faire, on a étudié les gènes liés aux groupes HLA, dont la découverte a valu le prix Nobel au Pr Jean Dausset. Deux différences principales sont alors apparues : l'allèle DR1, associé à de meilleures réactions immunitaires, est retrouvé à une fréquence de 6,1 % chez les centenaires (0 % chez les non-centenaires) – mais cela implique que 93,9 % des centenaires le deviennent tout de même en son absence – et l'allèle DRW9, associé à une plus grande fréquence de maladies auto-immunes, est détecté chez seulement 8,5 % des centenaires alors qu'on le trouve chez 30,8 % des non-centenaires. Cette dernière différence est probablement plus significative, mais, selon l'écrasante majorité des experts, elle ne pèse pas grand-chose par rapport à ce qui influe sur les gènes, principalement les choix alimentaires et la façon de vivre. De même le fait que les parents des centenaires aient souvent vécu plus longtemps que ceux des non-centenaires.

Nobuyoshi Hirose, de l'université Keio, a pu observer un petit groupe de centenaires présentant un capital génétique *défavorable*. La génétique apparaît bien loin d'être toute-puissante sur notre destin.

Des poids plume

Sur 349 centenaires vivant chez eux, Makoto Suzuki enregistre une taille moyenne de 1,51 m et un poids moyen de 47 kilos pour les hommes, 1,40 m et 37 kilos chez les femmes. Petites statures et poids plume sont retrouvés dans la plupart des études sur les centenaires, et ce quel que soit le pays où ils vivent. Bien sûr, des composants génétiques sont associés à la taille, mais la nutrition a également une part de responsabilité. Ces hommes et ces femmes sont nés à des époques où la nourriture était peu abondante et souvent dans des régions de grande frugalité (par tradition, et surtout par pauvreté). Cela a limité leur croissance staturale comme leur poids. Maintenant, lorsqu'on voit que les Japonais des générations récentes font facilement 25 à 35 centimètres de plus que leurs aînés, il apparaît que les facteurs nutritionnels et de mode de vie (notamment la réduction des travaux de force autour de la puberté) prédominent de nouveau sur la génétique.

C'est le fait de consommer moins de calories qui est, sans conteste, un facteur majeur de longévité et de santé.

Une consommation réduite de calories a deux conséquences essentielles : ni surpoids ni usure oxydative, donc un vieillissement ralenti.

Et là, il n'y a aucune ambiguïté : un nombre incalculable d'études démontrent que le surpoids réduit l'espérance de vie et augmente le risque de diabète, de troubles lipidiques, de maladie cardiovasculaire, d'arthrose, et même de certains cancers comme celui du sein.

De même, après des dizaines d'années de valse-hésitation (la théorie des radicaux libres a été émise par Denham Harman en 1956 – le comité attribuant les prix Nobel apparaît là avoir commis un oubli majeur !) où l'on se demandait si le stress oxydant était la cause ou le résultat du vieillissement, la réponse est désormais claire :

Le stress oxydant est bien la cause majeure de l'altération des tissus qui engendre vieillissement et maladies dites « dégénératives ».

Dégénératives, c'est-à-dire celles dont la fréquence augmente avec l'âge : maladies cardiovasculaires, cancers, maladies auto-immunes, dépression immunitaire, arthrose, ostéoporose, cécité, surdité, baisse de la mémoire, maladies de Parkinson ou d'Alzheimer...

Et le stress oxydant, d'où provient-il ? Imaginez une chaudière dans laquelle vous enfournez tous les jours 50 kilos de charbon à cause du froid. Au bout d'une vingtaine d'années, ses parois métalliques se sont corrodées et vous êtes obligé de la remplacer. S'il fait moins froid et que vous n'avez pas besoin d'y mettre chaque jour plus de 25 kilos de charbon, la corrosion sera ralentie et vous allez pouvoir vous en servir deux fois plus de temps, environ quarante ans.

Or toutes nos cellules contiennent des chaudières, ces petites mitochondries, anciennes bactéries immigrées en leur sein, qui sont héritées de nos mères et qui se chargent de leur fournir de l'énergie. Comment ? En brûlant au feu de l'oxygène – c'est pour cette raison que nous respirons – les calories (sucres et graisses) que nous transformons en piles moléculaires (l'ATP). Or, dans nos chaudières cellulaires aussi se produit une corrosion, comme cela se passe lors de toute combustion. La combustion des sucres et des graisses au feu de l'oxygène produit des déchets, les fameux *radicaux libres*, des molécules instables qui endommagent toutes les autres molécules qui nous composent. C'est ainsi que notre peau, nos muscles, nos os, nos organes internes, notre cœur et notre cerveau voient leur masse se réduire avec l'âge, et les tissus qui les composent s'altérer. Manger non pas nécessairement moins de volume, mais moins de calories, ralentit la vitesse de la corrosion et permet de durer plus longtemps, plus jeune. Nous sommes capables de subir une certaine quantité de corrosion par le stress oxydant. Si elle est intense, en particulier à cause d'une consommation quotidienne élevée de calories, cela raccourcira d'autant la durée de notre carcasse. Si elle est plus lente, moyennant des apports plus économes, mieux utilisés, la machine aura non seulement une forte chance de durer plus longtemps, mais de mieux se réparer au jour le jour.

Autrement dit, la tendance à la frugalité des Centenaires d'Okinawa – tendance que l'on retrouve dans la plupart des études sur les centenaires –, en réduisant le risque de surpoids et la corrosion liée à la combustion oxydative des calories, est une première clé dans le trousseau des secrets de leur vieillissement extraordinairement réussi.

Cela étant, que répondez-vous à la question de Hiroshi Shimokata, le directeur de l'étude en cours la plus complète jamais réalisée sur le vieillissement au National Institute for Longevity Sciences, à Obu, près de Nagoya, posée lors d'une conférence à laquelle il m'avait convié en août 2005, destinée à des responsables de la santé publique de Panamá, d'Uruguay, des îles Fidji et de Palau : « Lorsque vous voyez les singes en restriction calorique qui font deux fois moins de maladies, cinq fois moins de cancers et qui sont partis pour vivre beaucoup plus longtemps, mais qui sont maigres, frileux, nerveux, agressifs ; et lorsque vous voyez les singes qui servent de modèles à l'étude du diabète gras, tellement gros qu'ils ne bougent plus, qui vont évidemment être malades et avoir une vie fortement raccourcie, mais qui sont béats, que choisissez-vous ? »

Dans la salle, quelques rires. Les éléments de réponse se trouvaient davantage dans le regard : certains débordaient de leur chaise, alors que Hiroshi Shimokata, fin comme une liane, se déplaçait, souriant et bondissant devant l'écran.

Au-delà de ce dilemme caricatural, la vraie question est bien celle-ci : le renoncement au remplissage excessif de l'estomac est-il forcément lié à la privation, à la frustration, à la tristesse ? *Peut-on tout avoir : à la fois longévité, santé et plaisir et vitalité ?*

La meilleure réponse, je ne l'ai pas trouvée en Crète, où les autochtones – dont quelques traditions alimentaires s'avèrent discutables (comme la consommation de fromage) –, territoriaux et grincheux, ont la réputation d'avoir un caractère difficile, mais à Okinawa.

Que mangent les Okinawaïens ?

Une population qui mange chaque jour en moyenne 500 calories de moins qu'aux États-Unis et 300 calories

de moins qu'en France, des centenaires qui consomment
1 400 calories par jour pour les hommes (30 à 35 % de
moins que la moyenne nationale) et 1 100 calories pour les
femmes (35 à 40 % de moins que la moyenne nationale)
sans se priver, sans éprouver aucune frustration, bien au
contraire, comment est-ce possible ?

Une première évidence : *78 % de ce qu'ingurgitent les
générations d'Okinawaïens qui ont gardé la tradition est
végétal.*

Végétal, cela veut dire (à part quelques exceptions comme
les huiles végétales et les oléagineux) volumique, mais peu
dense en calories (graisses et sucres) et riche en substances
protectrices (fibres, antioxydants, magnésium...).

C'est ce que toute population rurale, ou presque, connais-
sait avant l'explosion de l'urbanisation. Un urbain n'est pas
venu à la ville pour rien. Il ne va pas continuer à manger
comme un « paysan ». Donc il consomme beaucoup moins
de soupe, de salade, de châtaignes, de graines, de légumes
secs, de légumes et de fruits pour manger à chaque repas
des viandes, du fromage et des produits tout faits, bien
riches en graisses, sucres et sel ajoutés. Les pois chiches
ou les châtaignes sont inconsciemment ressentis comme
le « foin » du bouseux. D'accord, me direz-vous, mais des
populations rurales, il y en a eu partout, pas seulement à
Okinawa.

Et par ailleurs, non seulement les Okinawaïens mangent
beaucoup de poisson, mais ils adorent aussi le porc (à la différence des Japonais, et très probablement sous l'influence
de la Chine) et mangent, à l'occasion de certaines fêtes, de
la chèvre.

Mais voilà, chance ou bonnes intuitions, dans leurs végétaux ils privilégient le soja, et ce beaucoup plus encore que

les Japonais. *C'est à Okinawa que la consommation de soja est la plus élevée.*

Or le soja présente un nombre considérable d'avantages : d'abord, c'est une protéine quasi complète – elle apporte les acides aminés (les briquettes qui constituent les protéines) essentiels, ceux que nous ne savons pas fabriquer dans nos cellules –, il possède donc une qualité nutritionnelle protéique comparable aux protéines animales. Ces protéines ont un effet positif sur le poids, les lipides et les risques cardiovasculaires ; les lipides sont également protecteurs du cœur et du cerveau, et ils sont extrêmement riches en *phyto-œstrogènes.*

Les phyto-œstrogènes, comme leur nom l'indique, sont des hormones végétales. Chez la femme, ils réduisent (avant la ménopause) les risques de cancer du sein en entrant en compétition avec les œstrogènes sécrétés par les glandes endocrines féminines, et chez l'homme, ils diminuent les risques de cancer de la prostate. Cancer du sein et de la prostate, deux causes majeures de mortalité dans nos sociétés. Après la ménopause, ils facilitent le sevrage hormonal et participent à la protection du cœur, du cerveau et des os. Mais, beaucoup moins connu, il s'avère également que ces phyto-œstrogènes ont des propriétés antioxydantes (protectrices de la corrosion oxydative) étonnamment puissantes, et qu'ils contribuent fortement au ralentissement général du vieillissement et des autres maladies liées à l'âge.

Maintenant, quand on parle à un Occidental de remplacer son lait de vache par du lait de soja, il fait la grimace. Cela n'a pas le même goût. Ou pire, de manger du *tofu*, un coagulat de lait de soja. Ou pire encore, du *tempeh*, une forme de fromage de soja... beurk ! Mais voilà, Okinawa a développé et adopté d'autres cultures une myriade de formes de ces produits, comme le délicieux *tofu* soyeux, qui ressemble à un flan et qui est tellement bon qu'on peut le déguster pratiquement tel quel, et une infinitude de recettes de grande saveur comme le *jinami tofu*, un *tofu* à l'arachide. Et la création continue. Soit encore très liée à la tradition, comme les recettes d'Hiroko Sho, descendante de la dynastie royale des Ryukyus, qui a été vice-gouverneur d'Okinawa, puis... professeur de nutrition à l'université, aujourd'hui présidente de l'Association des télévisions, ou comme celles d'Emiko Kinjo qui a créé, au cœur des dix-sept villages d'Ogimi, un restaurant, La Cuisine des Centenaires. Soit en pleine explosion créative, comme dans les innombrables restaurants animés par des chefs chevronnés (souvent des femmes) ou des jeunes débordant d'énergie, en particulier à Naha, la capitale.

Donc, rassurez-vous : en mangeant plus de soja, vous n'allez pas entrer en pénitence. Guidé par ma complice Rose Razafimbelo, créatrice des recettes de ce livre, et de nombreux autres auteurs dont vous pourrez expérimenter les trouvailles (leurs références se trouvent dans la partie pratique), vous allez découvrir comment accommoder le soja à votre goût.

Il suffit de se promener dans le marché Kokusai Ichiba de Naha, de se laisser éblouir par la magnificence éclatante de couleurs des étals de fruits, des paniers d'aromates, de poissons – certains oranges, certains bleus, certains de toutes les couleurs comme le poisson perroquet – et de fruits de mer arrangés comme de véritables sculptures, pour ressentir le culte que portent les Okinawaïens à la bonne nourriture.

Montagnes de *tankan* (tangerines), pyramides de goyaves, sublimes ananas locaux – qu'on peut déguster sur place en jus, en barquettes ou petits morceaux embrochés –, rangées parfaites de *nashi*, les poires japonaises, régimes de *shima banana* (petites bananes), monstrueuses grappes de raisin noir à gros grains sans aucun pépin (*budo*), les mangues locales sans fibre et à noyau plat, aussi succulentes que la mangue de Diego, au nord de Madagascar... Autres teintes et autres constructions pour les légumes, avec la surprise de l'éclatant violet de l'*imo*, une patate douce d'un violet encore plus foncé que la pomme de terre d'Auvergne ou la vitelotte, parce que beaucoup plus riche en flavonoïdes antioxydants, la boutique d'à côté en fait des gâteaux...

Dans des bacs de plastique bleu ciel, des accumulations inénarrables : fruits et légumes séchés, confits, choucroutes d'Okinawa, lames de *goya* séché, piments verts baignant dans une sauce noire, contrastant avec le rose du gingembre mariné, tumulus d'algues noires, mauves ou lie-de-vin, énormes choux chinois précuits et épicés à la coréenne, pruneaux, petits oignons, microcrevettes dans un bain d'huile de colza, abricots marinés dans du vinaigre, pâtes de riz translucides flottant comme des cheveux d'ange, agrégats de civelles (bébés anguilles), gros lingots ivoire de manioc... une journée entière passée dans le marché ne suffira pas à me faire expliquer tout ce que je vois, malgré l'aide d'une adorable petite vendeuse de plantes, qui accepte de me servir d'interprète.

À l'autre extrémité du hall intérieur, après les poissons, les langoustes géantes, les homards bleutés, les tours de Babel nacrées d'immenses ormeaux, le choc ! C'est le coin du porc. On est accueilli par une tête de porc bronzée qui vous regarde avec des lunettes noires, une autre aux joues flanquées de ses deux pattes et, derrière des faces entières aplaties, des sortes de masques de momies de cochons avec leurs oreilles dressées. Jamais je n'aurais pensé que la viande, et surtout le porc, ait une telle place au royaume de l'alimentation saine et de la longévité !

On m'explique que, moyennant un mode de cuisson particulier, la quasi-totalité des graisses a fondu et ne se trouve donc plus dans la viande, et que les plats préférés sont ceux riches en cartilage, comme les pieds et la tête. Il est clair que le cartilage apporte du silicium et d'autres nutriments contribuant à nourrir notre cartilage. Une étude a montré une amélioration de l'arthrose par la consommation de cartilage de poulet.

Une certitude en sortant du marché : les Okinawaïens aiment manger. Ils aiment les bons produits, ils aiment la variété et sont d'insatiables curieux. Car beaucoup de ces produits ne sont pas traditionnels d'Okinawa (même l'ananas est une production récente, favorisée par le climat tropical). Ils importent énormément de choses du Japon et de toute l'Asie. En témoignent encore, juste avant la sortie, des durians de la taille de pastèques, avec leurs grosses piques, arrivant tout droit d'Indonésie. Cet influx permanent fait d'ailleurs partie de la tradition d'Okinawa, plaque tournante des épices, ce qui l'a amené à s'enticher du curcuma présent sous de nombreuses formes différentes et dans de nombreux plats et boissons (y compris le fameux thé au curcuma).

J'ai attendu quelques jours avant d'aller faire le tour des supermarchés. J'avais, disons-le, l'appréhension d'une forte déception. Là, évidemment, j'ai trouvé beaucoup de produits à l'occidentale, dont des produits laitiers. Les

« missionnaires » de l'industrie agroalimentaire se sont acharnés à convertir les Asiatiques au lait de vache, avec l'argument que ces derniers souffraient d'une faiblesse en apports calciques, mais la réalité est que leur fréquence d'ostéoporose est bien inférieure à la nôtre, et encore plus basse à Okinawa... Mais les Okinawaïens ont eu l'intelligence, l'intuition – une écoute attentive de leurs sensations corporelles aussi, probablement – de surtout adopter le yaourt, le plus défendable des produits laitiers sur le plan de la santé. Et par ailleurs, très agréable surprise, les aires les plus larges de nombreuses grandes surfaces sont consacrées aux fruits et aux légumes, aux produits de la mer (frais et congelés) et à une foule de produits pratiques, tout préparés, les *onigiri* : à base de poulpe, de poisson cru, de très esthétiques triangles ou boules de riz, enveloppés dans des feuilles de bananier et renfermant soit des légumes (par exemple des haricots rouges *azuki*), soit du poisson (par exemple du thon rouge). Je n'ai eu aucun mal à m'adapter à ces *onigiri* qui remplacent avantageusement nos sandwichs.

Au total, une immense variété d'aliments – plus de deux cent six recensés – peu denses en calories, mais très riches en nutriments protecteurs : vitamines, minéraux, antioxydants, phyto-œstrogènes, acides gras oméga 3...

Les repas : des moments privilégiés

Au marché, dans un restaurant populaire tenu par une demi-douzaine de femmes aux épaules de paysannes bien solides, où j'ai mangé des pieds de porc sur de la choucroute, on sert rapidement mais sur des tables basses traditionnelles. Comme partout au Japon, et pratiquement dans toute l'Asie, hors de question de rentrer avec ses chaussures. Donc, on commence par les laisser à l'entrée dans des petits casiers et on vous prête des chaussons. Déjà, cela change quelque chose. Avant de passer à table, cela crée une pause. On a un petit feeling de « chez soi », peut-être aussi le fait de s'asseoir près du sol, sur des coussins. Le rythme est rapide mais jamais bousculé, les gestes – mais là encore, c'est un caractère familier à ceux qui ont fréquenté le Japon, la Chine, la Thaïlande ou le Vietnam – ont une efficacité et une discrétion qui contribuent à entretenir un climat feutré, reposant. Pas de télévision, pas de musique. Un moment privilégié...

On est un peu triste de se dire qu'en France, nous avons été longtemps un pays exemplaire vis-à-vis du monde entier dans l'art de vivre, et surtout dans celui de faire du temps passé à table un rituel convivial. Je réalisai tout à coup que nous avions perdu là quelque chose d'important. Chez nous, à midi, beaucoup de gens déjeunent, parfois assis, parfois debout, sur le pouce, quittant l'agitation et le bruit pour plonger dans une autre agitation et un autre bruit, la tête et les boyaux chahutés.

Les Asiatiques parlent peu pendant le repas. Ils mangent. Ils regardent leur nourriture, ils la savourent. Et cela est imparable : plus on est concentré sur ce qu'on mange, plus on déguste, plus vite on est satisfait, plus la satiété vient vite. En arrivant à table dans la précipitation, sans faire de pause, devant les nouvelles télévisées, l'aliment que l'on place dans sa bouche est un aliment mal écouté, mal aimé, avec lequel on se remplit pour se détendre tout en distendant un estomac tendu. Un aliment anti-stress, pas un aliment plaisir. Dans ces conditions, comment être attentif à la véritable envie de se resservir ou d'arrêter? On finit l'assiette, ou le plat, sans se préoccuper de savoir si l'on a encore faim ou si l'on est rassasié.

Chez les particuliers, ou dans les restaurants dans lesquels on sort pour dîner, la différence est encore plus frappante. La beauté des assiettes, l'attention portée à la disposition des aliments toujours présentés en petites quantités mais combinés pour leurs formes et leurs couleurs comme une sculpture, donnent une valeur artistique à la préparation et incitent l'ensemble des sens à l'accueillir avec respect. D'ailleurs, l'esthétique japonaise (qu'il s'agisse de la vaisselle ou de la disposition des aliments) qui avait déjà fait avec la « nouvelle cuisine » une percée extraordinaire il y a plusieurs dizaines d'années, taxée de « mode » par quelques critiques conservateurs, n'a fait que gagner du terrain. Non seulement elle est devenue un « standard » dans les restaurants de qualité du monde entier, mais elle connaît une impressionnante recrudescence avec tous les nouveaux courants actuels – « cuisine créative », « cuisine moléculaire » (dont tous les grands tenants, comme Pierre Gagnaire, Jacques Decornet, Olivier Roellinger, Marc Veyrat, Jean-François Piège, Peter Goossens, Heston Blumenthal, Ferran Adria, sont des enfants terribles de la fabuleuse richesse gastronomique asiatique et, surtout, japonaise), « cuisine conceptuelle et ludique » – dont certains touchent directement le grand public comme le « food-design » et le « fooding ». De plus en plus de jeunes chefs sont invités à créer, dans le cadre de fêtes populaires, des événements donnant l'occasion de voyager dans de nouvelles sensations, légères et puissantes.

Tout cela est issu, avec bien sûr beaucoup d'invention, de talent et de génie novateur, de cette culture indo-sino-japonaise enracinée dans le soin extrême accordé à chaque dimension, à chaque détail : l'obsessionnelle qualité du produit, la méticulosité de la préparation, le raffinement de la présentation et, du côté du consommateur, la concentration multi-sensorielle accordée à chaque bouchée. Parmi les modèles légendaires de cette culture, on trouve la cérémonie du thé ou le *shojin ryori* ou le rituel bouddhiste d'un repas offrande comprenant les « cinq couleurs ».

Le rapport à l'aliment est aussi important que le choix des aliments. L'Okinawaïen mange moins en se faisant plus plaisir. À long terme, et maintenant il le sait – ce qui est encourageant aussi à court terme –, en se donnant plus de temps de vie et de santé pour se faire plaisir plus longtemps. Dans l'immédiat, en ayant plus d'énergie.

Car à tout ce fonds culturel puissant s'ajoute l'enracinement profond à Okinawa de l'enseignement confucéen, dont certains préceptes comme le fameux *hara hachi bu* – ne pas dépasser 80 % de l'impression de satiété – sont beaucoup plus présents sur les îles de l'archipel des Ryukyus qu'en Chine même, en particulier en ce qui concerne la nourriture.

Avantage immédiat considérable : on sort de table non pas alourdi et l'énergie mobilisée pour digérer, mais assez léger pour s'investir dans n'importe quelle activité.

En Occident, certains experts commencent à s'intéresser (surtout pour réduire le surpoids) à cette précieuse recommandation, déjà judicieusement donnée par son médecin à Bismarck qui, gros mangeur, ne voulait pas se priver. En ingérant la même quantité, mais fractionnée en plusieurs petits repas, on permet une meilleure combustion des calories (les fameuses mitochondries ne sont pas saturées par un afflux massif), on fatigue moins le système digestif, on stocke moins les surplus... et on vit plus longtemps (84 ans pour Bismarck, ce qui, pour son époque et avec ce qu'il mangeait, apparaît clairement comme une réussite).

Je vous rassure donc : l'enseignement d'Okinawa n'implique pas de faire de la « restriction calorique », mais offre un éventail d'outils qui vous procureront dans l'immédiat plus de plaisir et d'énergie, à court et moyen terme plus de santé, et à long terme plus de longévité.

La baisse des calories se fera, elle, automatiquement, sans que vous vous en aperceviez, grâce à un programme progressif menant à une consommation fréquente d'aliments goûteux et légers, lors de moments privilégiés, pleinement dédiés à l'intense appréciation de leurs saveurs.

La vitalité : une habitude

Vous l'avez déjà saisi à la lecture de ces étonnants portraits de centenaires, ils sont plus qu'actifs et font preuve d'une vitalité qui rend incrédule sur leur âge. Leur état civil étant incontestable, comment est-ce possible ?

D'abord, il faut être réaliste. Une proportion d'entre eux est grabataire ou se retrouve avec une mobilité réduite, la cause principale de cette perte de mobilité étant une maladie. Mais le nombre d'années affectées par la maladie apparaît très faible : deux ans et demi sur toute une vie (sept ans et demi aux États-Unis). On peut donc déjà avancer une première explication : moins malades, ils sont forcément plus mobiles.

Sur trois études effectuées auprès des centenaires de Tokyo, d'Aichi et d'Okinawa, on enregistre en moyenne

3 % de personnes grabataires et 30 % complètement autonomes. On peut quantifier le degré d'autonomie par un
score dit ADL (« Activity of Daily Living ») : 1 correspond
au statut de grabataire et 5 à l'autonomie complète. La
moyenne des centenaires okinawaïens se situe à 3,7.

Deuxième raison évidente à cette vitalité : ils sont habitués à bouger depuis leur enfance et n'ont jamais cessé de
bouger. À Okinawa, près de 60 % d'entre eux ont exercé
des métiers liés à l'agriculture. Tous ceux qui le peuvent
continuent à travailler ou au moins à jardiner. La plupart
marchent tous les jours, une partie d'entre eux jouent (au
croquet, par exemple), dansent, pratiquent le tai-chi ou le
karaté.

Okinawa est une référence mondiale pour le karaté dont
non seulement les techniques mais aussi la philosophie
ont été cultivées au cours des siècles. L'art de la « main
vide », développé dans l'archipel sous le règne de Sho Shin
(1477-1526) est un profond positionnement en faveur de
la résolution pacifique des conflits. Il s'agit d'être en position de force pour défendre la bonne cause et dissuader les
attaques. C'est le sens de l'une de ces devises, gravée sur
un monument dans un monastère zen près de Tokyo et due
au grand maître d'Okinawa Gichin Funakoshi : « Jamais de
premier coup au karaté. » Le but ultime de la pratique du
karaté, comme de la plupart des arts martiaux asiatiques,
est de développer maîtrise de soi et confiance en soi, d'obtenir le maximum de résultats avec le minimum d'efforts, et
de garder son sentiment de sécurité intérieure et son équilibre en toutes circonstances. S'approprier les « pouvoirs »
de ce type d'entraînement requiert une pratique régulière,
pour ne pas dire quotidienne, sur une durée d'au moins dix
ans. La régularité et la persistance requises tout au long

d'un chemin qui n'a en réalité pas de fin, nécessaires dans toute acquisition de compétence, dans toute transformation vers un « meilleur soi », font partie des gains majeurs d'une telle démarche. Nombre des « destinations » sont la route elle-même.

Cela fait également référence à l'un des fondements du confucianisme : se perfectionner tout au long de sa vie, développer ses capacités physiques et mentales, et essayer de gagner toujours plus en autonomie. C'est aussi ce qui sous-tend la pratique, très répandue au Japon et en Chine, du tai-chi qui enregistre de plus en plus d'adeptes dans le monde occidental. Comme pour le yoga, la première image en est quelque chose de ramolli, dépourvu d'énergie. Rien n'est plus faux. Le tai-chi est un art martial qui permet aux personnes, même très faibles, d'envoyer à terre des attaquants de toute stature. Il apprend, par des techniques respiratoires profondes, posturales, d'économie et de fluidité de mouvement, à tirer le meilleur parti de ses ressources énergétiques.

Kame Miyagi, 101 ans, montre les flexions et extensions des poignets et des doigts qu'elle pratique : « Chaque matin, je vais sur la plage et, face à l'océan, je fais mes petits mouvements. Et je sens mon cerveau qui se met en route. »

Je me souviens alors d'Akio Sato, le directeur du Tokyo Metropolitan Institute of Gerontology. En 1991, dans son laboratoire, il faisait la démonstration que la simple pression de la paume sur un point traditionnellement utilisé en shiatsu augmentait le débit cérébral sanguin.

De par sa santé, sa culture, et parce qu'il ne surcharge pas son tube digestif à chaque repas, l'ancien d'Okinawa reste toujours tonique et vit en mouvement. Et ce mouvement lui rapporte. Plus de force pour ses muscles, plus de résistance pour ses os, et donc plus de capacité à bouger.

Ce que nous pourrions qualifier, en opposition au « cercle vicieux » dans lequel chaque facteur négatif apporte son lot de conséquences négatives qui ont elles-mêmes des effets négatifs, de « *cercle vertueux* » dans lequel chaque facteur positif amène des conséquences positives qui ont elles-mêmes des effets positifs.

De nombreuses études viennent confirmer les effets positifs de cette vie en mouvement : évidemment encore moins de risques de surpoids, de diabète, de risques cardiovasculaires, mais aussi moins de risques de certains cancers, en particulier du sein, et également une très nette plus-value psychologique : image de soi, confiance, résilience, moral, extraversion – toutes forces qui rendent complètement inutile de se venger de ces réalités qui osent ne pas être comme nous le souhaiterions par... le remplissage stomacal, l'alcool, la cigarette, la télé-narcose et autres consommations de compensation.

Gajuh taygay (« coriace cool »)

« *Gajuh !* » dit-on fréquemment d'un ancien à Okinawa, ce qui signifie « coriace ». Et, qui plus est, « *gajuh* » dans une ambiance « *taygay* », un autre terme essentiel du dialecte, que l'on verrait bien traduit par « cool ».

« Coriace cool » ? Un paradoxe apparent, pourtant en parfaite harmonie avec le tai-chi ou les valeurs prônées par les stratèges de l'Antiquité chinoise, que nous rappelle François Jullien dans son dernier ouvrage, *Conférence sur l'efficacité*[1] : la puissance, la force de caractère, la résilience, la persistance par la patience, la flexibilité, l'adaptabilité.

---

1. PUF, Paris, 2005.

Les Okinawaïens n'ont pas plus été épargnés par les stress que les autres. Ils en ont même eu leur lot de taille, entre la pauvreté qui a poussé nombre d'entre eux à émigrer (en particulier au Brésil) et les épisodes épouvantables de la Seconde Guerre mondiale : persuadés par les services de propagande de l'armée nippone que les soldats américains allaient les massacrer, ils se sont battus jusqu'au bout. Des milliers d'entre eux ont été carbonisés au lance-flammes dans les grottes où ils s'étaient réfugiés et d'autres milliers ont choisi de se suicider, avec une détermination qui rappelle celle des Juifs assiégés par les Romains dans la forteresse de Massada. 25 % des habitants de l'île ont disparu dans ce cauchemar. C'est comme si 10 millions de Français avaient été tués pendant la guerre.

Face aux coups durs de la vie, ils montrent souvent une remarquable capacité de rebond, de « résilience » comme l'a appelée Boris Cyrulnik. L'histoire de Toku Oyakawa, recueillie par l'équipe de l'Okinawa Centenarian Study, en est un exemple émouvant. Interviewé en 1994 à l'âge de 106 ans (il mourra à 110 ans), il raconte qu'à 12 ans il a quitté Okinawa pour s'installer au Canada. Étant mineur et ne parlant que quelques mots d'anglais, il est refoulé par le service d'immigration. Il réussit à s'attirer la sympathie d'un inspecteur du service qui inscrit dans son dossier qu'il a 18 ans. Il se retrouve ouvrier pour la construction des chemins de fer, puis bûcheron, puis conditionneur de saumons. Après trente-cinq ans de dur labeur, à 47 ans, il a assez économisé pour acheter un terrain dans les environs de Vancouver où il se construit une maison. Pour revoir sa mère et chercher femme, il revient à Okinawa où il tombe amoureux d'Emi. Des circonstances adverses font qu'elle ne pourra le rejoindre que quatre ans plus tard. À son arrivée, il fait l'achat de cinq mille poulets. Toku et Emi ont un fils et deux filles quand la guerre éclate. Le Canada et le Japon étant en guerre, on leur fait savoir qu'ils doivent quitter le pays. Ils vendent la ferme pour une bouchée de pain. Déchirés quant à la décision à prendre avec leurs trois enfants, et Emi en attendant un quatrième, ils sont placés dans un camp où naît ce dernier.

La guerre terminée, Oyakawasan a 57 ans. Il recommence à zéro, dans le sciage de bois et la culture de pommes de terre et de choux. Quelques années plus tard, il rachète une maison. Son seul problème médical : une opération pour appendicite à 92 ans. Pour fêter ses 105 ans, le couple est allé se balader trois mois en Californie. L'énorme poisson qui décore le mur ? Il a été pêché à cette occasion ! Emi, fière, les yeux brillants : « Nous faisons 195 ans à nous deux ! » Ses recommandations sont simples : « Jouir de la vie (*enjoy life*) et bien dormir. Ne pas se laisser bouffer par les petites choses, par l'âge, par les apparences, les petites misères du corps. Se concentrer sur les bons côtés de la vie plutôt que contempler le passé, regarder devant soi et ne jamais oublier de sourire. »

C'est ce qui m'avait le plus frappé au sortir de l'exposition du Club de la presse à Tokyo :

La passivité, l'autovictimisation, la tristesse, la psychorigidité, l'autorépression, les conflits intérieurs, les tensions, les peurs, l'anxiété, la rébellion contre la réalité, la « grinchosité », l'hostilité, l'agressivité, la culpabilité, la non-communication des émotions, les défenses contre le partage, la fermeture aux possibles constituent des facteurs de risque au moins aussi puissants que le surpoids, le diabète, le cholestérol et l'hypertension.

Le portrait de Jeanne Calment réalisé par Jean-Marie Robine et Michel Allard, que l'on retrouve dans l'étude coordonnée par Michel Allard, *À la recherche du secret des centenaires*[1] comme dans la plupart des autres études qui se sont intéressées au profil psychologique de ceux qui traversent les siècles avec aisance, souligne les traits positifs de la personnalité de ceux qui durent le plus longtemps et en meilleure santé : indépendants, actifs, responsables, consciencieux, concentrés, ouverts, souvent créatifs, flexibles, calmes, détendus, confiants, plutôt satisfaits de leur sort, ayant une bonne image de la vie, du monde, des autres, de leur santé, concernés, communicants, sociables, agréables, accueillants, souriants, souvent joyeux, spontanés, et parfois même facétieux. Indépendants, déterminés à suivre ce qui est bon pour eux, persistants.

Jeanne Calment et bien d'autres centenaires en ont donné de célèbres exemples. Ce sont cette confrontation directe à la réalité, cette responsabilisation sans référence à quelque hiérarchie que ce soit, ce « feeling » peu réductible en mots, en échappement au-delà de l'échelle du temps « historique », cette connexion avec une forme d'éternité, qui donnent sa puissance étonnante aux « surviveurs » d'Okinawa et d'ailleurs.

Ils ont, comme ces pratiquants expérimentés du tai-chi que l'on voit, incrédule, plantés sur une seule jambe, résister et rester debout sous la poussée de deux jeunes qui essaient de les mettre à terre. *They are rooted.* Ils sont « enracinés », enracinés dans la perception d'une réalité plus vaste, plus ancienne, sur laquelle ni les vernis des signes de distinction, ni les soucis annonciateurs de dépression ne tiennent.

Ils se sentent reliés aux éléments simples, à l'air qu'ils respirent à fond, à l'eau dans laquelle ils aiment se plon-

---

1. Le Cherche Midi, Paris, 2005.

ger, à la terre qu'ils manient souvent de leurs mains et qui leur donne les bons produits qui les nourrissent, au feu qui débarrasse de l'inutile et qui permet d'avancer. Des éléments non monnayables, à la valeur inestimable, comme la vie, la santé, la liberté.

La liberté de décider pour soi. Comme Taira Hiro, 97 ans, que l'on s'acharne à convaincre de rester à l'hôpital après son opération pour une fracture du col du fémur : « Restez allongée, reposez-vous, vos os vont mettre longtemps à se ressouder... » Elle raconte : « Je me doute qu'ils voulaient mon bien, mais au bout d'un moment, j'en avais plus qu'assez. Quand vous vous laissez aller dans un endroit comme cela, vous êtes foutu ! Alors, tous les jours je me suis sortie toute seule du lit ; j'ai commencé par faire le tour du service, après je suis allée rendre visite aux dames qui étaient quelques étages au-dessus. Je me suis fait engueuler, puis, au bout d'un moment, ils ont laissé tomber. Quand je suis partie en m'appuyant sur un bâton jusqu'à chez moi, les gens de l'hôpital m'ont regardée m'en aller en me prenant un peu pour une folle. Il fallait que je fasse ce que je sentais avoir besoin de faire !... Et, finalement, ce sont eux qui sont venus chez moi pour recevoir *ayakaru* (souhait de bonne fortune)... »

Depuis, j'ai rassemblé nombre d'autres témoignages de ce type sur le blog. On peut citer, par exemple, le refus total de Simone Capony, 112 ans, la doyenne actuelle des Français, de regarder la télévision pour privilégier la compagnie des autres, ou de prendre des médicaments...

Centrés, solides, « coriaces », outillés pour rebondir quoi qu'il arrive.

Cela repose d'abord et avant tout sur une « vision », une carte de valeurs. Quoi qu'il arrive, la vie est belle, parce que cela ne se raisonne pas, *c'est*. C'est comme cela. Il suffit de s'arrêter sur le fait qu'il n'était pas obligatoire que l'univers existe, que la Terre se forme, que la vie apparaisse, qu'une évolution nous fasse naître à chaque génération dans plus de connaissances, de moyens technologiques, de beautés artistiques accumulées par les générations précédentes...

Dans ce contexte d'appréciation inconditionnelle de l'existence, les aléas ne sont plus que des passages, des ombres incapables d'éteindre le soleil. D'ailleurs, il n'y aurait pas d'ombres sans soleil. « Il y a des ombres, ce n'est pas de chance, parce que s'il n'y avait pas de soleil, il n'y aurait pas d'ombres. » Sur ce modèle, tout peut être recadré : « Il y a du bruit, ce n'est pas de chance, si j'étais sourd, il n'y en aurait aucun » ; « Je suis malade, ce n'est pas de chance, si je n'étais pas né, je ne pourrais pas être malade »... Lorsque les anciens d'Okinawa ont été frappés par des coups durs, ils ont su relativiser. Ils ont respecté une réalité supérieure et ont pu passer par-dessus la tentation de laisser leur énergie s'engouffrer dans la plainte ou la rébellion pour la diriger vers l'amélioration de leur situation et jouer le jeu de la vie en « enfants libres ».

Ce respect de la réalité est la base d'une remarquable tolérance à la frustration, d'une patience légendairement attachée aux cultures asiatiques et d'une capacité à rebondir (« résilience ») phénoménale.

Comme les arts martiaux, la règle reste « maximum d'efficacité pour le minimum d'énergie ». Cette fondation solide explique déjà une bonne part du faible taux d'anxiété et de dépression enregistré chez les centenaires (et retrouvé dans l'étude coordonnée par Michel Allard). Par définition, l'anxiété est une hypervigilance, une mobilisation sécuritaire disproportionnée par rapport à la menace, donc une grande perte d'énergie, qui, si elle se répète ou se prolonge, contribue à la majeure partie des dépressions.

La première cause de l'anxiété est un jugement évaluant quelque chose (quoi que ce soit) comme capable de mettre en péril nos bases : notre territoire, notre sécurité, notre santé, notre énergie, notre accès à la nourriture, notre accès à l'amour, notre place dans le groupe, les valeurs qui nous sont essentielles.

C'est l'une des clarifications apportées par Albert Ellis, le fondateur de la psychologie cognitive.

> « J'ai décidé d'être heureux parce que
> c'est bon pour la santé. »
>
> VOLTAIRE

Notre carte de valeurs influe donc considérablement sur notre vulnérabilité au stress. Il apparaît clairement que pour les anciens d'Okinawa – et cela se retrouve communément dans les cultures asiatiques –, des valeurs de base comme l'appréciation de l'air, de l'eau, de la terre, du feu, de tous les éléments de la nature, de la vie, la respiration, l'énergie, la longévité, la santé, l'autonomie, la capacité de garder son équilibre, celle de progresser sont fondamentales. L'esprit animiste et des traditions bien antérieures à l'histoire, comme le chamanisme, sont encore présents.

L'ouverture à une réalité plus grande que soi relativise l'importance de l'ego et détend par rapport à toutes les plaintes, intolérances, frustrations et autres motifs d'insatisfaction que l'on se crée de toutes pièces. Lorsque l'enfant commence à voir, il invente un monde qui naît avec lui. Cette toute-puissance qui met en avant un ego face à un monde figé, perçu sans la stupéfiante richesse des étapes qui ont permis de le créer, entraîne une distorsion quasi paranoïde de la vision de la vie. Une vision où tout est aplati, acquis comme un dû, au lieu d'être apprécié dans sa réelle et infinie complexité. La connexion au « Grand Tout » aide à adopter ou accepter les changements, à recadrer l'importance des pertes, à situer l'éventualité de sa mort, sans peur, dans un horizon global, positif. Elle aide à donner sa vraie valeur à chaque instant ; elle aide à gagner de l'énergie et de la confiance pour faire au mieux ; elle aide à faire appel à toutes les aides extérieures possibles.

Même en situation difficile, le maintien du contact avec les réalités basiques aide automatiquement à relativiser les difficultés ou contretemps. Alors regardés comme transitoires, ils nous épargnent de sombrer dans le gouffre des émotions négatives, et sont appréhendés avec plus d'efficacité.

« Le paradis, c'est où je suis. »

VOLTAIRE

Taygay. Cool. Est-il vraiment indispensable de se bousculer, de se surmobiliser, de se tordre les boyaux, de se mettre en colère ? La plupart du temps... non.

Beaucoup des anciens d'Okinawa, souvent en chemise hawaïenne, souvent habillés « sport », marchent à leur rythme, s'autorisent à savourer le temps. Cela ne les empêche pas de marcher beaucoup plus que nous. Au contraire. Toute l'énergie qui nous agite, ils la distillent dans un grand sens de l'économie. Tout ce qui n'est pas gaspillé dans le stress est canalisable vers de la vitalité.

Pourquoi courons-nous autant ? Quels choix a produits le quotidien de nos agendas ? Le plus souvent, un épais réseau souterrain d'attentes inconscientes, de contraintes et d'obligations plus ou moins claires.

Quel temps quotidien consacrons-nous à respirer, à choisir et à apprécier les boissons et aliments qui nous nourrissent, à délier, assouplir, renforcer notre corps, à acquérir les informations essentielles qui vont nous permettre de rester vivants, en bonne santé, toniques, de bonne humeur, bienveillants, aimants et nous aimant, nous, nos proches, nos semblables et l'environnement ?

Quel temps pour faire sens, pour simplement jouir du fait d'exister, pour ressentir nos émotions, pour avoir envie, pour partager ? Quel temps pour imaginer comment mieux faire, rendre la vie plus belle, nos relations plus fructueuses, nos contributions plus efficaces, plus significatives ? Quel temps pour rêver, écrire, peindre, photographier, chanter, danser ?

Depuis Mai 68 qui dénonçait le « métro-boulot-dodo », il est clair que, entre les 35 heures et la montée du chômage, nous travaillons moins. Or l'agitation qui nous baigne – difficultés de circulation, bruits, écrans multiples (téléphones portables, jeux vidéo, télés, ordinateurs)... – semble s'être intensifiée.

Il ne saurait être question d'importer tel quel un modèle, qu'il vienne d'Okinawa ou d'ailleurs, mais bien de contempler ce qu'il peut offrir.

Mais serait-il envisageable d'associer les côtés positifs de la vitesse engendrée par les progrès et tous les possibles qu'ils génèrent, avec la capacité de ne pas se laisser bouffer par les tensions, de ne pas laisser son énergie se disperser dans le stress et les émotions négatives ? Avec une plus grande justesse de choix ? Avec une économie d'énergie ? Avec la reconquête de moments de lenteur, à ne rien faire, pour se recentrer sur soi, peser le sens de ses choix ? Et ce, au profit de notre longévité, de notre vitalité, de notre santé, de notre humeur ?

Le citoyen des sociétés mondialisées et informatisées du xxie siècle, positivement accéléré par les progrès tous azimuts, va avoir probablement de plus en plus besoin de garder en permanence – je veux dire à chaque minute – un contact avec le « basique » : la beauté du monde, la richesse de la nature, la valeur de l'existence, l'incroyable abondance des créations culturelles et toutes ces réalités fondamentales.

Par quelques moyens simples qui rythment la journée – respirer régulièrement à fond, regarder le ciel, sentir une fleur ou un parfum, repenser quelques secondes à l'origine du monde, au Soleil ou à la Terre, faire quelques mouvements, chanter... –, on peut très efficacement réduire sa capacité à se stresser.

Les anciens d'Okinawa utilisent aussi, si nécessaire, des outils très puissants pour se débarrasser des tensions indésirables : le tai-chi, les techniques d'automassage et d'acupressure comme le *ashi jitsu*, issu du shiatsu, lui-même dérivé d'une technique chinoise ancestrale, le do.in.

Et la plupart d'entre eux n'imagineraient pas une journée sans des moments privilégiés, entièrement consacrés au recentrement sur soi, ses désirs et ses valeurs les plus profondes, à la simple jouissance d'être, à la recharge de ses énergies intérieures, à la reconnexion avec « le Tout » – que l'on appelle communément « méditation ». Certains s'aident pour cela de la musique, du chant ou de la danse, d'autres avec des pratiques religieuses variées.

Esprit du bois sacré, Esprit de la mer,
Nourris-moi de ton amour et guéris-moi.

Créateur divin, rayonne à travers moi,
Je me réjouis de recevoir ton pouvoir guérisseur,
Soulage mon cœur et mon âme blessés,
Aide-moi à me rappeler que je suis déjà plénitude,

Que je suis déjà perfection,
Que j'ai été créé à ton image,
Que je suis un.

J'appelle ceux qui sont venus dans la nuit des temps,
Les ancêtres, que leur bienveillance me protège,
J'appelle la présence et la puissance de guérison du
    Grand Esprit,
Que nos enfants parcourent ces terres en parfaite santé,
Dans l'amour infini[1].

Kame Myiagi s'était superbement habillée pour l'interview. Petit costume classique et arrangement parfait de sa coiffure argentée. Difficile de croire qu'elle avait 101 ans. « Je lis le journal tous les matins et mon emploi du temps est plein chaque jour. Mais la première chose que je fais le matin est de me mettre face à la mer et de dire mes prières dans lesquelles je demande aux dieux et aux ancêtres guidance et protection. » Avec sa petite-fille Shizuko, qui vit avec elle, elle présente des offrandes sur l'autel de la maison et remercie les ancêtres pour sa longévité. Les ancêtres ont toujours une place dans la maison, chaque personne décédée est représentée par une petite tablette posée sur l'autel.

Autant les Okinawaïens adorent la vie, autant ils n'ont pas peur de la mort. Accepter l'issue fatale est facilité par les rites funéraires élaborés et des célébrations festives autour des tombes. Lorsqu'une personne décède, elle est embaumée et gardée un certain temps à la maison. La famille reçoit les parents, amis et visiteurs. Après la crémation, les cendres du défunt rejoignent celles des autres ancêtres dans la tombe

---

1. Extraits de trois prières traditionnelles d'Okinawa relevées par les frères Willcox et Makoto Suzuki.

familiale, et sa tablette est installée sur l'autel de la maison. Chaque semaine, pendant sept semaines, les visiteurs sont reçus en hommage à l'ancêtre, ainsi que quelques jours chaque année pendant trente-trois ans. Quant aux ancêtres de la famille dans leur ensemble, ils sont l'objet de plusieurs célébrations annuelles, les *shimisai*. Comme à Madagascar où j'ai pu assister à une fête des morts, l'ambiance est tout sauf triste. C'est l'occasion pour les familles et les amis, les vivants et les morts, de se retrouver, de pique-niquer ! On offre bien sûr de quoi manger aussi aux disparus, et on dialogue avec eux comme s'ils étaient présents.

Toujours une place

À Okinawa, que l'on soit mort ou vivant, on a toujours une place. À quelque âge que ce soit. Et si la place ne nous est pas donnée, on la prend.

La notion de « retraite » est très différente de celle que nous connaissons. Dans nos pays, la retraite est souvent synonyme de déclassement. Du jour au lendemain, une personne dont la vie était occupée et valorisée par une fonction se retrouve « débranchée ». Si elle ne s'est investie dans aucune activité personnelle, culturelle, sociale, et pour peu que sa vie familiale ou affective soit peu satisfaisante, elle risque la déprime.

On constate dans nos sociétés que ce passage est devenu en soi un facteur de risque de surpoids : chute de l'activité physique, remplissage stomacal qui cherche à combler les autres vides, pathologies diverses et accélération du vieillissement.

Si pour de nombreux Japonais, eux aussi très « instrumentalisés » par les systèmes scolaire et économique, le risque est similaire, c'est rarement le cas à Okinawa, où la petite économie des retraités est très dense.

Déjà les femmes s'attendent à vivre dix, vingt, trente ans ou plus seules. La plupart d'entre elles n'ont aucune envie de se morfondre dans leur coin. Elles ont toujours été actives et se préparent souvent une activité bien avant de se retrouver isolées et démunies. Une fois veuves, c'est une nouvelle vie qui commence. Elles vont vendre les produits de leur jardin au marché, se lancent dans l'artisanat, ouvrent de petits commerces : restaurant, boutique de fleurs... Et parfois, ce sont les hommes qui se retrouvent seuls. Eux aussi rebondissent et continuent à pêcher à leur rythme, deviennent chauffeurs de taxi ou vont aider leurs enfants dans leur affaire...

Par ailleurs, 80 % des Okinawaïens s'investissent dans des activités : ils jouent de la musique, chantent, se retrouvent sur les terrains de jeu, pratiquent le tai-chi ou les arts martiaux, assistent ceux qui en ont besoin...

> *« Shikinoo, chui shiiji, shiru, kurasu. »*
> (Nous sommes faits pour vivre par les autres et pour les autres.)
>
> Proverbe d'Okinawa.

Des traditions ont tissé dans toute la société un réseau très dense de soutien. C'est le cas de *yuimaru*, de *moai* et de *ayakaru*.

Yuimaru signifie « cercle de connexion ». C'est une tradition d'entraide et de partage issue de la culture rurale et, très certainement, de la nuit des temps, lorsque la vie grégaire était une nécessité pour survivre. Que ce soit pour les récoltes, pour construire une maison ou en cas de coup dur, tous se mobilisent. À Okinawa, et c'est malheureusement un exemple très rare, cette tradition est restée vivante dans tout le tissu social, y compris urbain, même si les conditions de vie sont aujourd'hui plus faciles. Elle a, hélas, tendance à se perdre chez les plus jeunes.

Une histoire recueillie par l'équipe de l'Étude sur les Centenaires donne une idée de la manière plus subtile par laquelle *yuimaru* reste présent. Dans un village, un couple très âgé tenait une épicerie. Après le décès de son mari, la dame a commencé à avoir quelques difficultés à garder un approvisionnement suffisant. Parfois, ce qu'elle vendait n'était plus très comestible. Mais l'ensemble des villageois ont continué à fréquenter la boutique comme avant, à venir discuter avec la dame, à acheter quelque chose, même si, parfois, ils ne le mangeaient pas, afin qu'elle se sente faire partie de la communauté.

C'est *yuimaru* qui permet à la plupart des centenaires, même ceux qui ne sont plus très autonomes, de continuer à vivre chez eux. Il y a toujours quelqu'un pour faire les courses, le ménage, pour voir si tout va bien, tenir compagnie, donner les nouvelles, apporter du thé ou un petit extra, pour venir jouer d'un instrument ou chanter...

« *Fi-tu-ya   chimu   gukuru.* »
(C'est au cœur de tout nourrir.)

Proverbe d'Okinawa.

Moai pourrait se traduire par « rencontres coopératives ». La famille, les amis, les voisins, les femmes comme les hommes cultivent des amitiés, se retrouvent en cercles, par exemple pour partager chaque semaine le thé, les nouvelles, chercher des solutions à des problèmes et, surtout, pour le plaisir de se retrouver. Un pot est placé au milieu de la table et chacun y met une somme sur laquelle tous se sont mis d'accord, et le plus démuni repartira avec.

Ces cercles se caractérisent par une grande stabilité. Les enquêteurs de l'Étude des Centenaires ont découvert un groupe de personnes qui se connaissent depuis l'école primaire et qui, depuis quatre-vingts ans, se réunissent régulièrement.

Lorsque je relate cet aspect de la vie d'Okinawa en Europe, on imagine que c'est un phénomène résiduel des coins reculés de l'île. Pas du tout. Plus de la moitié de la population, les jeunes comme les vieux, et ceci malgré une forte immigration en provenance des îles principales du Japon, participent à des *moai*. Et la plupart des gens interrogés révèlent qu'ils font partie de plusieurs *moai*, parfois jusqu'à huit !

> « La pierre n'a point d'espoir d'être autre chose, s'assemble et devient temple. »
>
> Antoine DE SAINT-EXUPÉRY

Ayakaru est une fête qui se déroule dans des cadres différents.

L'une se tient en septembre, dans chaque commune, en l'honneur des anciens. Ceux-ci sont habillés dans de très beaux tissus de soie où prédomine le rouge, et sont promenés dans les rues, à l'arrière de voitures ouvertes, tenant à la main un petit moulin d'enfant tournant dans le vent. Chacun vient les toucher pour recevoir un peu des qualités exceptionnelles qui leur ont permis de vivre si longtemps. Ils sont considérés comme des porte-bonheur. Si l'on souhaite poser sa main sur un ancien que l'on n'a pas réussi à voir pendant la fête, on peut encore se rendre chez lui (elle) le lendemain, souvent autour d'une tasse d'*awamori* (le saké d'Okinawa).

Ayakaru est aussi un rite de passage progressif vers les plus grands âges, gouverné par le zodiaque chinois (douze animaux se succèdent dans un cycle de douze ans). Les étapes les plus importantes se situent à 73, 85 et 97 ans.

Enfin, et surtout sur des petites îles de l'archipel encore enracinées dans des traditions plus anciennes, *ayakaru* participe également de festivals religieux (*matsuri*). La nuit, au son des tambours, les prêtresses offrent de l'*awamori* et les villageois dansent en cercle pendant que l'on transmet symboliquement à l'ensemble de la communauté les pouvoirs de santé et de longévité de son représentant le plus âgé.

Trois constatations plaident en faveur de la redécouverte de ces liens sociaux.

La première, comme le souligne Jean-Marie Robine dans sa préface, est que l'urbanisation et les progrès technologiques, l'abondance de nourriture, de moyens de tous ordres et les divertissements ont favorisé une considérable déstructuration de ces liens sociaux, de la famille, des communautés rurales et religieuses, ainsi qu'un évanouissement progressif de la convivialité et de la solidarité.

La deuxième est que, à l'échelle mondiale, de sérieux problèmes commencent à pointer plus que le nez : bouleversements climatiques, augmentation de la fréquence des catastrophes naturelles, pollution de l'air, de l'eau, des aliments, réactivation de comportements archaïques (intégrismes, nationalismes...), attentats terroristes, risques nucléaires et biologiques, épidémies multipliées (sida,

vache folle, SRAS, chikungunya, dengue, virus du Nil...),
délinquance, drogue et émeutes dans les banlieues, prolifération d'espèces invasives comme les abeilles tueuses,
disparition accélérée d'espèces botaniques et zoologiques,
épuisement des réserves marines, etc. Ce genre de situation,
peu accessible aux solutions bureaucratiques, va requérir la
mobilisation des citoyens, communautés, ONG, réseaux de
personnes de bonne volonté.

La troisième est qu'un nombre croissant d'études montrent que la qualité de l'environnement social influe de
manière beaucoup plus importante que ce que nous pen-
sions sur la santé et la longévité. La première étude allant
dans ce sens fut conduite en France par le fondateur de la
sociologie, Émile Durkheim, qui, dans une œuvre pionnière,
avait montré dès 1897 que les individus moins intégrés
socialement se suicident plus souvent.

Si des personnes sont exposées au virus de la grippe, seulement 35 % de celles entretenant des relations régulières
avec au moins six autres personnes attrapent le rhume,
contre 62 % de celles qui en ont avec trois ou moins. De
même, une étude réalisée sur 3 000 personnes (Tecumseh
Community Health Study) détecte deux à trois fois plus de
maladies chez les individus ayant peu d'amis, peu de senti-
ments d'intimité vis-à-vis de leurs proches et peu de participation dans des activités de groupe, que chez ceux en
ayant beaucoup. Quels que soient l'âge, l'état de santé de
départ ou la profession, ils présentent de hauts risques de
maladies cardiovasculaires, d'accident vasculaire cérébral,
de cancer et de pathologies pulmonaires.

Toute une cohorte d'études convergent pour conclure
que la solitude, qu'elle soit réelle ou psychologique, constitue un facteur de risque cardiovasculaire aussi puissant que

les facteurs de risque classiques comme le tabac, l'hypertension, l'excès de mauvais cholestérol ou le diabète.

Plusieurs équipes de chercheurs ont pu mettre en évidence qu'une personne placée dans une situation de tension – entrer dans une polémique, parler en public... – subit beaucoup moins de stress cardiovasculaire (mesuré par la montée de la tension artérielle, l'accélération du rythme cardiaque...) si elle est accompagnée par une personne qui la soutient par sa seule présence.

Dès 1965, l'épidémiologiste de Harvard, Lisa Berkman, après avoir suivi 7 000 personnes, a pu conclure que les individus menant une existence pauvre en liens, qu'ils soient familiaux, amicaux ou communautaires, courent jusqu'à trois fois plus de risques de décéder dans les neuf années suivant le début de l'observation, que celles dont la vie est riche de ce point de vue. Et cela, quels que soient l'âge, le sexe, le bilan de santé de départ et les habitudes. Plus surprenant encore, cette étude a montré que les personnes dont l'hygiène de vie n'est pas recommandée sur le plan de la santé mais qui sont très entourées vivent plus longtemps que celles adoptant des modes de vie sains mais qui sont isolées.

Les personnes bénéficiant de la longévité la plus grande sont celles ayant à la fois un mode de vie sain et une vie affective riche.

Ces travaux ont été confirmés ensuite par plusieurs autres, dont une étude suédoise conduite sur 17 000 personnes, et qui trouve une mortalité quadruple, indépendamment de l'âge et de la santé, chez les personnes peu intégrées.

Le modèle Okinawa ne nous oriente donc pas simplement vers quelques conseils alimentaires, mais bien vers *un enrichissement progressif de l'ensemble des dimensions du mieux-vivre*. Cette *globalité* est l'une des caractéristiques fondamentales du Programme Okinawa dont nous vous invitons maintenant à découvrir les composantes pratiques.

Le Programme Okinawa

Les sources du Programme

Le Programme Okinawa, tel que je l'ai conçu, est l'intégration des enseignements de l'Étude des Centenaires de l'archipel des Ryukyus, mais aussi des travaux accumulés depuis une cinquantaine d'années sur les relations entre alimentation et santé, que ce soit à travers d'autres études globales, comme celles des régimes crétois ou eskimo, ou plus ciblées. Nous disposons aujourd'hui de dizaines de milliers d'études sur les relations entre la consommation de certains aliments ou nutriments (vitamines, minéraux, acides gras, acides aminés constituants des protéines ou autres substances) et la santé, la prévention et même le traitement des maladies. Ces connaissances constituent les bases de la nutrithérapie dont les techniques ont été intégrées dans ce Programme.

Le Programme permet par ailleurs de remplacer les aliments que l'on ne trouve pas forcément en dehors d'Okinawa (ou d'Asie) par des aliments contenant les mêmes éléments protecteurs.

Enfin, en contraste avec les recommandations issues de l'exemple du régime méditerranéen, les autres dimensions du Programme sont aussi importantes que les conseils alimentaires : rapport aux aliments, respiration, activité physique, gestion du stress, outils d'autotraitement, liens sociaux, valeurs, créativité... qui intègrent les enseignements ancestraux d'Okinawa et les outils élaborés par les novateurs les plus modernes.

Quels sont les objectifs du Programme ?

Le Programme Okinawa peut être utilisé :

- *À tout âge* pour optimiser rapidement et maintenir à un haut niveau son énergie et ses fonctions : résistance au stress, sommeil, concentration, combativité, humeur, mémoire, sexualité, fertilité, défenses immunitaires, équilibre pondéral, qualité de la peau, neutralisation des polluants, réparation des tissus... ;

- *À tout âge* pour se débarrasser des troubles liés à la fatigue, aux tensions psychologiques, à l'anxiété, à la tendance à la déprime et tout le cortège des perturbations associées : musculaires (mal de dos, maux de tête, bruxisme...), digestives (ballonnements, acidité stomacale, pesanteur gastrique, sensibilité vésiculaire, colopathie plus ou moins associée à constipation ou diarrhée...), cardiovasculaires (extrémités froides, palpitations, montées tensionnelles, acouphènes...), comportementales (nervosité, impatience, irritabilité, impulsivité, attirance pour le sucré, l'alcool, le tabac...)

et gagner progressivement et continûment du mieux-être ;

- À *tout âge* pour prévenir une maladie ou s'aider à en guérir ;

- À *tout âge* pour augmenter ses chances de longévité en forme et en santé ;

- À *partir de la seconde moitié de la vie et même à un âge avancé* pour renverser la tendance au déclin et obtenir un rajeunissement (au moins partiel) des tissus et des fonctions (os, muscles, immunité, cœur, cerveau...), ce que tout un éventail d'études a montré possible (en particulier celles des chercheurs en nutrition et vieillissement de l'université Tufts, à Boston).

Comment créer les conditions favorables au Programme ?

Le Programme atteint son efficacité maximale dans les conditions suivantes :

- en reconnaissant que le seul responsable de notre forme, de notre santé, de notre longévité et de notre hygiène de vie (façon de manger, niveau d'activité physique, exposition aux toxiques, gestion du stress, art de vivre...) est *soi* ;

- dans l'optique claire de se faire définitivement plus de bien dans le futur, et plus de plaisir dans l'immédiat ;

- en entretenant quotidiennement cette optique par la visualisation ;

- en contemplant au moins autant le chemin parcouru que le chemin qui reste à faire (s'encourager est infiniment plus efficace que s'adresser des reproches et se donner tort) ;

- en cultivant le plaisir de progresser (le plaisir d'avancer est en soi aussi important que celui d'atteindre des objectifs ; du coup, il n'y a pas de raison que cela s'arrête) ;

- en acceptant que certains objectifs mettent du temps à être atteints ;

- en utilisant les techniques d'autotransformation (« endorphinisation » des nouvelles habitudes, « gestes de substitution » aux habitudes délétères...) qui permettent de se libérer des dépendances et de se faire plus rapidement plaisir dans l'instant avec ce qui fait du bien à terme ;

- en introduisant progressivement, par touches, mais définitivement, les nouvelles habitudes ;

- en rythmant la journée par l'ingestion d'aliments santé, selon la technique dite « métronomique » utilisée contre le cancer, qui consiste à interférer plusieurs fois par jour avec les processus destructeurs, un principe applicable contre les polluants et toxiques, le stress oxydant, l'inflammation, la fatigue et le stress psychologique, les fluctuations de l'humeur... en association avec d'autres gestes protecteurs comme la respiration, les enchaînements (« Recharge-Décharge », tai-chi, chi kung, yoga...), des mouvements ou activités physiques, de la visualisation, de la méditation, des activités créatives, de la convivialité, du partage, de l'intimité...

Les 11 grands axes du Programme Okinawa

1. Une consommation calorique faible (environ 300 calories de moins que chez nous) d'une très grande variété d'aliments (206 aliments différents recensés), dégustés avec art et plaisir.

2. 78 % de ce qui est consommé est d'origine végétale.

3. La consommation de soja et de produits dérivés est la plus élevée au monde (amenant une quantité très importante de phyto-œstrogènes).

4. Le riz (sans gluten) tient la place du pain et autres céréales.

5. Dans les 22 % d'aliments d'origine animale, beaucoup de poisson, un peu de viande, quasiment pas de produits laitiers.

6. Les apports en antioxydants (thé, légumes, fruits, soja, épices...), en acides gras oméga 3 (huile de colza, poissons, soja...) et en magnésium (soja et encore plus tofu, haricots, graines de sésame, légumes verts, patates douces...), les trois types de nutriments les plus importants dans la lutte contre le vieillissement, l'inflammation et la majorité des maladies, sont exceptionnellement élevés.

7. Les activités physiques restent abondantes et régulières à tout âge.

8. De multiples outils de gestion du stress et d'autotraitement sont quotidiennement utilisés, issus en particulier du shiatsu (les outils toxiques comme le tabac, l'excès d'alcool ou de calories, les « narcotisants », comme l'hypnose télévisuelle, ne sont pas employés).

9. Une appréciation de l'inestimable valeur de l'existence de l'univers, de toutes ses richesses matérielles et culturelles, de la vie, la conscience d'une connexion au-delà de soi à la nature et aux ancêtres, un sentiment d'appartenance, d'enracinement dans le « Grand Tout » sont cultivés chaque jour, entretenant l'envie et le plaisir de « durer ».

10. Un caractère « coriace-cool » (*gajuh taygay* en dialecte d'Okinawa) : à la fois positif (vision positive du monde, de l'existence, de soi, de ses choix, de sa santé...), autonome, solide, centré, nourri de convictions suivies avec une cohérence rigoureuse, dominant, parfois autoritaire, à l'écoute de la réalité (souvent curieux de tout) et de ses propres besoins, authentique, résilient (faculté de rebondir), généreux, non-conformiste, se sentant investi d'une « mission » (du moins celle de cultiver la santé et le bien-vivre, d'être aussi heureux que possible, et souvent celle de contribuer, de transmettre). Ils sont presque tous très actifs (on compte beaucoup de créatifs parmi les centenaires) et par ailleurs paisibles au jour le jour, calmes, patients, disciplinés, flexibles, capables de reconnaître leurs erreurs, de relativiser, d'« amortir les émotions » (selon l'expression du Pr Vellas), de bonne humeur, vivant des moments de vraie joie, aimant les approches ludiques et, assez souvent, rieurs et facétieux.

11. Les anciens ont toujours une place, de leur vivant comme après leur mort. Ils sont considérés, fêtés comme des porte-bonheur, et objets de l'attention de leur famille, de leurs voisins, tous traditionnellement solidaires. Après sa mort, un ancêtre reste dans sa maison sur un petit autel et on lui rend visite plusieurs fois par an. La mort, qui n'est pas crainte, n'est pas synonyme de disparition ni d'anéantissement ; la conviction d'avoir bien vécu, d'avoir été utile, la connexion au « Grand Tout », aux ancêtres, à la famille, aux descendants, tout cela contribue à ce sentiment.

Comment appliquer le Programme ?

On peut distinguer trois phases : une phase de démarrage ou d'enclenchement, qui permet d'acquérir quelques éléments fondamentaux ; une phase d'intégration qui, tout en acquérant d'autres éléments, leur octroie une place naturelle dans le quotidien et donne plus de puissance aux répercussions des nouvelles habitudes ; enfin, une phase de progression continue.

1. La *phase de démarrage* : parmi ses objectifs principaux, l'abandon de tout usage de l'« alimentation-remplissage-stomacal-pour-se-détendre » au profit de la restauration pour apaiser des sensations de faim, arriver à satiété et déguster pleinement des saveurs ; et l'utilisation d'autres techniques de détente, en particulier les moments pour soi, dans lesquels on peut pratiquer la respiration complète et l'enchaînement Recharge-Décharge pour sortir de table léger et tonique. Dans cette phase, on se familiarise avec les choix alimentaires essentiels, les modes de préparation et de cuisson, la répartition des calories aux trois repas principaux, la façon d'introduire du mouvement dans les situations les plus communes, et l'on aborde quelques axes centraux de l'art de vivre et de la philosophie qui est derrière la vitalité et la sérénité des anciens d'Okinawa. Cette phase de démarrage peut être facilitée par l'accès direct aux menus composés par Rose Razafimbelo, les ateliers nutrition, les séances de qi gong, le coaching physique et les massages asiatiques, qui constituent la Pause Santé centrée sur le Programme Okinawa, proposée dans des centres de vacances du sud de la France[1].

---

1. Voir le site de Grand Bleu : www.grandbleu.fr

2. La *phase d'intégration* : comment utiliser les outils nutritionnels et non nutritionnels du mieux-vivre dans le quotidien? Comment leur accorder la place, le rythme, l'intensité qui vont les rendre progressivement efficaces? En même temps que l'on poursuit l'acquisition de nouveaux outils, on enrichit les choix. Tels sont les buts de la phase d'intégration.

3. La *phase de progression continue* : l'un des fondements de l'art de vivre des anciens d'Okinawa réside dans l'assurance que l'on peut toujours mieux faire. Pas question d'arrêter de progresser, quel que soit l'âge. À son propre rythme, on peut donc continuer, jour après jour, à forger des rapports encore plus satisfaisants à la nourriture, à son corps, au stress, aux émotions... et s'orienter vers la réalisation plus profonde et plus créative de soi.

Dans la *phase de démarrage*, qui devrait durer en moyenne trois mois, nous vous conseillons, cinq jours par semaine, de vous familiariser chaque jour avec un nouveau conseil alimentaire et d'intégrer progressivement l'enchaînement Recharge-Décharge. Commencez par la respiration complète à pratiquer quelques minutes avant chaque repas, dans un « moment pour soi ». Cela permet de s'asseoir à table détendu et avec toutes ses capacités de libre choix. Les éléments nécessaires pour réussir cette familiarisation se trouvent dans les passages « Choix alimentaires » et « Le rapport aux aliments »[1]. Les plus simples pour commencer sont l'objet d'encadrés à la fin de chaque rubrique.

De même, chacun de ces jours, vous pourrez tester l'introduction d'un mouvement – un jour un mouvement

---

1. Voir p. 125 et 221.

de jambes, un jour un mouvement de bras, un jour d'abdominaux, un jour de dorsaux et un jour d'aérobic. Vous trouverez les éléments dans le passage « Activités physiques »[1].

Par ailleurs, dans la semaine ou le week-end, vous êtes invité à essayer quelques techniques d'autotraitement comme l'acupressure, de méditation, de visualisation, de développement des valeurs philosophiques, et à renforcer votre réseau de soutien affectif. Nous aborderons ces sujets lorsque nous traiterons les « Outils de gestion du stress »[2].

Dans la *phase d'intégration*, il s'agit de reprendre chacune des expériences alimentaires et de mouvements, la respiration complète, l'ensemble de l'enchaînement Recharge-Décharge, les techniques d'autotraitement, de méditation et de visualisation, et les autres dimensions du Programme touchant à l'art de vivre, pour en faire de nouvelles habitudes. Vous apprendrez à leur choisir une place idéale dans votre emploi du temps et à les combiner, de manière à ce qu'elles soient faciles et naturelles et qu'elles correspondent au mieux à vos besoins. Du fait qu'elles vous auront plu ou que vous en aurez ressenti les bénéfices, vous en aurez déjà adopté une partie. Il s'agit maintenant de relier dans chaque repas l'essentiel des choix alimentaires abordés, et ce après un « moment pour soi », et de rythmer la journée avec les respirations complètes et les mouvements combinés qui vous permettront de ne plus accumuler les tensions et d'optimiser votre vitalité et votre sérénité. La fréquence des prises d'aliments protecteurs

---

1. Voir p. 309.
2. Voir « La boîte à outils anti-stress : les outils non nutritionnels », p. 284.

doit atteindre un certain rythme qui permette, à chaque moment de la journée, de s'opposer aux agressions par les polluants externes et internes auxquels nous sommes exposés. C'est le fondement de la technique « métronomique », inspirée des chimiothérapies anticancéreuses. Il s'agit dans ce cas d'une chimiothérapie préventive, fondée sur des substances naturelles.

Dans la *phase de progression*, il s'agit d'identifier dans chaque dimension – alimentation, activité physique, gestion du stress, convivialité, développement personnel et créatif – ce qui n'a pas été intégré, ce qui vous fait envie. Il n'y a aucune raison, une fois lancée la machine de l'amélioration du quotidien, de ralentir le rythme de transformation. Au contraire. Plus vous goûterez au bonheur de vivre plus léger, plus accompli, plus tonique et plus en harmonie avec vous-même et avec les autres, plus vous aurez d'énergie et de motivation pour aller plus loin. Dans la rubrique « Progression » à la fin de la description de chaque composant du Programme, vous trouverez des indications en vue d'intégrer encore d'autres outils pour mieux vivre.

Les trois phases sont structurées sous la forme d'un accompagnement par télécoaching accessible sur Internet, le *Parcours Okinawa*[1]. Ce Parcours offre la possibilité d'un suivi au jour le jour avec l'aide de vidéos, textes, diaporamas, exemples, interviews....

Une semaine « découverte » permet d'en faire l'expérience. Un accompagnement quotidien, cinq jours par semaine sur neuf mois, offre la possibilité de se familiariser

---

1. Se rendre sur le site : http://okinawa.lanutritherapie.net.

à petits pas avec les nouveaux outils de mieux-être en un trimestre, de les intégrer au cours du trimestre suivant, et d'aller encore plus loin au dernier trimestre.

Choix alimentaires

Les choix alimentaires jouent bien sûr un grand rôle dans ce Programme pour mieux vivre. S'ils sont centrés sur les habitudes qui ont fait leurs preuves à Okinawa, ils tiennent aussi compte des consommations dont on a montré les grands bénéfices soit dans d'autres pays (comme l'huile d'olive dans les régions méditerranéennes), soit lors d'études diverses. Ainsi, bien que peu ou moins consommés que dans d'autres régions, on trouvera intégrés : la tomate (protectrice contre les risques de cancer de la prostate), l'ail (contre les caillots sanguins) ou les crucifères (pour neutraliser les innombrables toxiques dont nous sommes « supplémentés »), le vin rouge (à dose modérée), les compléments antioxydants (pour réduire le stress oxydatif et les maladies dégénératives), les eaux minéralisées et les compléments de magnésium (pour réduire la dépendance aux produits laitiers par rapport au calcium, les risques d'hypertension, les conséquences du stress...).

Par ailleurs, certaines habitudes communes à Okinawa ne sont pas obligatoirement à importer telles quelles. Elles peuvent avoir à être modifiées, d'autant plus que des ingrédients comme le célèbre *goya*, un concombre verruqueux et très amer, sont très difficiles à trouver hors de l'archipel des Ryukyus.

Les choix alimentaires sont donc à adapter au contexte des autres régions, et en fonction de ses préférences et besoins individuels. Par exemple, les besoins en fer d'une femme qui a toujours ses règles sont plus élevés que ceux d'une femme ménopausée. Certaines des informations permettant ce type d'ajustement se trouvent dans le livre ; d'autres, complémentaires, seront développées sous forme de « mini-sites » dans le Parcours Okinawa. Enfin, les personnes les plus motivées pourront faire appel à un médecin nutrithérapeute qui, après une démarche diagnostique comprenant les informations émanant du patient, un examen clinique, un bilan alimentaire et des analyses biologiques, mettra en place un programme plus personnalisé.

Pour entrer dans ce Programme Global, nous vous proposons de commencer par les choix alimentaires. Nous allons vous en exposer les grandes lignes. Ces conseils demandent d'abord à être expérimentés, apprivoisés, adaptés à vos goûts et envies, familiarisés... Non seulement on ne peut pas aimer ce qu'on ne connaît pas, mais pour faire d'un nouvel aliment une source de plaisir optimal il est nécessaire de le côtoyer environ trois semaines. Il est alors « endorphinisé », c'est-à-dire déclencheur des molécules cérébrales, les endorphines, cousines de l'héroïne et de la morphine, des opioïdes internes responsables des sensations de bien-être. C'est la répétition qui permet d'augmenter les sécrétions d'endorphines. Ce qui s'applique par ailleurs à tout. Nous sommes « accros » à toute habitude, qu'elle soit bonne ou mauvaise à long terme. Choisir de nous faire encore plus plaisir à court terme avec des aliments et habitudes qui nous amènent un mieux-être à moyen et long terme passe donc par une phase de trois semaines de familiarisation.

Nous commencerons par évoquer les boissons : l'eau, le thé, les infusions, le café, l'alcool. Puis nous aborderons les produits laitiers, les huiles et corps gras, les poissons et fruits de mer, les viandes et volailles, le soja, les algues, le riz et les céréales, et terminerons avec les légumes, les aromates, épices et sauces, les fruits, les baies et les fruits secs. Enfin, nous envisagerons le rapport aux aliments, capital chez les anciens d'Okinawa, qui passe par une gestion du stress et l'enchaînement « Recharge-Décharge ». Cet enchaînement donne, dans « les moments pour soi » recommandés avant chaque repas, la possibilité de combiner une activité physique avec la respiration complète, les techniques de gestion du stress, les techniques de mieux-être asiatiques, la visualisation et l'intégration des valeurs fondamentales. Il s'agit, comme le nom de l'enchaînement l'indique, de se décharger des tensions négatives et de se recharger en énergies positives, afin d'aborder le repas en position de force, de libre choix et de sensibilité ouverte aux saveurs. Nous vous remettrons les onze clés d'un bon rapport aux aliments, grâce auxquelles vous pourrez entrer pleinement dans le Programme Okinawa.

L'eau

À Okinawa, l'eau est naturellement riche en calcium de par la dissolution des coraux, même si elle n'atteint pas une concentration optimale. Un premier choix très simple s'impose donc : ne consommer que des eaux riches en magnésium et en calcium. Chez nous, l'eau la mieux adaptée au Programme est une eau minéralisée. Pour vous aider dans vos choix, retenez que les eaux en bouteille devraient contenir au moins 1 000 mg de bicarbonates, 300 mg de calcium, 80 mg de magnésium, moins de 500 mg de sodium, moins de 500 mg de sulfates, moins de 5 mg de nitrates, moins de 3 mg de fluor par litre. La présence de silicium (protecteur du tissu conjonctif) est aussi intéressante.

Ce qu'il y a à gagner :

Les eaux minéralisées contribuent à un apport en calcium et en magnésium indispensable, notre alimentation ne suffisant pas à combler les besoins.

Le calcium de l'eau est aussi bien absorbé que celui du lait, et il présente en outre l'avantage de ne pas être associé à des calories. Il renforce l'os, réduit la tension artérielle et contribue à réduire les risques de cancer du côlon. L'association au magnésium protège des risques de dépôt du calcium dans les tissus non osseux et permet plus de fixation osseuse, contrairement aux produits laitiers qui diminuent soit l'absorption du calcium par les graisses, soit celle du magnésium par le phosphore.

Une consommation régulière d'eaux minéralisées présente tous les avantages du magnésium (réduction de la fatigue et de la réactivité au stress, protection cardiovasculaire, en particulier).

La présence de bicarbonates amplifie les effets protecteurs du calcium, en particulier sur l'os (les chlorures et les sulfates, acidifiants, ayant l'effet inverse).

Le magnésium et le calcium réduisent l'absorption des graisses, donc des calories, améliorent l'hydratation et l'élimination (souvent insuffisantes), donc aussi le transit et l'épuration des toxiques. Plus on est âgé, moins on ressent la soif, d'où l'importance de boire systématiquement ; de même, quand il fait plus chaud ou que l'on pratique une activité physique.

Les eaux minéralisées évitent les problèmes liés à l'eau du robinet (présence de chlore, d'aluminium, de plomb et autres polluants). Attention, les techniques de filtration peuvent débarrasser de certains polluants, mais elles n'enrichissent pas l'eau en calcium et magnésium (ces derniers sont même quasi absents en cas de système d'adoucissement).

Une diurèse abondante réduit les risques de cystite.

Boire plus de liquides contribue à diminuer l'appétit, en particulier lorsque ceux-ci sont pris avant et pendant les repas, ou en geste de substitution à une fringale.

Les inconvénients :

Les eaux de source, pauvres en calcium et magnésium, peuvent augmenter par osmose la rétention d'eau. Les eaux riches en sodium peuvent contribuer aussi à la rétention d'eau, à l'hypertension et à l'augmentation des risques de cancer de l'estomac (via les chlorures). Les eaux riches en chlorures et sulfates et pauvres en bicarbonates, calcium et magnésium sont acidifiantes, et sont défavorables à la minéralisation osseuse. Les eaux riches en fluor peuvent engendrer une fluorose, altérant l'émail des dents, et déplacer du calcium des enveloppes osseuses (os cortical), facilitant les fractures du col du fémur.

Quand ? Comment ?

Toujours avoir sa bouteille (petit format) dans les transports, au travail, en promenade, lors des activités sportives.

Ne pas attendre d'avoir soif pour boire, surtout s'il fait chaud, encore plus chez l'enfant et la personne âgée.

Utiliser l'eau minéralisée pour faire le thé, les infusions, la soupe...

Si l'on a besoin de réduire les quantités caloriques, boire systématiquement un grand verre avant chaque repas ou commencer le repas par une soupe.

En cas de fringale ou d'envie de grignoter (souvent lors d'un stress ou d'une perturbation émotionnelle), on peut prendre un grand verre d'eau comme geste de substitution.

Progression :
Mettre en bouteille son infusion ou son thé vert, fait avec de l'eau minéralisée, pour avoir une « boisson plus » pour la journée.

On peut cuire les aliments qui captent de l'eau (riz, lentilles) dans de l'eau minéralisée. Plus une eau est pure, pauvre en minéraux, plus les minéraux de l'aliment passent dans l'eau de cuisson ; plus une eau est riche, plus ils passent de l'eau vers l'aliment, selon les lois de l'osmose.

L'eau

Boire chaque jour 1,5 litre d'eau riche en magnésium (au moins 80 mg/l) et en calcium (au moins 300 mg/l) et en bicarbonates, directement ou pour faire les boissons chaudes, les soupes...

Le thé

Le thé est évidemment la boisson dominante dans toute l'Asie.

Les thés verts sont les plus intéressants car dix fois plus riches en flavonoïdes antioxydants (surtout des catéchines) que le thé noir. Les thés verts japonais sont les plus riches en antioxydants. Les thés oolong et blanc sont intermédiaires.

Les thés noirs restent intéressants (plus que le café, sur le plan santé).

Le thé dit « rouge », ou roïbos, n'est pas un vrai thé, mais il est aussi antioxydant et il est dépourvu de théine. En général, les thés noirs sont plus théinés que les thés verts.

À Okinawa, le thé au jasmin est très prisé, et l'on y ajoute parfois du curcuma (puissamment antioxydant). On peut également y mettre du citron, des écorces d'agrumes (bio), de la cannelle, de la cardamome, des infusions, des fleurs, des fruits (cela se pratique beaucoup au Vietnam).

Ce qu'il y a à gagner :

Le thé est une bonne source de théine, dynamisante des énergies psychique et physique, et lipolytique (qui fait sortir les graisses du tissu adipeux).

Très riche en antioxydants, il contribue à protéger contre les radicaux libres, le vieillissement et les maladies dont la fréquence augmente avec l'âge (cardiovasculaires et cancers en particulier).

Sa consommation fréquente contribue à réduire les phénomènes inflammatoires (inflammation et oxydation sont intimement liées).

Il réduit l'absorption du fer qui est à la fois pro-oxydant (effet inverse des antioxydants), pro-inflammatoire et facteur de croissance des bactéries, virus et cellules cancéreuses.

Les flavonoïdes sont naturellement attirés par le tissu conjonctif, un tissu qui entoure et soutient la peau, les vaisseaux et tous les organes, et forme la matière sur laquelle se dépose le calcium des os, la matière des tendons et des cartilages. Ils y exercent un triple effet protecteur, antioxydant direct, inhibiteur du fer et des enzymes à fer qui détruisent le cartilage (en particulier dans l'arthrose) et tonique. Ce qui explique la place très ancienne qu'ils occupent dans le traitement de l'insuffisance veineuse (jambes lourdes, rétention d'eau, etc.) car ils tonifient les parois conjonctives des veines et réduisent l'oxydation des tissus liée à la « paresse circulatoire ».

La consommation de thé est donc bénéfique pour les veines, mais aussi pour tous les tissus conjonctifs des artères, tendons, cartilages, os...

Il contient aussi un peu de phyto-œstrogènes, et contribue à mieux gérer la ménopause et à réduire les risques de cancer du sein et d'ostéoporose.

Il est diurétique.

Boire du thé permet de boire moins de café dont l'excès pose des problèmes, quand il n'est pas tout simplement contre-indiqué.

Les buveurs réguliers de thé enregistrent une baisse marquée des risques de surpoids, de maladies cardiovasculaires, de nombreux cancers y compris celui de la prostate, de maladies inflammatoires. Une étude toute récente met en avant une réduction de la mortalité. Le fait de boire du thé plutôt que du café est un facteur contribuant à réduire les risques d'ostéoporose.

Les inconvénients :

Chez la personne qui manque de fer, le thé bloque son absorption et doit être alors pris à distance des repas riches en fer.

Le thé concentre naturellement le fluor. La quantité moyenne de fluor est d'environ 3 mg par litre. À cette dose, le fluor ne pose pas de problème et peut être bénéfique sur la fréquence des caries et l'ossification. Mais à des doses plus élevées (il n'est pas judicieux de dépasser 6 à 7 mg par jour), le fluor prend la place du calcium dans la partie externe des os (dit os cortical, celui qui est touché lors d'une fracture du col du fémur), il peut endommager l'émail des dents et contribuer au stress oxydatif. On en trouve davantage dans les thés noirs que dans les thés verts, et surtout beaucoup dans les thés de mauvaise qualité et dans les « briques » de thé populaires de l'Himalaya. Par ailleurs, l'absorption du fluor est augmentée par la théine mais elle est diminuée par les flavonoïdes du thé.

Enfin, certains thés contiennent des quantités non négligeables d'aluminium, lui aussi capable de prendre la place du calcium dans l'os, d'avoir un effet pro-oxydant et de se déposer dans le cerveau sous forme d'alumino-silicates, et ceci à un degré intense dans la maladie d'Alzheimer. Or, l'association fluor-aluminium en augmente les effets négatifs.

Il est important de ne pas consommer de grandes quantités des thés bas de gamme qui sont vendus surtout en sachets. Choisir les thés verts qui contiennent moins de fluor, de théine et d'aluminium, et plus de flavonoïdes, et les laisser infuser longtemps. Plus ils sont infusés, plus la théine, le fluor et l'aluminium seront neutralisés, et plus la boisson sera riche en flavonoïdes antioxydants et protecteurs.

Par ailleurs, une personne ayant déjà la maladie d'Alzheimer ou des facteurs de risques importants, ou encore une ostéopénie du col du fémur, devra se montrer d'autant plus attentive et remplacer éventuellement une partie de sa consommation de thé par des infusions ou des compléments de flavonoïdes de thé vert, dans lesquels on trouve les flavonoïdes sans théine ni minéraux problématiques. On pourra aussi recommander des apports riches en silicium (ou des compléments en contenant), à prendre aux mêmes repas que le thé, le silicium précipitant l'aluminium et empêchant son absorption. De même, la richesse en magnésium et en calcium de l'eau utilisée pour infuser le thé est protectrice.

Autre précaution : les personnes qui ont des difficultés pour dormir devraient arrêter complètement le café, le thé, le chocolat et l'alcool au moins pendant dix jours pour voir si leur sommeil ne s'améliore pas avec cette seule mesure. Il n'est pas conseillé, de toute manière, de réintroduire le café, mais on peut ensuite tester quelle dose de thé, le matin, de chocolat et d'alcool (en évitant l'après-midi et surtout le soir) permettra de conserver un sommeil satisfaisant. Par ailleurs, dans un contexte de vacances ou de meilleure gestion du stress, on peut tolérer des doses plus élevées. Enfin, prendre des compléments de magnésium (sels liposolubles associés à des « rétenteurs » comme la taurine et les antioxydants) contribue à réduire une hypersensibilité à la théine et aux autres molécules cousines (xanthines).

L'après-midi, le soir et même le matin si nécessaire, on peut toujours remplacer le thé par des infusions sans théine.

Quand ? Comment ?

Préparer le thé avec de l'eau minéralisée (ce n'est pas bien vu par les amateurs de grands crus de thé, qui préfèrent, pour la pureté du goût, une eau peu minéralisée, mais sur le plan quotidien et de la santé, c'est une façon simple de s'apporter plus de magnésium et de calcium, et de mieux tolérer la théine).

Laisser infuser environ 10 minutes (plus on infuse, plus la boisson s'enrichit en antioxydants et s'appauvrit en théine et en fluor absorbable). Certains thés verts ont tendance à devenir amers si l'on dépasse 5 minutes, mais la plupart des thés japonais ne présentent pas cet inconvénient.

Ne pas mettre de lait dans son thé, cela précipite les antioxydants et les rend inabsorbables (c'est d'ailleurs ce qui a réduit l'impact santé du thé en Angleterre) ; le citron, au contraire, a un effet positif.

Boire le thé à la fin du déjeuner ou du dîner permet de réduire l'absorption du fer, ce qui est un avantage pour la plupart des femmes après la ménopause et pour les hommes chez qui l'excès de fer est fortement négatif : pro-oxydant, pro-inflammatoire, etc.

En revanche, chez la femme qui manque de fer (surtout pendant la grossesse ou en cas de règles abondantes) – il est indispensable de vérifier le statut en fer par des analyses biologiques –, le thé doit être bu à distance des repas apportant du fer (déjeuner et dîner), par exemple au petit déjeuner et à 16 heures.

Les thés noirs et les thés verts théinés sont plus indiqués en première partie de journée ; les thés verts, oolong, blancs, peu ou pas théinés, sont plus facilement bus en seconde partie de journée.

Combien ?

Pour un effet « métronomique », boire une tasse de thé vert au petit déjeuner, en milieu de matinée et en fin de déjeuner (un thé très faible en théine, roïbos, ou une infusion en milieu d'après-midi et le soir). En cas d'hypersensibilité à la théine et/ou de troubles du sommeil, on peut remplacer le thé par des infusions.

Progression :

À Okinawa et au Japon, on utilise des poudres de thé (*matcha*), en particulier vert, à intégrer dans les sauces, soupes, sorbets, gâteaux de riz (*mochi*)...

On peut aussi se faire une boisson froide à base de thé pour la journée ou les repas, que l'on conservera dans une bouteille.

Le thé

Boire chaque jour au moins trois tasses de thé vert (remplaçables par une infusion) infusé au moins dix minutes dans de l'eau minéralisée, réparties sur la journée.

Les infusions

Les infusions à base de racines, de tiges, d'écorces (comme le « thé rouge » ou roïbos, originaire d'Afrique du Sud), de feuilles, de fleurs, de graines, de fruits, entiers ou en poudre sont extrêmement nombreuses. À Okinawa, elles sont très utilisées, en particulier celle à base de curcuma (très riche en antioxydants et anti-inflammatoires), de feuilles de goyavier et d'artemisia. Pour le moment, ces produits sont peu accessibles en Europe (même le curcuma d'Okinawa, qui est décliné sous plusieurs formes différentes).

On peut utiliser les poudres de curcuma disponibles, le gingembre, le galanga, le ginseng, l'hibiscus (*karkade*), la cerise acerola, l'aubépine, les bourgeons de rose, la mauve, le romarin, la sauge, le thym, etc., toutes infusions riches en antioxydants. Certaines ont d'autres propriétés : camomille sur la digestion, cannelle sur la tolérance au sucre, valériane, verveine et tilleul sur le sommeil...

Ce qu'il y a à gagner :
Une façon plus agréable de boire de l'eau, par ailleurs enrichie en principes protecteurs.
Une aide à la détente de la fin de journée, en alternative au café et aux thés plus dynamisants.

Quand ? Comment ?
Préparer les infusions avec une eau riche en magnésium et en calcium.
On peut les consommer seules ou mélangées entre elles ; on peut aussi les mélanger aux feuilles du thé pour en enrichir le goût et les propriétés. Ainsi, à Okinawa, on mêle thé et curcuma, et au Vietnam thé, fleurs et fruits.
Elles sont aussi délicieuses chaudes que froides (on peut en emporter avec soi dans une bouteille) ou encore glacées (on peut même en faire des glaçons à ajouter dans l'eau, les jus de fruits, les milk-shakes, les cocktails ou, tout simplement, à sucer) et sous forme de sorbets.

Progression :
Les infusions peuvent être réalisées à partir de plantes ou de fleurs, fraîches, séchées ou en poudre, à partir de fruits frais, secs ou marinés, de racines comme le gingembre ou le ginseng, découpées, râpées ou en poudre...
Elles peuvent servir de bases de soupes, de sauces, ou pour cuire et parfumer les aliments cuits dans l'eau (comme le riz) ou à la vapeur (en l'utilisant comme liquide dans le cuit-vapeur).

Les infusions

Boire chaque jour au moins trois tasses d'infusions de plantes, fleurs, écorces... (remplaçables par du thé), faites avec de l'eau minéralisée. Elles peuvent servir de boisson froide dans la journée ou à table.

Le café

Si le thé a dominé en Asie, en Russie, au Moyen-Orient et en Angleterre, en revanche, en Amérique et dans la plupart des pays européens, le café tient une place prépondérante.

Le café présente bien sûr des qualités aromatiques et gustatives indéniables, en particulier ses grands crus, et quelques avantages santé : les buveurs de café font moins de diabète, et le café a des effets dynamisants, lipolytiques et antimigraineux. Les études ont également montré des effets bénéfiques sur la *crise* d'asthme – avec un risque d'effet contraire à long terme. Mais le café ne présente pas la plupart des avantages santé du thé, pose des problèmes en excès et connaît de nombreuses contre-indications.

Le café, s'il contient beaucoup de caféine, a l'inconvénient de donner un pic d'énergie qui retombe vite, de créer une accoutumance (l'effet tend à diminuer avec l'usage, ce qui amène à augmenter les doses). Or le café augmente les pertes urinaires en magnésium et calcium, et freine l'absorption des vitamines B. Il peut donc augmenter le stress et réduire les capacités à gérer son comportement alimentaire. Enfin, il fait monter l'homocystéine, un facteur de risque de pathologies cardiovasculaires.

Ce qu'il y a à gagner :
Une amélioration de la crise de migraine ou d'asthme.
Du plaisir (grand cru, et à déguster en petite quantité).
Des études décrivent une réduction du risque de diabète et du cancer de la thyroïde.

Les inconvénients :
Il ne donne qu'un « coup de fouet » ponctuel, qui redescend rapidement, amenant à en reprendre.

Plus on prend de caféine, moins elle fait effet (« accoutumance »), on en consomme alors davantage, jusqu'à un seuil d'habituation.

Il réduit l'absorption des vitamines B.

Il augmente les pertes urinaires en magnésium et calcium.

Il stimule la sécrétion gastrique d'histamine, un puissant déclencheur de sécrétions acides. L'acide chlorhydrique peut contribuer à enflammer l'estomac et à favoriser brûlures et gastrites. L'histamine en elle-même a un effet inflammatoire sur le reste de l'intestin, favorisant le passage d'éléments insuffisamment digérés.

Il fatigue l'organisme en général, le cœur et le cerveau, en particulier, en augmentant le tonus cathécolaminergique (de l'adrénaline et ses cousines).

Il augmente l'homocystéine et les risques cardiovasculaires.

Une consommation élevée est associée à l'augmentation du risque de certains cancers, comme le cancer du pancréas.

À long terme, il augmente les risques d'ostéoporose.

À plus de quatre tasses par jour, il est associé chez la femme enceinte à plus de fausses couches qu'un paquet de cigarettes.

Contre-indications au café :
- ulcère de l'estomac,
- intolérance alimentaire,
- arythmies cardiaques,
- épilepsie,
- psychose,
- nécessité de vigilance prolongée (à cause du contre-coup).

Progression :
En cas de besoin de vigilance, de concentration, de manque de sommeil, de décalage horaire, etc., des compléments alimentaires centrés sur un acide aminé, la L-Tyrosine, pris le matin à jeun, permettent un « effet café » sans ses inconvénients. Il doit être prescrit par un médecin nutrithérapeute, car il existe des contre-indications et il est en outre indispensable de corriger au préalable les manques de magnésium qui touchent tout un chacun.

Le café

En dehors de prises ponctuelles en cas de migraine ou de crise d'asthme, ou pour se faire plaisir à l'occasion, on ne recommande pas la consommation régulière de café.

L'alcool

Les habitudes d'Okinawa sont centrées autour du mythique saké local, l'*awamori*. Le saké n'est probablement pas le point fort des habitudes de l'archipel. Cela dit, peu d'études concernent le saké. Elles ont été surtout consacrées au vin rouge comparé à la consommation d'autres alcools ou à la non-consommation d'alcool.

Une consommation modérée a quelques effets positifs en soi, et ce quel que soit le type d'alcool.

La forme qui présente le plus d'intérêt pour la santé est le vin rouge, qui est en moyenne dix fois plus riche en polyphénols antioxydants que le vin blanc et les autres types d'alcool. Un autre ingrédient protecteur du vin, le resvératrol, se trouve surtout dans les vins réalisés à partir du pinot noir et dans les vins de vendanges tardives ou botrytisés (comme de nombreux vins sirupeux). Les autres vins blancs, le champagne, la bière et les alcools forts ne présentent pas autant d'intérêt que le vin rouge, mais peuvent être utilisés à petite dose pour varier les plaisirs. Les bières brunes ont l'inconvénient de contenir du caramel, facteur léger d'immunodépression et de cancers. L'excès de tout alcool est évidemment dangereux sur de nombreux plans : accidents, hypoglycémie, destruction neuronale, cancers. L'alcool est par ailleurs l'objet d'un grand nombre de contre-indications.

Ce qu'il y a à gagner :

Un effet protecteur cardiovasculaire, y compris sur la tension artérielle.

Une réduction d'environ 30 % des risques de cancers (en particulier lié à la présence du resvératrol, une « phytoalexine » sécrétée par la plante pour se protéger).

Une diminution des risques de démence et de dégénérescence maculaire (première cause de cécité chez la personne âgée).

Les inconvénients :

L'alcool est calorique (7,5 calories par gramme, contre 4 pour les protéines et les glucides et 9 pour les graisses), donc il contribue vite à faire monter le compteur, entraînant risque de surpoids et de vieillissement accéléré.

Il désinhibe, et donc facilite la dérégulation du comportement alimentaire. Il est donc préférable de prendre des apéritifs non alcoolisés au quotidien, en particulier le soir. La prise d'alcool au dîner contribue à accélérer le cœur et à augmenter la température corporelle, ce qui contre la « micro-hibernation » réparatrice de la nuit.

Par ses effets antistress et désinhibants, il conduit facilement – comme le remplissage stomacal, le grignotage, le sucré, le tabac – à une consommation de type non plus alimentaire ou récréatif, mais « psychotrope ». Le recours à l'alcool donne l'illusion que l'on peut se permettre de faire l'économie de l'acquisition de véritables outils de gestion du stress, d'adaptation à la souffrance, de développement personnel, tout en conduisant à des consommations excessives et dangereuses. Si l'on a une tendance à l'impatience, à l'intolérance aux frustrations, au mauvais contrôle de soi, à l'impulsivité, aux dépendances (nourriture, sucré, tabac, affectif...), à l'anxiété, aux phobies, mieux vaut entièrement s'abstenir tant que cette tendance n'est pas maîtrisée (se référer à « Rapport aux aliments », p. 221).

L'excès d'alcool détruit directement des neurones et endommage la plupart des tissus. Il favorise des conduites à risque (sur la route, mais aussi dans de nombreuses autres situations).

Contre-indications principales :
– enfant, adolescent (chez qui l'alcool devient un problème dans nos sociétés, suite à la tentative de banalisation par l'industrie via des boissons faiblement alcoolisées),
– femme enceinte,
– tendance aux dépendances (vis-à-vis du sucré, du tabac...),

– première phase de recherche d'équilibre pondéral,
– sport.

Quand ? Comment ?

La consommation d'alcool le soir est moins souhaitable, car elle contribue à réduire la « micro-hibernation » de la nuit.

Une consommation régulière a des effets protecteurs que n'a pas une consommation quantitativement égale mais concentrée (par exemple, en fin de semaine).

Combien ?

Un verre de vin rouge à midi serait optimal, à condition de ne pas avoir planifié dans la foulée une tâche nécessitant une grande concentration.

En cas de deuxième verre, la prise serait plus appropriée en milieu d'après-midi plutôt qu'au dîner.

Une consommation exceptionnellement plus importante peut être mieux tolérée lorsqu'elle est accompagnée de grandes quantités de boissons non alcoolisées.

L'alcool

Un verre de vin rouge au déjeuner (sauf contre-indication).

Les produits laitiers

Ni le lait, ni ses dérivés ne sont consommés à Okinawa, au Japon, et même dans la plupart des pays asiatiques. Et bien que l'ostéoporose dans ces pays soit spectaculairement moins fréquente que dans les pays consommateurs de produits laitiers, les « missionnaires » des industries agroalimentaires ont tout fait pour « évangéliser » les incroyants de l'Est, avec quelques succès, en particulier concernant les yaourts. Heureusement, s'il y a un produit laitier plus favorable à la santé, c'est bien le yaourt. Sa fermentation permet une transformation du lactose en acide lactique et l'apport de colonisateurs bénéfiques du tube digestif, surtout si ce sont des bifidus et des lactobacillus.

Ce qu'il y a à gagner :

Les yaourts de lait bio au bifidus et au lactobacillus apportent en plus d'un peu de calcium des ferments utiles pour la flore du côlon. Un des avantages des yaourts par rapport au lait est que le lactose, facteur de troubles digestifs et de cataracte, est transformé en acide lactique (ce qui donne au yaourt son acidité).

Les inconvénients :

Le lait, blanc, « pur » a été auréolé d'une image de produit « forcément bon pour la santé » et placé pendant longtemps par les nutritionnistes et l'industrie agroalimentaire comme source incontournable, avec ses produits dérivés, de calcium.

Or le lait de vache est certes une source de calcium, mais il contient trop de phosphore, de graisses indésirables (saturées et trans) et de lactose, un sucre qui est soit mal digéré et source de problèmes digestifs, soit cause de cataracte à long terme, et dont les protéines sont souvent incriminées dans les intolérances alimentaires. De plus, les graisses et le phosphore réduisent l'absorption du magnésium.

Certains produits laitiers comme le beurre, la crème fraîche ou les fromages sont très caloriques. Les fromages sont conseillés pour le calcium, mais plus ils sont riches en graisses, moins ils permettent son absorption, celui-ci se trouvant bloqué sous forme de « savons » par ces graisses.

Par ailleurs, les graisses et le phosphore des produits laitiers bloquent aussi l'absorption du magnésium qui, lui, a un effet protecteur en soi, prévenant le dépôt du calcium dans les tissus non osseux comme les reins, les vaisseaux et les articulations, et renforce l'os indépendamment même du calcium.

La consommation de produits laitiers est incriminée dans les intolérances alimentaires, les allergies, le diabète de l'enfant, le surpoids, les risques cardiovasculaires, la cataracte, alors que de nombreuses études démentent son intérêt pour l'os (à commencer par celles qui révèlent la basse fréquence d'ostéoporose dans les pays qui ont des apports faibles ou inexistants).

Le facteur le plus important de prévention de l'ostéoporose n'est pas le lait ; c'est, de très loin, l'activité physique.

Par quoi remplacer les produits laitiers ?

De nombreux aliments contiennent du calcium sans avoir les inconvénients des autres composants des produits laitiers, et contiennent au contraire des ingrédients aux effets positifs :

- l'eau minérale, qui peut contenir de 500 à 600 mg de calcium par litre (sans calories, sans graisses, sans sucres, sans phosphore...) et qui est en général riche en magnésium ;

- le « lait » de soja, à condition qu'il soit enrichi en calcium (très facilement trouvé à des taux aussi riches que le lait de vache, c'est-à-dire 1200 mg/l), est un excellent produit de substitution du lait de vache, de même que le « lait » de riz, enrichi en calcium, ou le « lait » d'amandes ;

- le tofu ;

- les sardines entières, riches en oméga 3 et en silicium (qui contiennent par ailleurs trois fois plus de calcium, 360 mg/100 g, que le lait) ;

- tous les produits à base d'amandes, noix, noix du Brésil, les figues sèches ;

- les olives, les épinards, les poireaux, les bettes, le fenouil, le cresson, le céleri, les navets, les salsifis et tous les crucifères (brocoli, chou, choucroute...) ;

- certaines algues comme le kombu, le wakame (treize fois plus riche en calcium que le lait), le nori vert et l'ulve ;

- de nombreuses herbes fraîches ou en poudre : la marjolaine, le basilic, le thym (qui contiennent environ vingt fois plus de calcium que le lait), la sauge, le romarin, l'estragon, l'aneth, la cannelle, de même que le sésame (qui en contiennent plus de dix fois plus).

- Le beurre peut être très avantageusement remplacé par des margarines à l'huile d'olive et/ou au colza ou par des purées d'oléagineux, et la crème fraîche par du « soja cuisine ».

En revanche, qu'il vienne des produits laitiers ou non laitiers, le calcium a besoin, pour être absorbé et fixé sur l'os, de vitamine D, de magnésium, de zinc, de silicium, d'antioxydants et d'activité physique (tous facteurs mieux apportés à Okinawa que chez nous). L'évitement des excès de café, de sel, de toxiques (en particulier le tabac) joue aussi un rôle important. Enfin, les hormones féminines (œstrogènes) interviennent surtout à partir de la ménopause. Elles se trouvent dans les produits (aliments et compléments de phyto-œstrogènes) à base de soja sous une forme qui ne présente pas les dangers des hormones substitutives.

Quand ? Comment ?

Si l'on n'est pas intolérant au lait de vache, il n'est pas non plus obligatoire de le supprimer totalement.

Le produit laitier le plus recommandable est le yaourt bio (de la vache qui a vu ciel et prairie) au bifidus et au lactobacillus. Ses ferments enrichissent la flore du côlon, où ils contribuent à la production de certaines vitamines (K et B12), de facteurs protecteurs comme l'acide butyrique, de facteurs détoxifiants et immunostimulants, à la digestion ou à l'activation de molécules bénéfiques comme les flavonoïdes ou les phyto-œstrogènes. Mais ce n'est pas non plus la seule source de ces ferments : on trouve des yaourts au soja et au bifidus, et des ferments intéressants dans d'autres produits comme la choucroute et les légumes lacto-fermentés.

Les fromages les plus intéressants pour le calcium sont les fromages les plus secs (pauvres en graisses qui bloquent son absorption et celle du magnésium, et sont caloriques) : parmesan, emmental, comté, beaufort, boudane...

Progression :

La merveilleuse diversité des fromages que l'on trouve en France, en Italie, en Hollande et même en Angleterre peut être, plutôt qu'une source d'aliments santé, considérée comme source d'aliments plaisir, c'est-à-dire à déguster en petite quantité (une « lichette »), avec un bon petit verre de vin rouge (ou de porto, comme le préfèrent nos amis britanniques), à l'occasion d'un repas de fête. Voici une excellente occasion (comme avec le vin ou le chocolat) de pratiquer une petite « méditation alimentaire » : les yeux fermés, dans le silence, concentrez-vous à 100 % sur ce que vous goûtez, laissez fondre dans la bouche, imprégnez les papilles au maximum, avant d'avaler, une, voire plusieurs minutes plus tard.

Enfin, dans le futur, il n'est pas exclu que l'industrie agro-alimentaire parvienne enfin à proposer de véritables produits santé dérivés du lait de vache, à partir, par exemple, du petit-lait. Celui-ci est dépourvu des graisses, protéines, glucides et de l'excès de phosphore, tous indésirables, sans compter les facteurs de croissance, hormones et immuno-globulines aux effets controversés.

Les produits laitiers

Malgré les positions traditionnelles les concernant, ils sont globalement peu recommandés.

On peut obtenir des apports calciques suffisants autrement, en particulier par le lait de soja ou de riz, à condition qu'ils soient enrichis en calcium, et nombre d'autres aliments.

L'absorption et la fixation du calcium sur l'os dépendent surtout d'un apport hivernal qui devrait être systématique en vitamines D, et d'une intensité quotidienne élevée d'activité physique.

Il est également préférable de choisir les yaourts au soja (non sucrés, au bifidus ou au lactobacillus).

Les fromages, caloriques et sources médiocres de calcium, devraient plutôt être dégustés comme « aliments plaisir », une ou deux fois par semaine.

Les fromages les plus intéressants sont les fromages secs, comme le parmesan et les fromages de montagne.

Voyons maintenant l'importante question des huiles et corps gras.

Huiles et corps gras

On n'utilise ni beurre, ni margarine à Okinawa ; seulement des huiles, en particulier l'huile de colza. Celle-ci contient très peu d'acides gras saturés et oméga 6 qui présentent des inconvénients pour la santé. Elle contient, en revanche, beaucoup d'acides gras mono-insaturés comme l'acide oléique (retrouvé dans l'huile d'olive) et un peu d'acide alphalinolénique, un acide gras oméga 3 dont les apports sont cruellement insuffisants dans nos pays.

La synthèse des études menées depuis des dizaines d'années aboutit à la conclusion suivante : en gros, nous aurions intérêt à nous limiter à l'huile d'olive pour cuire (sans la faire fumer), et à l'huile de colza pour assaisonner (hormis les premières années d'entrée dans le programme, un apport plus important en acides gras oméga 3 étant alors nécessaire pour corriger le passif accumulé).

Ce qu'il y a à gagner :

Les nutritionnistes se plaignent, avec raison, depuis des dizaines d'années, d'un apport excessif en graisses saturées (beurre, fromage, viandes et charcuteries grasses, produits tout préparés, fritures, huiles d'arachide, de palme, etc.). Ces graisses saturées augmentent les risques de surpoids, de pathologies cardiovasculaires et d'inflammation. On a cherché à réduire leurs apports en poussant les huiles riches en acides gras polyinsaturés de type oméga 6, comme les huiles de tournesol, maïs ou pépin de raisin. Mais les oméga 6 en excès (ce qui est largement le cas dans nos pays où l'on enregistre des apports quarante fois supérieurs en oméga 6 qu'en oméga 3 alors qu'ils ne devraient l'être que cinq fois !) contribuent à aggraver la carence généralisée en acides gras oméga 3 ainsi qu'en antioxydants, deux ingrédients fondamentaux de la forme, d'un vieillissement réussi et de la prévention des maladies. Les oméga 6 sont aussi de puissants promoteurs des cancers, en particulier du sein.

L'huile d'olive, huile méditerranéenne par excellence, est pauvre en graisses saturées et oméga 6, car elle est très riche en acides gras mono-insaturés. Les acides gras mono-insaturés n'ont pas de propriétés spécialement intéressantes pour la santé. Leur avantage majeur est de ne pas avoir les inconvénients des acides gras saturés et oméga 6. Ils ont en outre deux autres atouts. Ils résistent à la chaleur et peuvent donc être utilisés pour cuire (à condition de ne pas faire fumer l'huile, auquel cas elle se détériore très vite, idéalement en minimisant les températures et les durées de cuisson). Et ils sont associés dans l'huile d'olive à de puissants antioxydants de type flavonoïdes, en particulier l'hydroxytyrosol. C'est à ce composant que l'on doit la majeure partie des effets bénéfiques de l'huile d'olive, et non pas, comme on l'a longtemps cru, aux acides gras mono-insaturés.

L'huile de colza a une composition très proche de celle de l'huile d'olive, mais contrairement à celle-ci, elle contient un peu d'acides gras oméga 3 (en moyenne 9 %). Cette différence est essentielle, car cela implique qu'elle ne doit pas être cuite – en effet, les acides gras oméga 3, les plus insaturés, ne supportent pas les agressions thermiques (malgré ce qui est marqué sur les étiquettes) –, elle est une source de ces acides gras protecteurs qui nous manquent le plus.

Les acides gras oméga 3, de par leur très grande flexibilité, présentent un nombre considérable d'intérêts :

- ils augmentent l'énergie en étant facilement brûlés, en permettant aux globules rouges de se faufiler aisément dans les capillaires pour livrer l'oxygène nécessaire pour la combustion des calories, en accélérant les réactions qui mènent à la production de la pile moléculaire qui nous permet de fonctionner, l'ATP (ceci est valable pour les systèmes musculaire, cérébral, immunitaire, de réparation des tissus, etc.) ;

- ils réduisent donc, à l'inverse des acides gras saturés, le risque de surpoids ;

- ils optimisent la communication entre les cellules et les tissus, par exemple entre deux neurones, de même que l'expression des gènes, ce qui améliore le fonctionnement de l'ensemble des capacités comme la fertilité, la mémoire, l'humeur...

- ils ont plusieurs mécanismes cardio-protecteurs : réducteurs des graisses circulantes (triglycérides), dilatateurs des vaisseaux, réducteurs de l'activité des plaquettes et donc du risque de caillots capables de boucher les artères du cœur ou du cerveau, ou les veines (phlébites et risques d'embolie), anti-agrégants plaquettaires, anti-inflammatoires – au point que l'on peut considérer qu'ils sont un « médicament » incontournable des maladies cardiovasculaires, même une fois qu'elles sont sévères (comme l'ont montré Michel de Lorgeril et Serge Renaud, ils réduisent de trois quarts les risques de récidive d'infarctus) ;

- ils sont anti-allergiques et anti-inflammatoires, or l'inflammation est maintenant reconnue comme un facteur majeur de complication du surpoids (syndrome métabolique et diabète), d'évolution des pathologies cardiovasculaires, ainsi que de nombre de maladies allergiques, inflammatoires ou auto-immunes dermatologiques, rhumatologiques, ophtalmologiques, digestives, pulmonaires ;

- ils sensibilisent les virus et les bactéries aux attaques du système immunitaire ;

- ils ont des effets anti-prolifératifs et anti-métastatiques dans de nombreux types de tumeurs, et sensibilisent les cellules cancéreuses aux traitements de chimiothérapie et de radiothérapie.

Autres sources d'acides gras oméga 3 : les poissons gras, les fruits de mer, le soja, les végétaux verts (en particulier épinards et mâche, plus communs que le pourpier des Crétois, par ailleurs riche en oxalates), les escargots...

Si l'on consomme deux cuillerées à soupe d'huile de colza et trois poissons gras par semaine, on obtient la quantité optimale d'oméga 3. En revanche, étant donné l'état actuel de carence ubiquitaire dans la population, un tel apport ne permet pas de rattraper le passif accumulé et de corriger la composition altérée des lipides présents dans le sang circulant, le tissu adipeux et les membranes des cellules. Cela implique donc de prendre des quantités plus élevées pendant environ dix-huit mois, et de recourir à des huiles plus dosées (comme l'huile Oméga Force Trois).

Quand ? Comment ?

Utiliser comme huile d'assaisonnement une huile particulièrement riche en oméga 3. L'huile doit être bio, de première pression à froid, en bouteille de verre opaque ou en bidon métallique, jamais dans du plastique[1]. Ne jamais la cuire et toujours la conserver au réfrigérateur. Quantités optimales : deux cuillerées à soupe par jour, à mettre dans les sauces de salade, crudités, sur les légumes, poissons, dans les soupes (une fois servies dans l'assiette), etc.

On peut réduire les apports après dix-huit mois si d'autres sources d'oméga 3 sont consommées (poissons gras, en particulier). Il est préférable de réduire aussi les apports dans des situations où des saignements sont possibles (troisième trimestre de la grossesse, avant une opération, en cas de maladie hémorragique) et en cas de psychose (ils sont alors trop dynamisants).

Pour la cuisson, utiliser l'huile d'olive, sans la faire fumer, en minimisant les intensités et durées de cuisson (plus l'huile est cuite, plus les antioxydants disparaissent). L'huile d'olive est quasiment toujours présentée en bouteille de verre (ne pas accepter les emballages plastiques). L'huile d'olive vierge, non filtrée, est la plus riche en antioxydants. Le goût de l'huile d'olive ne convient pas à tous les plats. On en trouve qui ont des goûts très peu marqués. Par contre, il existe de nombreux crus aux goûts prononcés que l'on peut explorer (ces huiles particulières devraient être intégrées comme « parfum » de sauces à froid, plutôt que cuites, ce serait dommage).

De plus en plus de restaurants proposent une nappe d'huile d'olive pour tremper le pain. Si l'on tient à tartiner,

---

1. En France, Belgique ou Suisse, on trouve l'huile Oméga Force Trois qui contient plus de trois fois plus d'oméga 3 que l'huile de colza (sites de distribution sur www.lanutrithérapie.com, cliquer dans le bandeau horizontal sur « Produits »).

une fine couche de beurre peut être acceptable dans le cadre d'un équilibre général des apports en graisses. Attention, nombre de margarines ne sont pas bien formulées : soit elles contiennent des acides gras saturés (souvent des huiles de palme ou palmiste), soit des acides gras oméga 6 en excès (tournesol, en général) et, dans ce cas, le processus de fabrication apporte des acides gras trans qui sont plus nocifs que les graisses saturées. Les margarines les plus recommandables sont fabriquées à partir d'huile d'olive et de colza et garanties pauvres en acides gras trans. On peut aussi très avantageusement utiliser des pâtes à base de tofu ou des purées d'oléagineux (noisettes, amandes, noix de cajou...) pour tartiner.

Se méfier du fait que la quasi-totalité des produits agroalimentaires tout préparés utilisent des graisses saturées, oméga 6 et trans.

Les inconvénients :

Pour lutter contre l'excès de graisses saturées présentes dans l'huile d'arachide et le beurre, on a poussé les huiles de tournesol, maïs, pépin de raisin, et les margarines dérivées. Ces mêmes huiles ont été utilisées massivement dans la plupart des produits agroalimentaires. Or, elles sont très riches en acides gras oméga 6, et ne contiennent pas d'acides gras oméga 3. Par ailleurs, la plupart des margarines, de par le procédé industriel d'hydrogénation qui permet de passer d'une huile végétale liquide à une margarine solide, engendrent la formation d'acides gras non physiologiques, les acides gras trans, aux effets néfastes plus importants que les acides gras saturés. Certaines margarines qui mettent en valeur leur pauvreté en acides gras trans sont par ailleurs mal formulées et trop riches, soit en graisses oméga 6 soit en graisses saturées.

Pour améliorer la composition lipidique de notre organisme – graisses circulantes dans le sang, graisses du tissu adipeux, lipides qui forment les membranes de nos quelque 100 000 milliards de cellules –, il est grand temps de remplacer nos huiles d'assaisonnement par les huiles de colza ou encore plus riches en oméga 3, et d'utiliser des margarines à base d'huile d'olive et/ou de colza, ou des pâtes à tartiner à base de tofu ou d'oléagineux (purée de noisettes...).

Sans cela, la lutte contre le surpoids, les pathologies cardiovasculaires, l'inflammation et certains cancers ne saurait être gagnée.

Progression :

Quelques autres huiles, même si leur composition ne correspond pas aux recommandations, contiennent des ingrédients intéressants. C'est le cas des huiles d'onagre et de bourrache, riches en acide gamma-linolénique important pour les membranes des cellules, y compris des neurones (synapses), élément majeur de la souplesse de la peau, précurseur de facteurs anti-inflammatoires et cardioprotecteurs (une famille de prostaglandines cousine de celle qui est issue des acides gras oméga 3). Si l'on prend de manière prolongée beaucoup d'oméga 3, on peut finir par déséquilibrer le côté oméga 6, et il est alors important d'inclure l'huile d'onagre.

L'huile de sésame est aussi intéressante, non pas pour sa composition en acides gras, mais parce qu'elle contient du sésaminol, un antioxydant qui a été pointé par de nouvelles études comme protecteur dans les processus de détérioration cérébrale qui mènent à la maladie d'Alzheimer. Par ailleurs, le sésaminol a un effet positif sur les taux circulants d'un antioxydant qui est en quantité beaucoup trop faible chez la plupart d'entre nous, le gamma-tocophérol (une forme particulière de vitamine E). Or le gamma-tocophérol est l'un des seuls antioxydants naturellement présents dans l'organisme capable de neutraliser le peroxynitrite, un des radicaux libres les plus dangereux (il sévit en particulier dans tout ce qui est inflammatoire et l'athérome qui, en fait, est une atteinte inflammatoire des artères). On conseillera par ailleurs d'éviter les formes de vitamine E synthétiques dans les compléments, qui ont un effet négatif sur le gamma-tocophérol, et d'augmenter les apports alimentaires et complémentaires riches en flavonoïdes capables de s'opposer au peroxynitrite.

Les huiles et corps gras

Cuire avec de l'huile d'olive sans la faire fumer.

Les premières années, assaisonner avec une huile riche en oméga 3 (deux cuillerées à soupe par jour). On peut ensuite réduire les doses ou utiliser l'huile de colza (à ne pas cuire).

N'acheter que des huiles bio, en bouteille de verre.

Remplacer le beurre par des margarines aux huiles d'olive et de colza, des pâtes à tartiner...

Poissons et fruits de mer

Comme dans la plupart des îles, les poissons et les fruits de mer dominent à Okinawa. Par ailleurs, l'influence du Japon, le leader mondial en matière de poissons et de produits de la mer, que ce soit dans les connaissances (ichtyologie), dans la quantité et la variété de la consommation alimentaire ou dans la culture gastronomique (on connaît surtout les sushis et les sashimis), est particulièrement palpable dans ce domaine.

Ce qu'il y a à gagner :

Un premier effet simple : quand on mange du poisson, on ne mange pas de charcuterie (cela dit, il existe d'excellentes charcuteries de poisson) ni de viande. Or le poisson a l'avantage sur la viande d'être moins riche en fer, un puissant pro-oxydant et pro-inflammatoire, en graisses saturées et en cholestérol, et en acide arachidonique, un acide gras lui aussi pro-inflammatoire et pro-agrégant plaquettaire (qui favorise les problèmes de caillot et d'embolie).

Et quand on mange du poisson ou des fruits de mer, on bénéficie d'apports plus riches en graisses de type oméga 3 (en particulier les poissons gras), en magnésium, en taurine et en iode. Ces trois nutriments manquent dans les apports quotidiens et protègent d'un certain nombre de problèmes comme la fatigue, la nervosité, le stress, l'hyperexcitabilité cardiaque et neuronale, l'hypertension (pour le magnésium et la taurine), le ralentissement de la glande thyroïde et le cancer du sein (pour l'iode).

Les crustacés et coquillages présentent les mêmes avantages, avec en sus une grande richesse en zinc, l'élément clé de l'anabolisme, et donc de la conservation et de la réparation des tissus. Or ce minéral manque chez la personne âgée du fait qu'il est de moins en moins bien absorbé avec le vieillissement du tube digestif.

Quand ? Comment ?

Idéalement, il faudrait consommer un poisson ou un plat de fruits de mer par jour, dont trois fois par semaine un poisson riche en acides gras oméga 3 : sardine, hareng, maquereau, anchois (non salé), alose, thazard, saumon, truite de

mer, saumonette, thon germon, capelan, anguille, bar, turbot, daurade, rouget barbet, carpe, carrelet, mulet, flétan,
rascasse, lamproie... Les poissons sauvages et biologiques
sont préférables.

Les plus gros poissons prédateurs comme le thon, le requin,
l'espadon et le brochet, devraient être consommés rarement
(et même pas du tout chez la femme enceinte et l'enfant),
car ils concentrent des toxiques redoutables comme le mercure (dégâts cérébraux) ou la dioxine (cancers). Malheureusement la liste des poissons pollués ne cesse de s'allonger.
Noter que le sélénium, le zinc, la vitamine C et les acides
aminés soufrés apportent une relative protection par rapport au mercure (et de nombreux autres toxiques).

On peut trouver des poissons de qualité en boîte : sardines à l'huile d'olive, maquereaux, harengs...

Le mode de préparation doit éviter les agressions thermiques, car les acides gras oméga 3 ne les supportent pas.
On peut donc choisir entre :

– le cru (comme les sushis, sashimis, tartares...) ;
– le mariné (dans du citron, du vinaigre, des coulis
d'ananas ou de papaye... comme les poissons à la tahitienne, les *cevice*...) ;
– la cuisson vapeur minimale ;
– le court-bouillon à feu éteint (on plonge le poisson
dans l'eau après avoir coupé le feu).

Le fumage des poissons entraîne à la fois une perte en
acides gras oméga 3 et une imprégnation par des toxiques.
Réserver le poisson fumé (si possible légèrement, c'est la
tendance actuelle) pour les fêtes.

Les risques de parasitoses (anisakiase) sont faibles en
Europe avec les poissons cités. Ils sont annulés soit par la
cuisson, soit par la congélation.

Progression :

Certaines parties des poissons sont plus particulièrement riches en acides gras oméga 3 : par exemple juste sous la peau du saumon, le ventre du thon, les œufs de mulet (la boutargue, particulièrement appréciée au Japon), le fameux foie de morue, que l'on trouve en boîte et qui, de façon surprenante, a un goût fondant, délicieux, à des années-lumière du goût de l'huile qui a marqué tant de générations d'enfants... (Cela dit, l'huile de foie de morue, adoptée par les Anglais à partir de traditions scandinaves et introduite avec beaucoup de difficultés en France par le pédiatre Trousseau, était un complément alimentaire véritablement génial, contenant de nombreux éléments cruciaux pour la croissance et les défenses immunitaires de l'enfant : acides gras oméga 3, vitamines D et A, et iode).

Le poisson peut être consommé aussi au petit déjeuner. On trouve maintenant souvent du saumon, du poisson à la tahitienne, des sushis sur les buffets du petit déjeuner dans les grands hôtels, clubs de vacances, etc.

Pour varier les plaisirs, on peut consommer aussi de la seiche et du poulpe (la soupe de seiche, *ika-ziru*, est populaire à Okinawa), toutes sortes de crustacés : crevettes, gambas, tourteaux, langoustines, langoustes, homards, crabes, araignées de mer, oursins... et de coquillages : huîtres (particulièrement riches en zinc, en taurine et en iode), moules, coquilles Saint-Jacques, palourdes, clams, bulots, bigorneaux, violets (le champion du contenu en iode et au goût très prononcé), couteaux, ormeaux (le plus prisé de tous les coquillages, malheureusement rare et très coûteux)...

Le plus exotique : *irabu-ziru*, une soupe faite avec un serpent de mer que l'on voit pendu en spirale dans les marchés. Ce serait, de plus, un plat aphrodisiaque...

Le grand luxe pour les Okinawaïens : consommer du homard, de la langouste ou des coquillages, les plus prisés étant les ormeaux.

Les poissons et fruits de mer

Consommer au moins trois poissons gras par semaine, crus, marinés, vapeur ou pochés.
Profiter des repas de fête ou d'exception pour consommer des coquillages et des crustacés.

Viandes et volailles

La consommation de porc à Okinawa m'a étonné. C'est un héritage de la Chine voisine qui était en fait réservé avant la Seconde Guerre mondiale à des occasions de fêtes religieuses. Donc les anciens ont mangé peu de porc dans leur vie, et même après la guerre, le pourcentage de la viande consommée (porc et poulet) ne dépasse pas 10 % de leurs repas. Par ailleurs, les Okinawaïens ont eu, comme pour la plupart de leurs choix alimentaires, des intuitions remarquables : ils aiment par-dessus tout les pieds et le museau du porc, très pauvres en graisses et très riches en tissu conjonctif (celui qui constitue nos tendons et articulations et qui les nourrit, contribuant à la réduction des risques rhumatologiques, en particulier l'arthrose) et préparent la viande de manière à faire fondre les graisses.

Ce qu'il y a à gagner :
Les hommes, qui chassaient à la préhistoire et qui identifient la viande à une source de muscle et de force, mangent

plus de viande que les femmes (qui étaient plutôt cueilleuses et mangeuses de fruits et de baies). Par ailleurs, de nos jours, celles-ci lisent plus que les hommes les conseils santé qui répètent, non sans raison, que la consommation de viande n'est pas ce qu'il y a de meilleur pour la santé. Mais la femme qui a des règles abondantes ou qui est enceinte a des besoins en fer supérieurs à ceux de l'homme. Au final, on a souvent des hommes qui mangent trop de viande, et parfois des femmes qui n'en mangent pas assez.

Les végétariens et végétariennes cumulent les bénéfices de ne pas manger de viande (moins de fer, moins d'acide arachidonique) et de consommer plus de fruits, légumes, céréales et noix (plus d'antioxydants, magnésium et oméga 3) ; ils enregistrent en moyenne 50 % de cancers et de maladies cardiovasculaires en moins. Mais, nous l'avons vu, les femmes en âge de procréer risquent davantage de manquer de fer. Le fer n'est pas le seul micronutriment qui soit nettement mieux apporté par les protéines animales que par les protéines végétales. C'est aussi le cas du zinc (élément fondamental de l'anabolisme, c'est-à-dire de la création de tissus, comme pour la spermatogénèse, la grossesse ou la croissance, ou du renouvellement et de la réparation des tissus). C'est enfin le cas de la vitamine B12.

Par ailleurs, les viandes contiennent aussi de la carnitine et de la créatine, intéressantes pour l'énergie.

Les inconvénients :

La viande est une des sources de graisses saturées dont nous sommes malheureusement « saturés », avec, pour conséquences : surpoids, problèmes cardiovasculaires et certains cancers. Mais les éleveurs ont réussi, au fil des années, à produire des bêtes plus maigres. Néanmoins, les viandes restent une source excessive d'acide arachidonique, un acide gras pro-inflammatoire et pro-agrégant plaquettaire, qui pose probablement plus de problèmes que les graisses saturées, et, surtout, une source excessive de fer.

Or le fer, comme il rouille une fois exposé à l'oxygène, constitue (avec le cuivre) un très puissant générateur du radical libre le plus réactif et le plus corrosif que l'on connaisse, le radical hydroxyle. Aucun antioxydant ne peut le neutraliser. C'est ce qui explique que l'excès de fer, dont la caricature est l'hémochromatose, conduit à la fibrose de la plupart des tissus (cirrhose du foie, insuffisance cardiaque, diabète, etc.) et à une mort prématurée. Pourtant, la plupart d'entre nous accumulons trop de fer. Ce qui, sans provoquer une maladie comme l'hémochromatose, mène à un vieillissement accéléré des tissus et augmente les risques de dégénérescence du foie, des artères et du cœur, du cerveau et de la plupart des organes. À l'inverse, les femmes qui, de la puberté à la ménopause, perdent du sang et donc du fer (contenu dans l'hémoglobine des globules rouges) sont protégées – comme le sont les hommes qui donnent régulièrement leur sang dans les centres de transfusion – de ce vieillissement accéléré. Au total, cela contribue fortement à ce que les femmes, dans tous les pays du monde, vivent nettement plus longtemps que les hommes. Okinawa n'échappe pas à cette règle puisque plus de 85 % des centenaires sont des femmes. Si les hommes veulent durer plus longtemps, ils feraient donc mieux de manger moins de viande et... de donner leur sang aux centres de transfusion.

La viande cuite est plus toxique que la viande crue ou peu cuite. En effet, les agressions par la chaleur, qui roussissent et peuvent aller jusqu'à noircir la viande (c'est aussi vrai pour le poisson), déforment les molécules. Ces molécules déformées vont alors se coller sur les gènes et les endomma-

ger, favorisant le vieillissement et les cancers. Une consommation élevée de viande, de par ses apports en fer et en
mutagènes (molécules déformées capables de faire muter
les gènes) apparaît clairement aujourd'hui, dans les études,
comme un puissant facteur de cancer du côlon.

Quand ? Comment ?

Alors, qui aurait vraiment intérêt à manger de la viande
(surtout source de fer et de zinc) régulièrement ? Certainement ni l'homme, ni la femme après la ménopause. Car
plus on avance en âge, plus on accumule du fer de manière
dangereuse (avec pour résultat une accélération du vieillissement, des processus inflammatoires et des risques de
maladies dégénératives). Par contre, nous manquons de
plus en plus de zinc. Mais pour celui-ci, les fruits de mer et
les poissons sont de meilleures sources que la viande.

En revanche, si l'on manque de fer – ce que l'on ne peut
savoir que par une analyse de sang, et c'est particulièrement
important pour la femme enceinte ou qui désire l'être, pour
celle qui a des règles très abondantes, pour la végétarienne
et pour l'enfant en croissance rapide –, et, à titre préventif,
pendant la grossesse, il est recommandé de manger régulièrement (la fréquence est à adapter en fonction de l'intensité du manque : d'une fois tous les deux jours à deux fois
par jour) de la viande rouge, du foie ou du boudin noir. Ce
sont les aliments les plus riches en fer, un fer beaucoup
mieux absorbé et toléré que le fer médicamenteux, violem-
ment pro-oxydant et pro-inflammatoire et à éviter chaque
fois que cela est possible.

Il reste essentiel que ces viandes ne soient pas roussies
et encore moins carbonisées.

Il est préférable de les consommer à midi ou le matin plutôt que le soir. Ces protéines dégagent beaucoup d'énergie

immédiate, ce qui va à l'opposé du passage vers la « mini-hibernation » nocturne réparatrice. Elles stimulent les circuits les plus dynamisants du cerveau, ce qui est aussi, évidemment, plus utile dans la première partie de la journée.

Les viandes les plus intéressantes sont les viandes rouges maigres (les côtes et les entrecôtes sont les plus grasses – on peut aussi couper la partie grasse), les abats, en particulier le foie (à condition qu'il soit de bête élevée naturellement, sinon c'est un repaire de toxiques ; éviter le foie de porc et les foies d'animaux jeunes, trop riches en cuivre), la langue, le cœur, le gésier, les viandes associées à du cartilage ou un autre tissu conjonctif qui contribue à la maintenance de nos tissus conjonctifs comme les articulations (pieds de porc ou *tebichi*, museau, cartilages de volailles, crête de coq...), le lapin, le canard, le gibier et les viandes blanches.

Les viandes blanches, le lapin, le canard, ont l'avantage de contenir moins de fer que les viandes rouges, tout en étant aussi peu riches en graisses saturées que les viandes rouges maigres.

Comment, progressivement, manger moins de viande si l'on en consomme trop ? En remplaçant tout simplement, au quotidien, la viande par du poisson ou des fruits de mer, et en réservant la viande rouge, le foie, le boudin et les abats pour des repas plus exceptionnels (deux ou trois fois par semaine, comme à Okinawa). La viande et le poisson peuvent aussi, au moins sur le plan des protéines, être remplacés par une association de végétaux qui est alors aussi riche en acides aminés (les briquettes qui constituent les protéines) : riz et soja, par exemple, mais aussi toute association légume sec et céréale (par contre, cette association ne remplace pas les protéines animales en ce qui concerne zinc, fer et vitamine B12).

Combien ?

Les viandes, les volailles, le lapin ainsi que les abats et les œufs trouvent leur place dans la variété des menus du Programme Okinawa adapté à l'Occident, à raison d'une fréquence moyenne d'une à trois fois par semaine, dépendant aussi de la place des poissons dans les menus hebdomadaires. Idéalement, un poisson ou des fruits de mer le matin ou à midi, une viande rouge ou une viande blanche le matin ou à midi, et une association de végétaux ou des œufs le soir.

Progression :

Autant les protéines carnées ont leur intérêt chez l'enfant et la femme en âge de procréer ou enceinte, autant elles perdent de leur intérêt avec l'âge.

D'ailleurs, beaucoup de personnes ressentent naturellement une attirance réduite pour la viande en vieillissant. Par contre, les apports protéiques complets sont d'autant plus importants que l'on a tendance à perdre du muscle et d'autres tissus riches en protéines. Le zinc, la vitamine B12 et la carnitine deviennent aussi particulièrement importants pour la conservation et la réparation des tissus. Il est donc judicieux de garder jusqu'à la fin de sa vie un apport régulier en protéines animales, même si les portions sont plus faibles et si l'on privilégie le poisson, les fruits de mer et les viandes blanches.

Si l'on choisit d'être végétarien, il est nécessaire de compenser les manques d'apport en zinc, en particulier, par des compléments plus dosés que pour les non-végétariens. Pour ce qui est du fer, il ne faut jamais se supplémenter, même si l'on est végétarien, sans une analyse préalable objectivant le manque.

Petite touche « Okinawa » : une tradition veut que lorsque la construction d'une maison est achevée, on organise une fête qui est l'occasion de manger de la chèvre. On la consomme légèrement cuite, ou aussi crue, en carpaccio (*yagi sashimi*). Avec l'afflux touristique, des restaurants « yagi » se sont ouverts, qui proposent ces plats de viande de chèvre en dehors du contexte traditionnel.

Viandes et volailles

Consommer de la viande entre une et trois fois par semaine (en fonction des besoins, surtout chez la femme réglée). Volailles, viandes blanches, morceaux riches en cartilages permettent de réduire les apports excessifs en fer (surtout chez les hommes, et chez la femme après la ménopause).

Le soja

Okinawa est la région du monde où l'on consomme le plus de soja et ses dérivés (presque deux fois plus qu'au Japon).

Ce qu'il y a à gagner :

Les protéines du soja constituent l'une des sources de protéines les plus complètes du règne végétal. Elles peuvent donc fortement contribuer à réduire la nécessité de recourir aux protéines animales (en revanche, le soja n'est pas une source de zinc, de fer, de carnitine et de vitamine B12).

La composition même des protéines du soja lui permet de concourir à un meilleur équilibre pondéral. Il a été prouvé que le remplacement des protéines animales par les protéines du soja entraîne une perte de poids. On a aussi pu documenter des effets positifs sur le diabète (ce qui est intéressant aussi chez le non-diabétique, car les effets négatifs du sucre, comme la glycation, restent chez le non-diabétique une des causes du vieillissement).

« La consommation de 25 grammes par jour de protéines de soja, associée à une réduction des graisses saturées et du cholestérol, peut réduire les risques de maladies cardio-vasculaires » est une allégation santé reconnue depuis 1999 par la Food and Drug Administration (FDA) aux États-Unis.

L'hydrolysat de soja, communément appelé « lait » de soja, est donc une bonne alternative au lait de vache, à condition qu'il soit enrichi en calcium et que les apports en vitamine D soient par ailleurs corrects (ce qui implique souvent une supplémentation, au moins l'hiver). Le lait de soja est dépourvu de lactose, un glucide qui, nous l'avons vu, est soit mal digéré, soit facteur de troubles (cataracte et contribution à la dégradation des nerfs). Par ailleurs, le soja est une bonne source de magnésium (alors que les produits laitiers ont un effet perturbateur de l'absorption du magnésium).

Les graisses du soja, contrairement aux graisses des viandes et des produits laitiers, sont des graisses protectrices, en particulier sur le plan du cœur et du cerveau. En effet, elles contiennent une quantité appréciable d'oméga 3, et surtout de la lécithine qui favorise l'élimination du cholestérol par la vésicule biliaire et la production dans le cerveau d'acétylcholine, un des neurotransmetteurs essentiels de la mémoire. Autre intérêt : l'acétylcholine est aussi le neurotransmetteur du système neurovégétatif qui conduit à la détente (à l'opposé de la noradrénaline). La consommation régulière de soja a donc également un effet sur le stress, les tensions et l'agressivité.

Par des effets multiples, une alimentation à dominante carnée rend plus agressif, alors qu'une alimentation à dominante végétale, et en particulier comprenant beaucoup de soja, donne plutôt une « force tranquille ».

Mais l'atout majeur du soja et de tous ses dérivés réside dans les phyto-œstrogènes. Ces hormones d'origine végétale, sécrétées par la plante pour se défendre d'attaquants (ce qu'on appelle une « phytoalexine », comme le resvératrol du vin), ont au moins trois propriétés d'intérêt considérable pour la santé.

La première : elles miment les effets des œstrogènes, et de ce fait, bien que moins puissants, le soja et ses dérivés réduisent les désagréments de la ménopause – bouffées de chaleur, sécheresse vaginale, déféminisation de la silhouette (la graisse des hanches et des fesses qui n'est plus stimulée par les hormones se déplace au-dessus de la ceinture et les seins perdent du volume) à court terme, et, à plus long terme, ostéoporose et augmentation des risques cardiovasculaires. À ce titre, les phyto-œstrogènes sont de plus en plus utilisés comme alternative au classique traitement hormonal substitutif de la ménopause dont les études ont révélé qu'il était moins efficace que ce que l'on pensait, en particulier sur l'os, et surtout dangereux sur les plans cardiovasculaire (risques thrombo-emboliques) et du cancer du sein. On utilise alors des compléments contenant des doses précises. Lorsque les phyto-œstrogènes se révèlent insuffisants, par exemple contre les bouffées de chaleur, on peut être amené à ajouter, après analyse biologique, de la DHEA.

La deuxième : les phyto-œstrogènes agissent comme des œstrogènes sur un récepteur spécial, mais étant molécules cousines des œstrogènes produits dans l'organisme par les glandes endocrines, ils interfèrent avec elles, les empêchant de se lier à leur récepteur, ce qui fait qu'ils réduisent leurs effets. C'est ce qui explique qu'ils ont des effets anti-cancer du sein très puissants. On trouve un taux extrêmement bas de cancer du sein à Okinawa : environ 25 femmes sur 100 000 en feront l'expérience (contre 92 en France) et 6 femmes sur 100 000 en décèdent (contre 22 chez nous). Mais cet effet n'est avéré que si les phyto-œstrogènes sont pris lorsque la femme secrète des œstrogènes, c'est-à-dire avant la ménopause (ou après la ménopause chez la femme qui, porteuse d'un tissu adipeux plus abondant, continue à fabriquer des œstrogènes dans ce tissu).

La troisième : les phyto-œstrogènes sont de très puissants antioxydants, capables de réduire l'un des plus puissants marqueurs biologiques du vieillissement, le 8OHdG (un résidu des gènes endommagés que l'on dose dans les urines de vingt-quatre heures). C'est probablement cet effet protecteur général, et peut-être aussi une modulation des hormones masculines, qui explique la très faible incidence des cancers de la prostate dans toute l'Asie, et encore plus à Okinawa. La fréquence de cancer de la prostate est d'environ 10 pour 100 000 à Okinawa contre 60 en France. Seuls 4 hommes sur 100 000 en décèdent (18 en France). (Les apports élevés en acides gras oméga 3, lycopène – le pigment rouge des tomates –, thé vert, zinc, et vitamine D, et l'extrême rareté du surpoids concourent à cette faible incidence ; tous facteurs qui jouent aussi sur le cancer du sein pour lequel il faut ajouter l'iode, évidemment très abondant dans le cas d'une alimentation riche en algues.)

Autres propriétés des phyto-œstrogènes : de plus en plus d'études concernent leurs effets anti-angiogenèse, capables d'intervenir de manière positive pour réduire les capacités de croissance d'une tumeur (en réduisant la formation de nouveaux vaisseaux).

De nombreux autres principes actifs aux effets positifs sont étudiés, comme les saponines de soja qui réduisent l'absorption du cholestérol, des inhibiteurs d'enzymes (« *protease inhibitors* »)...

Les inconvénients :

On peut être allergique aux protéines du soja (une allergie en moyenne six fois moins fréquente que l'allergie aux protéines du lait de vache).

La teneur élevée en phyto-œstrogènes de certains produits dérivés du soja amène certains experts à conseiller une consommation moins régulière chez le garçon jeune (toutefois, ce conseil ne semble pas justifié ; on n'enregistre pas de troubles de la différenciation sexuelle chez les jeunes Asiatiques de sexe masculin). Les compléments, en revanche, sont contre-indiqués chez la femme qui prend des anti-œstrogènes dans le cadre d'un traitement du cancer du sein, et ils ne devraient pas être donnés, par prudence, ni chez la femme qui a un cancer du sein déclaré, ni chez la femme enceinte, ni chez le garçon.

Le soja non biologique peut être très pollué. L'offensive commerciale massive et précipitée des producteurs d'OGM, sans sécuriser suffisamment leur emploi, nous incite à préférer le soja sans OGM (un choix qui a prédominé jusqu'à présent en Europe).

L'huile de soja, bien qu'elle contienne des oméga 3, est trop riche en oméga 6 pour être intéressante (les

Okinawaïens ont choisi judicieusement l'huile de colza, dont ce n'est pas le cas).

Quand ? Comment ?

Il semble difficile de consommer autant de soja que les Okinawaïens ! Pourtant, lorsqu'on s'y met, progressivement, sur un an, on peut y arriver avec une étonnante facilité. De fait, il y a aujourd'hui une profusion de produits à base de soja dans nos boutiques diététiques et dans les grandes surfaces. L'accessibilité à une très grande variété de produits facilite cette intégration souhaitable.

Le plus simple, pour commencer : acheter du lait de soja enrichi en calcium (sans sucre ni fructose, ni sirop ajouté) pour remplacer dans les recettes, les céréales, etc., une partie du lait de vache. En passant ainsi d'un tiers à la moitié, puis aux deux tiers, on s'habitue au léger changement de goût. Pour les boissons, comme les milk-shakes, le changement du goût est plus sensible. On peut y remédier en mixant le lait de soja avec plus de fruits (ne pas utiliser de sirop mais des fruits entiers) ou des purées d'oléagineux, en ajoutant des aromates (cannelle ou vanille, par exemple). On peut mixer le lait de soja avec des « smoothies » tellement riches en fruits qu'ils produisent, plutôt qu'une boisson liquide, une purée fluide. Pour les céréales en flocons ou semoule, le lait de soja chaud peut être utilisé, puis agrémenté de purées d'oléagineux et de fruits.

De même, il est très facile de remplacer la crème fraîche par des crèmes appelées « soja cuisine » (choisir les plus riches en soja – c'est-à-dire au-dessus de 80 %) et, progressivement, les yaourts au lait de vache par des yaourts au soja (mais attention aux produits trop sucrés). Les meilleurs yaourts de soja sont sans sucre, bio et au bifidus ou lactobacillus. Il suffit d'y ajouter soi-même des fruits,

compotes sans sucre, purées d'oléagineux, aromates...
Même chose pour les yaourts à boire.

On peut aussi remplacer un tiers des farines de blé ou de sarrasin utilisées pour faire des crêpes, gaufres, pâtisseries, tourtes, quiches, par de la farine de soja. Il est difficile d'en mettre davantage car, au-delà, les consistances et comportements de la pâte ne sont plus les mêmes.

Les protéines de soja (texturées) peuvent aussi être facilement utilisées, après réhydratation, dans les recettes comprenant des petits morceaux de viande ou de poisson, pour réaliser des hamburgers, des farces, etc., ou ajoutées à des soupes ou des purées. Celles qui sont proposées en petits morceaux sont nettement plus maniables que celles présentées en gros morceaux. On trouve également des « steaks végétaux » tout préparés, mélangeant soja et légumes, qu'il ne reste qu'à réchauffer.

On trouve de plus en plus de produits tout préparés à base de soja, allant de la saucisse à la crème glacée.

On peut aussi utiliser des sauces à base de soja à la place du sel ou du vinaigre, comme le *shoyu* ou, de préférence car moins salé, le *tamari*.

Combien ?

Dès le départ, certains produits comme le soja cuisine ou le tofu soyeux peuvent être utilisés quotidiennement en bases de sauces. De même, le lait de soja enrichi en calcium remplace avantageusement le lait de vache (pour les enfants habitués au goût du lait, commencer par remplacer un tiers, puis la moitié, ainsi de suite, tout en aromatisant les céréales, par exemple, avec des purées d'oléagineux). Les galettes de soja toutes prêtes contenant des légumes, les yaourts au soja et les autres produits que vous choisirez peuvent être introduits au fur et à mesure. L'idéal serait d'en consommer au moins une fois par jour (en plus des composants de sauces, desserts...).

Progression :

Commencer par le tofu. Le *tempeh*, le *miso*, le *natto* et les sauces de soja ou le *tamari*... pourront suivre.

Le tofu est considéré comme le « fromage » de soja. L'hydrolysat de soja est caillé avec des sels minéraux, ce qui fait qu'il est riche en calcium (les Asiatiques utilisent plutôt le chlorure de magnésium). Il existe en différentes textures. Une texture extraferme qui prédomine à Okinawa (plus la texture est ferme plus le tofu est riche en protéines et en phyto-œstrogènes), une texture ferme et une texture molle.

Pour débuter, le plus simple consiste à utiliser le tofu mou, dit « soyeux », qui vient tout récemment d'apparaître sur nos marchés. C'est le tofu préféré des personnes âgées. Il a une consistance de flan et un goût très agréable, au point qu'on peut le consommer tel quel. Par ailleurs, il s'incorpore sans aucune difficulté dans toute soupe, purée, sauce, *smoothie*, etc.

Les tofus fermes et extrafermes ont a priori un goût moins attrayant. Mais découpés en cubes, assaisonnés et incorporés dans des recettes, ils peuvent devenir délicieux (par exemple, saisis au wok avec des légumes et/ou des champignons). Après quelques semaines, la plupart des expérimentateurs deviennent des adeptes.

À Okinawa, ont été développées, en sus du tofu extra-ferme, des recettes locales comme le tofu fermenté (*tofuhyo*) et le tofu aux arachides (*jinami tofu*).

Les graines de soja elles-mêmes sont couramment consommées crues (« *edamame* », ce qui signifie « haricots encore sur leur branche ») ou grillées. On les sert souvent à grignoter au comptoir des bars. Cette habitude, qui vient d'Okinawa, est en train de gagner en popularité aux États-Unis. Mais elle a encore beaucoup de chemin à faire avant de rattraper les célèbres *peanuts*, les cacahuètes ! Attention, lesdites « graines de soja germées » que l'on trouve sur nos marchés ne sont pas du soja mais du haricot mungo (que l'on retrouve aussi parfois dans des vermicelles présentés comme des « vermicelles de soja »).

Le *tempeh*, le *miso* et le *natto* sont des formes fermentées de soja. La fermentation entraîne une modification des phyto-œstrogènes qui perdent leur attache glucidique et deviennent ce qu'on appelle « aglycones », une forme absorbée un peu plus rapidement que l'autre. Certains en font un argument marketing d'une façon qui semble abusive, puisque les études montrent qu'au final, les deux formes sont aussi efficaces l'une que l'autre.

Le *tempeh* est une forme de tofu extraferme dans laquelle les graines de soja sont entières. Son goût, quelque peu « fumé », est plus fort que celui du tofu. Incorporé dans des recettes il peut devenir aussi « apprivoisé » et familier que le tofu.

Le *miso* est une pâte. Elle sert de « bouillon cube » pour faire des soupes dans lesquelles on a coutume d'ajouter du tofu et des algues. C'est la soupe qui est régulièrement servie avant ou après les sushi. Son inconvénient : elle peut être très salée. Choisir donc les formes les moins salées, en particulier le *shiro miso*, produit intégrant le riz et le soja.

Le *natto* est pour les plus... courageux. Il s'agit de graines de soja hyperfermentées avec un bacille spécial. L'aspect peut surprendre : les graines sont engluées dans un sécrétat blanc qui se met à mousser lorsqu'on le remue. Le tout a un goût puissant rappelant les fromages forts. Si l'on passe sur une première impression qui peut être repoussante pour certains, et que l'on accommode judicieusement le *natto*, en en mettant un peu, par exemple, dans beaucoup de riz, on peut être agréablement étonné du résultat gustatif. On peut retrouver sur le blog http://clairejapon.canalblog.com des témoignages des explorateurs du *natto*, des informations et des recettes japonaises pour tous les ingrédients que nous décrivons.

L'intérêt santé du *natto*? Il est probablement le plus intéressant de tous les produits à base de soja, car non seulement il est riche en phyto-œstrogènes, mais il l'est également en saponines, en chondroïtine (un nutriment des cartilages) et en facteurs protecteurs engendrés par le germe spécial qui permet sa fermentation (*bacillus natto*).

Le plat emblématique d'Okinawa, *chample*, associe du tofu, beaucoup de légumes (en particulier du chou) saisis au wok, avec de petites quantités de poisson ou de viande et, bien sûr, souvent, le fameux *goya* découpé en lamelles (et, du coup, nettement moins amer).

Le soja

Remplacer le lait de vache par du lait de soja enrichi en calcium non sucré, les yaourts par des yaourts au soja, la crème fraîche par du soja cuisine ou du tofu soyeux.

Introduire progressivement galettes de tofu et autres produits jusqu'à en consommer au moins une fois par jour.

Les algues

Le Japon a développé depuis des temps ancestraux la culture gastronomique des produits de la mer la plus raffinée et la plus riche de toute l'histoire. Cela ne concerne pas seulement les poissons et les fruits de mer, mais aussi les algues et nombre de produits qui ne rentrent pas dans ces catégories.

Ce qu'il y a à gagner :

Les algues sont, avec quelques fruits de mer, les aliments les plus riches en iode. Or l'apport en iode a toujours été un problème dans nos contrées. Le plus marquant a été bien sûr le « crétinisme des Alpes ». Il s'explique par le fait que le développement cérébral nécessite des hormones thyroïdiennes dont l'iode favorise la production. Dans les montagnes, éloignées des côtes, les produits d'origine marine étaient très peu accessibles, et les pluies pauvres en iode. D'où la fréquence des hypothyroïdies dans les populations montagnardes. Lorsqu'elles touchaient plus sévèrement une femme enceinte ou son enfant dans les premières années de la vie, celui-ci développait à la fois un goitre lié à l'hypothyroïdie et un retard mental.

Aujourd'hui que les montagnards reçoivent des huîtres du jour et que le sel est enrichi en iode, qu'en est-il ? On est surpris de découvrir que si le problème caricatural du crétin du village est résolu, le manque d'iode reste prévalent. Les apports recommandés sont de 200 microgrammes quotidiens. L'apport moyen se situe aux alentours de 100 microgrammes par jour pour l'ensemble de la population française. On détecte environ 10 % des enfants dont les excrétions urinaires reflètent une insuffisance en iode, une paresse thyroïdienne. Et lorsque l'on optimise les apports en iode, le QI et les résultats scolaires s'améliorent. Chez les adultes, le manque d'iode peut contribuer aussi à des hypothyroïdies frustes, associées à des manques énergétiques, une tendance dépressive et un surpoids. Enfin, le manque d'iode a été identifié comme facteur favorisant le cancer du sein.

Autrement dit, le manque d'iode reste dans nos contrées un véritable problème de santé publique non résolu.

La solution ? Les Chinois d'il y a déjà 5 000 ans l'avaient remarqué avec une finesse époustouflante, les algues peuvent guérir les goitres. La démarche scientifique n'a permis de comprendre pourquoi qu'au XIXe siècle : parce qu'elles sont riches en iode nécessaire à la production des hormones thyroïdiennes. Il est donc souhaitable d'augmenter systématiquement la consommation des « légumes de mer ».

Par ailleurs, tous sont pauvres en calories et riches en minéraux, y compris certains d'entre eux comme le wakame, le kombu, le nori vert ou l'ulve, très riches en calcium (beaucoup plus que le lait ; treize fois plus en ce qui concerne le wakame). Les kelps, dont font partie le kombu et le wakame, contiennent aussi des phyto-œstrogènes et ont démontré en laboratoire des capacités à protéger nos gènes de dégâts produits par des substances toxiques et carcinogènes.

Enfin, ils apportent une grande variété de saveurs encore très peu connues dans la cuisine occidentale. Elles vont des goûts subtils à notes légèrement fumées de champignons et de fruits secs, de l'algue favorite des Japonais, et qui sert d'écrin aux sushis, le nori à la tonalité corsée des haricots de mer, en passant par le goût sucré du kombu royal (aussi appelé « saccharine »), le goût d'épinards de l'ulve, l'arôme iodé des cheveux de la mer (ou nori vert) ou la connotation carnée du wakame. Les parties tendres du wakame sont utilisées comme ingrédient principal de la salade asiatique.

Il existe un univers gastronomique des algues à découvrir...

Les inconvénients :
Les algues sont pour la plupart salées, en particulier le wakame. Il faut le laisser tremper avant usage et le rincer abondamment.

L'abus d'algues peut, par excès d'iode, bloquer la glande thyroïde comme son manque. Cela peut être observé dans quelques régions du Japon où la consommation est exceptionnellement élevée.

L'allergie à l'iode concerne les injections de produits à base d'iode, pas les produits alimentaires. Par contre, chez l'adolescent, les algues pourraient entraîner une recrudescence d'acné.

Comment ?
Les algues sont fort heureusement devenues beaucoup plus accessibles, particulièrement en Europe grâce à la Bretagne, à l'Irlande et à l'Islande qui cultivaient depuis longtemps des traditions dans ce domaine.

On les trouve donc fraîches, pour faire des salades ou les incorporer dans de nombreuses recettes, par exemple dans une soupe (la soupe *miso*, avec du tofu et quelques morceaux de wakame, est la plus connue), sur une quiche ou une pizza... Au Japon et en Corée, la partie tendre du wakame est utilisée en salade de manière aussi fréquente que chez nous la laitue, d'où son surnom de « laitue de mer ». La partie la plus croquante de l'himanthale, aussi appelée haricot ou spaghetti de mer, peut être facilement mélangée à des pâtes ou dans des soupes. Le kombu royal ou saccharine, par sa nature plus douce, trouvera sa place dans les desserts, comme le *chondrus crispus* ou *carragheen*, utilisé comme gélifiant dans les entremets, ou l'agar-agar.

Les algues se trouvent aussi en bocaux de verre, en feuilles séchées, en branches, en paillettes, en poudre et dans de nombreuses préparations. Les feuilles de nori sont maintenant universellement connues comme l'enveloppe de référence des sushis, mais aussi des makis (rouleaux), des onigiris (boulettes de riz agrémentées de poisson, de légumes, de sésame ou d'autres algues) qui constituent l'un des « sandwichs » préférés au Japon et à Okinawa.

On utilise aussi le wakame pour envelopper le poisson avec des légumes (*kombumaki*, une recette agrémentée de sauce de soja, sucre et saké qui fait partie du menu traditionnel du Nouvel An à Okinawa).

Dans les épiceries fines, les boutiques bio ou par Internet, on peut se procurer facilement des condiments aux algues : sauces, moutardes, tapenades, farces, chutneys délicieux (dulse et oignons rouges, par exemple, ou wakame et oranges), des pâtes à tartiner (« tartinalgues ») ou des plats tout prêts, des chips, etc. Les Chinois affectionnent particulièrement de grandes assiettes de fines lamelles d'algues vertes frites et légèrement salées.

Progression :

Penser, dans l'esprit de l'approche « métronomique », à inclure des algues fraîches, en paillettes, en poudre, en feuilles, en condiments préparés, dans des plats courants – salades, soupes, riz, omelettes, sauces – à en mettre quelques morceaux sur le poisson, au moins une fois par jour.

La quantité d'algues souhaitable est plus importante pour les personnes en surpoids, à risque de cancer du sein, chez les femmes enceintes et chez les enfants.

Les algues

Utiliser des tartares, paillettes et autres condiments d'algues pour enrichir sauces, salades, soupes ou autres plats, au moins une fois par jour.

Le riz et les autres céréales

> « Un repas sans riz n'est pas un repas. »
>
> Proverbe japonais.

Ce n'est pas spécifique à Okinawa. Le riz, comme dans toute l'Asie, domine très largement sur les autres céréales.

Ce qu'il y a à gagner :

Le riz est une céréale sans gluten, comme le quinoa ou le sarrasin. Or le gluten peut être allergisant. Une maladie grave, la maladie cœliaque, qui se traduit par une inflammation violente du tube digestif, touche certaines personnes qui doivent exclure le gluten de leur alimentation. Mais si cette pathologie ne touche qu'un petit nombre de gens, de plus en plus d'experts estiment qu'un nombre beaucoup plus important de personnes est affecté par des effets négatifs du gluten. Soit elles font une intolérance « à bas bruit », se traduisant par une inflammation plus faible, soit des peptides (un tout petit morceau de protéine) passent dans le sang. Ces peptides peuvent être mesurés dans les urines (« peptidurie urinaire »), un phénomène que l'on retrouve aussi avec les protéines des produits laitiers. Or, ces peptides, qu'ils proviennent du gluten ou des protéines du lait de vache, sont capables de passer dans le cerveau dans des conditions d'inflammation, de stress oxydatif augmenté, d'altération des acides gras polyinsaturés (en particulier oméga 3), de la double barrière qui le protège. Et une fois dans le cerveau, ces peptides peuvent interférer avec son fonctionnement.

Une des interférences actuellement la plus étudiée est celle concernant des peptides dits « opioïdes », car ils appartiennent à la famille qui comprend la morphine, l'héroïne, et des neuromodulateurs que nous fabriquons nous-mêmes, les endorphines. Les endorphines sont, pour résumer, les molécules sécrétées dans le cerveau qui nous donnent une sensation de bien-être. C'est pourquoi la morphine a de si puissants effets anti-douleur. C'est aussi la raison pour laquelle l'héroïne se révèle une drogue aliénante : elle épargne le besoin d'aller chercher où que ce soit des sources de plaisir. Or les peptides opioïdes du gluten, cousins de certaines endorphines, se révèlent capables de prendre leur place, et donc de créer une puissante sensation de mal-être. Plusieurs chercheurs incriminent un tel mécanisme dans certains cas d'insomnie, d'hyperactivité, d'agressivité et d'autisme chez l'enfant, des troubles qui ont pris une ampleur sans précédent dans nos sociétés. Il est clair que ce mécanisme peut toucher de manière similaire des adultes.

L'inflammation du tube digestif, à la base des intolérances alimentaires de tous ordres, peut être provoquée par des mécanismes très courants comme une gastro-entérite, des déséquilibres de la flore digestive, un candida, un excès de café (qui déclenche le déversement d'histamine par la paroi de l'estomac), d'alcool (vasodilatateur), d'épices agressives, de fer (pro-oxydant et pro-inflammatoire) et favorisée par la constipation (les selles dures et stagnantes irritent la muqueuse du tube digestif). Lorsque la muqueuse est enflammée, elle laisse passer des éléments de protéines insuffisamment digérés. Et les intolérances alimentaires créent elles-mêmes une inflammation. La consommation de produits incriminés dans les intolérances alimentaires – produits laitiers ou céréales contenant du gluten – peut donc contribuer à augmenter dans la population la fréquence de troubles variés : inflammatoires, allergiques, auto-immuns et... psychologiques.

Le premier avantage que l'on peut donc voir dans le riz est que, s'agissant d'une céréale dépourvue de gluten, sa consommation peut éviter de recourir aux céréales qui en contiennent, et qui prédominent dans nos régions avec, bien sûr, en tête, le blé.

Le deuxième est que plus les céréales sont grillées, plus les protéines, alors déformées, risquent de provoquer des intolérances. Or, nous consommons la majeure partie de nos céréales grillée, que ce soit sous forme de pain (la croûte), de viennoiseries, de biscuits, de fonds de tarte ou de pizza. Ce n'est pas le cas des produits à base de riz.

Par ailleurs, et contrairement à ce qui est pratiqué à Okinawa, on peut trouver une immense variété de riz différents. Par exemple, le riz basmati, les riz semi-complets ou complets qui donnent un taux de sucres circulants bas et apportent plus de fibres, de minéraux, de vitamines et de facteurs protecteurs (comme l'oryzanol), ou des riz comme le riz violet, cultivé par des minorités au Laos et au Vietnam, et le riz rouge, tous deux riches en flavonoïdes antioxydants et anti-inflammatoires.

Inconvénients :

Une consommation de riz importante peut favoriser la constipation (d'où les yeux bridés des Asiatiques... vous connaissiez probablement la blague). Que faire ? Consommer des riz semi-complets ou complets, associer suffisamment de fruits et légumes (en particulier les plus riches en fibres), boire de l'eau minéralisée, corriger ses carences en magnésium – dont les effets spastiques sur le tube digestif freinent le transit – et... bouger. En France, la consommation de laxatifs, qui oscille entre 15 et 20 millions de boîtes par an, est ridicule et délétère. Elle épargne le besoin de recourir aux moyens sains, irrite le tube digestif, contribue à des malabsorptions.

Comment ?

Les riz les plus intéressants sont donc le riz violet, le riz rouge, le riz basmati, les riz semi-complets et les riz complets.

Ils peuvent être consommés simplement cuits dans l'eau (si possible minéralisée, ainsi ils s'enrichissent en magnésium et en calcium alors qu'ils en perdent dans une eau pauvre en minéraux). On peut alors les mélanger à des légumes secs ou du soja (ce qui donne une protéine aussi complète que les protéines animales), à des œufs, du poisson, de la viande maigre, du foie, à des légumes verts, des algues, des champignons (comme dans le mémorable risotto aux cèpes), des herbes, des épices, les consommer en plats chauds, en soupe ou en salade.

Le succès mondial des sushis les a rendus accessibles à tous. (Il existe des variations comme les makis, des rouleaux triangulaires.) L'association riz-poisson-algues, parfois légumes, est évidemment en pleine concordance avec les recommandations du Programme (s'y ajoute aussi l'intérêt du cru, puisque seuls quelques sushis particuliers comme ceux à l'anguille sont présentés cuits).

Les Okinawaïens et les Japonais raffolent des onigiris – leur « sandwich » ou leur « hamburger » : boulettes de riz de forme ronde, ovale ou pyramidale, enveloppées dans une feuille de *nori*, et au cœur desquelles on trouve une immense variété d'ingrédients : petits morceaux de poisson, œufs de poisson, viande, légumes, algues, champignons... Ils peuvent aussi être couverts de graines de sésame.

On peut recommander de faire des pains, les crêpes, les gaufres, les biscuits, les pâtes à tarte sans gluten, avec des mélanges de farines de sarrasin, de maïs, de châtaigne, de soja, de riz, de quinoa, de teff (une céréale d'Afrique du Nord). On peut utiliser des galettes ou des crackers de riz, de maïs, des crêpes souples de riz (en général vietnamiennes) à réhydrater. C'est ce qu'on utilise pour réaliser les rouleaux de printemps. Abusez de votre créativité pour y rouler ce qui vous fait envie en entrée, en plat ou en dessert.

On trouve des vermicelles de riz (« cheveux d'ange ») et autres pâtes à base de farine de riz. Le *shiro miso* est une base de bouillons et de sauces intégrant riz et soja.

Il existe des flocons et de la semoule de riz qui peuvent être utilisés pour préparer les céréales du matin (ou du soir pour ceux qui intervertissent judicieusement dîner et petit déjeuner) – dans du lait de soja, du lait de riz (mais tous deux enrichis en calcium et sans sucres ajoutés) ou du lait d'amandes. On y ajoutera avantageusement des purées d'oléagineux (amandes, noisettes, noix de cajou) et des fruits.

La farine de riz est utilisée pour faire une infinité de crêpes, de biscuits et de gâteaux dont les plus célèbres sont les *mochi*. Les *mochi*, particulièrement prisés à Okinawa, sont réalisés en martelant le riz cuit jusqu'à ce qu'il produise une pâte gluante dans laquelle on va incorporer des produits à base de sésame, d'*imo* (une patate douce violette, donc riche en flavonoïdes), de fruits, de thé vert (*matcha*) ou d'arrowroot (*kuzumochi*). On peut gagner du temps en se procurant directement de la farine à *mochi*.

Le quinoa ou « riz des Andes », le sarrasin et l'amarante (une céréale héritée des Aztèques, dont les protéines sont aussi complètes que les protéines animales et le soja), tous sans gluten, représentent d'excellentes alternatives au riz. On peut particulièrement recommander les quinoas rouge et noir. Ils peuvent être utilisés cuits à l'eau (minéralisée), en flocons, en semoule, en farine (les crêpes au sarrasin sont traditionnelles en Bretagne, mais on peut aussi faire du pain, des pâtes, des farces, des tartes, des gâteaux, etc.) Le porridge de sarrasin (*kacha*) est très populaire en Europe centrale et en Russie.

On trouve aussi du quinoa germé à additionner aux salades, au riz...

Progression :

Si l'on ne souffre pas de maladies cœliaque, inflammatoire, allergique, auto-immune ou de troubles de type anxio-compulsif ou comportemental, il n'est probablement pas indispensable de manger sans gluten. Cela dit, on est étonné du nombre de personnes ne présentant pas de troubles spectaculaires, dont l'état général se trouve amélioré par la réduction ou l'évitement des produits laitiers et à base de gluten. L'amélioration est souvent nette, par

exemple, sur des ballonnements et autres troubles digestifs, sur l'insomnie (le Pr Kahn a démontré que l'insomnie
du nourrisson pouvait être causée par l'intolérance aux produits laitiers) ou, tout simplement, les sensations de mal-
être.

Vous pouvez tenter l'expérience. Une telle démarche
requiert plus qu'une prise de position « intellectuelle ». En
constatant sur soi une différence, on peut alors gagner la
motivation nécessaire à un tel changement d'habitudes.

Le riz et les autres céréales

Soit cuites à l'eau, soit en flocons, en semoule ou sous forme
de pâtes ou de crêpes, consommer au moins deux fois par
jour des céréales, de préférence sans gluten, comme le riz,
le sarrasin ou le quinoa.

Le soir, avec les légumes secs et les légumes racines, ils
permettent de centrer le dîner sur les glucides lents, qui
redonnent de l'énergie tout en favorisant la détente nécessaire à un sommeil réparateur.

Les pains, crêpes, gaufres, biscuits, pâtes à tarte... peuvent
être faits avec des mélanges de farines dépourvues de gluten : sarrasin, maïs, châtaigne, soja, riz, quinoa, teff...

Les légumes

À Okinawa, les anciens consomment en moyenne cinq
légumes par jour. Traditionnellement, la base du régime
était la patate douce (*imo*), avant la montée du riz qui a suivi
l'amélioration des conditions de vie et la « japonisation »
progressive de l'archipel.

Ce qu'il y a à gagner :

Il existe un consensus mondial pour promouvoir les légumes comme facteurs majeurs de réduction des risques de surpoids, de diabète, d'hypertension, de maladies cardiovasculaires, de cancers et d'ostéoporose.

Il y a en général encore moins de calories, de glucides, plus de fibres et plus d'antioxydants, de magnésium et d'acides gras oméga 3 dans les légumes que dans les fruits. Il en ressort qu'une consommation intense de légumes est encore plus importante qu'une consommation intense de fruits. C'est ce que les anciens d'Okinawa ont pratiqué spontanément.

Les légumes verts sont particulièrement peu caloriques, riches en fibres, en antioxydants (dont la chlorophylle et les caroténoïdes – la chlorophylle sert à produire l'énergie extraite du rayonnement solaire par photosynthèse et les caroténoïdes à empêcher que les feuilles ne grillent), en magnésium (toujours lié à la chlorophylle qui ne peut pas produire d'énergie sans lui) et en acides gras oméga 3. Les légumes de couleur chaude sont riches en antioxydants : caroténoïdes orange pour le bêta-carotène, rouge pour le lycopène, jaune pour la lutéine. Ils sont toujours présents dans les légumes verts, mais le vert de la chlorophylle domine alors (lorsque la feuille meurt, le vert disparaît et les couleurs chaudes apparaissent, c'est ce qui explique le phénomène des changements de couleur de la végétation à l'automne). Le bêta-carotène protège les graisses de nos membranes cellulaires et les graisses qui circulent dans le sang en association avec les vitamines E et C et le sélénium (il joue donc un rôle très important dans la lutte contre les phénomènes du vieillissement et de l'athérosclérose). Le lycopène se concentre dans plusieurs tissus, en particulier la prostate (facteur de prévention du cancer), et la lutéine dans la rétine (en empêchant qu'elle soit grillée par le rayonnement lumineux, ce qui provoque la « dégénérescence maculaire », première cause de cécité chez la personne âgée). Les légumes de couleur pourpre ou violette sont riches en flavonoïdes antioxydants et anti-inflammatoires.

Les légumes secs, ou légumineuses, dans lesquels sont inclus le soja déjà décrit, comprennent les haricots, les lentilles, les pois... Le haricot le plus populaire de l'Extrême-Orient est le haricot *azuki*. Ces légumes secs sont une bonne source de protéines (complètes quand ils sont associés à du riz, une autre céréale ou du soja), de glucides lents (ce sont à vrai dire les glucides les plus lents). Ils contiennent aussi beaucoup de magnésium et un peu de phyto-œstrogènes.

Les légumes féculents ont dominé le paysage alimentaire d'Okinawa, en particulier avec la patate douce *imo*, depuis le début du XVIIᵉ siècle. On en trouve deux sortes : l'une à chair jaune (*satsuma-imo*), l'autre à chair pourpre (*beni-imo*). Ce sont aussi des glucides lents de référence (avec un index glycémique nettement meilleur que notre pomme de terre) et ils contiennent par ailleurs nombre de principes actifs protecteurs : du magnésium, de la vitamine C, des caroténoïdes, des flavonoïdes (en particulier dans la variété pourpre) et des saponines.

On trouve encore des saponines, avec des graisses mono-insaturées, dans l'avocat et dans les olives (un petit clin d'œil au régime méditerranéen !).

Les légumes et aromates de la famille « allium » ont aussi une place privilégiée dans notre programme de « chimiothérapie naturelle préventive » : poireau, céleri, fenouil, ciboulette, ail et oignon, connus depuis l'Antiquité comme protecteurs contre le cancer et, en ce qui concerne l'ail, les risques liés à la viscosité sanguine (phlébites, embolies, accidents vasculaires cérébraux), ce que les études scientifiques modernes ont pu valider.

Les crucifères méritent une mention spéciale, car les choux sont extrêmement prisés à Okinawa. Or ils apportent d'autres agents cruciaux pour la santé : de la vitamine C, du sélénium, des acides aminés soufrés, du sulforaphane, de l'indole-C3-carbinol, tous impliqués dans les processus de détoxification. Le sulforaphane stimule dans le foie les neutralisateurs de substances délétères les plus efficaces dont nous disposons. Le produit le plus riche en sulforaphane est la graine germée de brocoli, que l'on trouve depuis peu dans les boutiques bio. Les consommateurs réguliers de crucifères ont une fréquence de cancers nettement réduite. Les asperges sont aussi particulièrement riches en acides aminés soufrés (ce qui produit l'odeur forte de l'urine, que l'on connaît).

On note en général un avantage supplémentaire pour les graines germées qui concentrent beaucoup plus les vitamines, biofacteurs et autres principes actifs que les plantes adultes (comme le sulforaphane pour le brocoli).

Il y a aussi à gagner en choisissant des légumes lacto-fermentés comme la choucroute (on trouve maintenant de nombreux autres légumes lacto-fermentés en conserve de verre), car la fermentation et les germes qu'elle développe apportent un élément d'équilibre à la flore digestive, accompagné de toutes les molécules immunomodulantes et détoxifiantes qu'ils génèrent.

Artichaut, betterave, chicorée contiennent, eux, beaucoup d'inuline, un fructo-oligosaccharide (FOS) qui a un effet bénéfique sur l'équilibre pondéral et nourrit les ferments positifs de la flore du côlon.

Les courges, navets, radis, outre qu'ils sont peu caloriques, appartiennent pour certains, avec les choux, le
brocoli et le cresson, à la famille des crucifères. C'est le
cas du radis noir d'Okinawa, le *daikon*, ce qui signifie en
japonais « la grande racine ». Il contient des quantités éton-
nantes de vitamine C et de calcium, ainsi que des enzymes,
des diastases, qui, comme la bromélaïne de l'ananas et la
papaïne de la papaye, aident à la digestion et ont des propriétés anti-inflammatoires. On consomme ses fanes qui res-
semblent aux épinards, et ses graines germées, piquantes,
comme les graines germées de brocoli, qui peuvent servir
d'aromates.

L'*hechima* est la courgette d'Okinawa (qu'on ne trouve
pas au Japon, mais plutôt à Hawaï et dans quelques contrées
du Sud-Est asiatique). Très peu calorique, car composée de
94 % d'eau, elle est onctueuse et délicieuse. Elle contient
de la vitamine C et des caroténoïdes, mais surtout des protéines particulières très étudiées comme la luffine. Les protéines de ces cucurbitacées intéressent au plus haut point
les chercheurs, car on leur a détecté des propriétés immuno-
stimulantes et anti-tumorales.

Enfin, le symbole d'Okinawa, le célébrissime *goya*, un cornichon verruqueux épouvantablement amer, appartient à
la famille des melons. Sa réputation de pouvoir prévenir et
même traiter le diabète a gagné l'Asie, Madagascar et les
Amériques centrale et du Sud. Comme cela a été le cas pour
l'ail, le chou, les algues et nombre d'aliments connus depuis
l'Antiquité pour leurs propriétés « pharmacologiques », il
semble que l'on s'achemine vers une validation scientifique
de l'« allégation », puisque plusieurs études ont pu objectiver les propriétés hypoglycémiantes du *goya*, y compris une
augmentation des effets de médicaments antidiabétiques
allopathiques.

Avec le stress oxydatif et l'inflammation, la glycation (l'accrochage spontané de glucose sur les protéines) étant l'un des mécanismes du vieillissement et de nombreuses pathologies, outre le rejet des produits contenant des sucres rapides au profit des aliments riches en glucides lents et en fibres, la consommation d'aliments aux propriétés hypoglycémiantes comme le *goya* ou la cannelle peut contribuer à l'« eugérie » (le terme inventé par Aristote pour dire « bien vieillir »).

On peut y ajouter le *konjac* (*konnyaku*), le champion basses calories toutes catégories en dehors de l'eau et du thé. Le *konjac* est un légume racine apparenté à la patate douce, constitué de 97 % d'eau liée à un réseau d'une fibre proche de la pectine de pomme, le glucomannan. Le glucomannan est utilisé traditionnellement contre le surpoids et le diabète, à la fois parce que très volumique et très peu calorique, et parce que les fibres modulent l'absorption des graisses et des sucres. Par ailleurs, il contribue à réduire les risques de constipation (et, de manière corollaire, d'inflammation du tube digestif et de cancer du côlon) et contient une quantité non négligeable de calcium.

Les champignons constituent une autre passion des Japonais, souvent partagée par les Européens. Même s'il ne s'agit pas des mêmes variétés, tous sont très pauvres en calories et, en général, riches en vitamines B. Par ailleurs, ils contiennent de nombreux et très puissants principes actifs (dont beaucoup sont tellement actifs qu'ils peuvent tuer). Le plus célèbre d'entre eux, le *shiitake*, était aussi connu des Amérindiens (très probablement venus d'Asie). Le *shiitake* s'avère une source (rare parmi les aliments) de vitamine D et, surtout, il contient un polysaccharide, le lentinan. Purifié, celui-ci est utilisé au Japon comme médicament complémentaire de la chimiothérapie de certains cancers. Le lentinan possède aussi des propriétés de stimulation des défenses immunitaires et hypoglycémiantes (anti-glycation).

Quand ? Comment ?

Tous les légumes peuvent être ajoutés en dehors des crudités, salades et soupes, comme garniture autour des poissons, fruits de mer, viandes. À vrai dire, il serait plus judicieux de dire l'inverse – comme c'est le cas à Okinawa, par exemple, dans le *chample* : on peut ajouter quelques morceaux de poisson, fruits de mer ou viande en garniture du plat de légumes. La cuisine au wok facilite ce type d'intégration, en permettant en sus de ne saisir que très rapidement, ce qui réduit la destruction des vitamines sensibles à la chaleur comme la vitamine C. Le riz, le quinoa, le sarrasin servent facilement de « toile de fond » à un décor de légumes variés. Les autres ingrédients majeurs du Programme, comme le soja, les algues et les épices, plus accessoirement les champignons, peuvent soit être intégrés dans le plat principal, soit proposés sur de petites assiettes annexes afin que chacun fasse un mélange à sa façon.

On peut réaliser des quiches, des tourtes, des aumônières, des pizzas... avec des légumes variés, tout en utilisant à la place des farines au gluten et des produits laitiers des farines de sarrasin, de quinoa, de soja, de châtaigne et du lait de soja ou de riz.

La patate douce *beni-imo* n'étant pas encore accessible dans nos contrées, on peut la remplacer par la vitelotte ou la pomme de terre d'Auvergne (également violettes), le topinambour, le *yam*, la patate douce caraïbe, le manioc, le panais ou les crosnes.

Combien ?

La question du combien est claire : les Okinawaïens consomment cinq légumes par jour (sans compter le soja, le riz et les aromates) et les recommandations officielles sont de cinq à dix légumes et fruits par jour. Autrement dit, et selon la technique « métronomique » de notre programme de « chimiothérapie naturelle préventive » anti-sénescence et anti-maladie, pratiquement deux légumes à chaque repas.

Un tel objectif, qui peut faire peur, est-il si difficile à atteindre ?

Faites-en l'expérience et vous serez surpris de la facilité avec laquelle on y arrive et de l'évidence qui s'impose ensuite : vivre hors de ce rythme apparaît vite comme une aberration ! La baisse de forme rapide qui en résulte est là pour le rappeler.

Des jus de tomate, de carotte, de betterave ou mixtes (on en trouve une variété croissante), ou même un gaspacho peuvent être pris en apéritif, cocktail, dans la journée.

Chaque repas principal peut être commencé soit par des crudités, une salade ou une soupe, dans lesquelles il est aisé de mêler plusieurs légumes (pour Mamidou, 96 ans, exemple pétulant de vieillissement réussi, que l'on peut retrouver sur le blog[1], une soupe ne doit pas contenir moins de sept légumes).

Penser à inclure au moins une fois par jour un légume sec : lentilles, haricots, pois, ou un féculent : pomme de terre, carotte, patate douce, vitelotte, topinambour, crosne, potiron, potimarron, courge, arbre à pain, banane légume (plantain) ; un crucifère : en particulier chou blanc, chou

---

1. www.jeanpaulcurtay.typepad.com/okinawa

rouge, brocoli (encore mieux graines de brocoli germées), chou de Bruxelles, chou chinois ; un membre de la famille « allium » : poireau, ciboulette, ail, oignon ; un légume orange (pour le bêta-carotène) : carotte, patate douce, potiron ; un légume vert (chlorophylle et magnésium) ; tous les légumes feuilles (laitue, épinards, oseille, cresson, mâche, mais aussi de nombreuses fanes souvent jetées alors qu'elles sont les plus riches en principes protecteurs : fanes de carottes, de navets, de radis qui font d'excellentes soupes, feuilles de pissenlits, d'orties, et tout un univers d'herbes sauvages que des passionnés redécouvrent et nous rendent accessibles) ; un légume rouge (lycopène) : la tomate bien sûr, mais il faut savoir qu'il existe des centaines de tomates à côté des quelques variétés surexploitées ; un légume pourpre ou violet (flavonoïdes) ; aubergine, betterave, vitelotte, pomme de terre d'Auvergne... Plus on avance en âge et plus on vit au soleil, plus la lutéine (jaune) qui protège la rétine devient importante. On en trouve notamment dans le brocoli et le maïs.

Progression :

Vérifier chaque jour le nombre de légumes et leur appartenance aux catégories : crucifères, allium, verts, orange/rouges/jaunes, violets/pourpres, secs, féculents/riches en inuline.

Penser à inclure au moins une fois par semaine des légumes lacto-fermentés (choucroutes, betteraves), des graines germées et des champignons. On trouve maintenant couramment le *shiitake*, que ce soit sous forme sèche ou fraîche. Il existe une quantité considérable d'autres champignons consommés au Japon et à Okinawa, comme le *maitake*, l'*enoki*, l'*eringi*, et l'*agaricus blazei* également étudié pour ses principes actifs potentiellement anti-carcinogènes.

Pour ce qui est des graines germées, l'offre est diversifiée : lentilles, haricots mungo, brocoli, chou rouge, poireau...

Il peut être amusant d'intégrer des légumes dans les desserts : une tarte à la tomate, un gâteau de carotte, un entremet au *konjac* et à la petite algue sucrée « saccharine », un sorbet au fenouil, etc.

À Okinawa, on aime bien l'*imo* en boulettes (*duruken*) et surtout en gâteaux (les vitrines des pâtisseries, avec leurs pyramides de gâteaux pourpres aux couleurs « flashy », sautent aux yeux). Beaucoup de gâteaux sont réalisés à partir de pâtes de *yam* ou de haricot rouge. On trouve même des sorbets au haricot rouge...

On aime tellement le *goya* à Okinawa – et on est tellement persuadé de ses vertus – qu'on le met un peu partout : en farce dans le porc, en pickles... On en fait des boissons vendues en cannettes. Sur les marchés, des stands le proposent en jus frais. C'est là qu'il est le plus amer. C'est une expérience forte, je dirai même inoubliable ! Pour faire passer l'amertume, la marchande sert un verre de jus de canne à sucre, lui aussi fraîchement pressé avec une machine qui broie les cannes. Il faut alterner une micro-gorgée de chaque verre.

Si vous tombez sur du *goya* (on en voit sur les marchés chinois, sous les noms de *chin-li-chich, goofa* ou *ku gua*, et j'en ai aussi trouvé à Madagascar), consommez-le plutôt cuit en lamelles, après l'avoir laissé tremper puis ébouillanté. L'amertume est alors nettement atténuée.

Les légumes

Lancez-vous un défi : introduire progressivement dans vos menus de chaque journée les légumes de sept catégories : verts, rouges, orange, violets/pourpres, secs, crucifères et de la famille allium (poireau, céleri, fenouil, oignon, ail, ciboulette...). Les jus et soupes à plusieurs légumes s'avèrent d'excellents moyens pour partir gagnant.

Aromates, épices et sauces

Le royaume des Ryukyus était une plaque tournante du commerce des épices. Cela a donné à ses habitants quelques atouts supplémentaires, en particulier le curcuma, inconnu des Japonais, qui y a pris une place considérable. Les Okinawaïens ont développé trois espèces d'*ucchin* (*ukon* au Japon) : le curcuma pourpre, à qui l'on attribue des vertus de protection de l'estomac, le curcuma de printemps, qui serait surtout bon pour le cœur, et le curcuma d'automne que l'on utilise pour réduire les effets de l'alcool. Mais de nombreux autres aromates sont utilisés, certains propres à Okinawa, comme l'ail noir.

Ce qu'il y a à gagner :

Les herbes aromatiques et les épices sont parmi les aliments les plus riches en antioxydants. C'est d'ailleurs l'une des raisons de leur succès. Lorsqu'il n'existait pas de moyens de conservation par le froid, enduire ou mariner les poissons ou les viandes dans ces épices ou aromates permettait de les transporter sur une certaine distance malgré la chaleur. C'est aussi la raison originelle de la présence, aux côtés des poissons crus, des sushis de gingembre mariné (*gari*) et de pâte d'un cousin du radis noir, le *wasabi*, dans lequel se trouve le premier enzyme antioxydant qui a été découvert dans le corps humain, en 1971 par McCord, la superoxyde-dismutase (SOD).

Le curcuma, le gingembre et le galanga, qui appartiennent à la même famille des zingibéracées, sont considérés parmi les plus antioxydantes et anti-inflammatoires de toutes les épices. Il a été montré que ces effets, dus à des principes actifs identifiés sous le terme générique de « curcumine », comprenant une variété de molécules, sont aussi puissants que les traitements anti-inflammatoires classiques dans des pathologies articulaires graves (tout en protégeant le tube digestif, à l'inverse des médicaments) et efficaces contre les douleurs post-opératoires. Le curcuma est utilisé depuis des siècles en traitement externe des blessures. Son efficacité apparaît aussi intéressante sur les risques d'infection que sur la douleur. Des études récentes ont démontré à la fois un effet anti-viral et une stimulation des globules blancs chargés des défenses anti-infectieuses. De nombreuses autres mettent en avant la capacité des principes actifs du curcuma à interférer avec l'initiation, la promotion et la progression de tumeurs, en particulier digestives.

D'autres études montrent des effets similaires du gingembre, qui s'avère en outre anti-nauséeux (on l'utilise contre le mal des transports, comme la noix de muscade). D'autres antioxydants et anti-toxiques extraits du gingembre (shogaol) et du curcuma (methyl-carbinol) sont à l'étude.

L'absorption des principes actifs de ces épices est potentialisée par la présence de petites quantités de poivre.

La cannelle, en plus d'être aussi efficacement antioxydante, est l'un des aliments aux effets hypoglycémiants les plus puissants que l'on connaisse. On a pu prouver un effet comparable à l'insuline chez des diabétiques.

Le *shichimi*, le « curry » d'Okinawa, comprend du chili, de la poudre de graines de chanvre, des graines de sésame, des graines de pavot, des paillettes de *nori*, de la poudre d'écorce d'orange et de feuilles de *sansho*, un piment que l'on trouve surtout sous forme de poudre. À noter que l'écorce d'orange contient du limonène, un principe actif tellement puissant contre le cancer du sein qu'il est considéré comme un véritable facteur chimiothérapeutique.

Le sésame, le plus souvent sous forme de graines, est très utilisé à Okinawa, y compris dans les gâteaux. On trouve du sésame blanc et du sésame noir. Le sésame contient un autre antioxydant, le sésaminol, particulièrement intéressant car capable de remonter les taux d'une forme de vitamine E (le gamma-tocophérol) plus importante en cas d'infection, d'inflammation ou d'athérome que la forme habituelle (l'alpha-tocophérol). Il est aussi particulièrement riche en calcium, comme beaucoup d'aromates.

Très populaires, et porteuses, comme beaucoup d'aliments et la plupart des herbes, aromates et infusions à Okinawa, d'une double casquette alimentaire et thérapeutique, les graines de fenouil (*ichoba*) contiennent des terpénoïdes spasmolytiques capables de réduire nombre de perturbations digestives (souvent liées aux tensions du stress dans nos régions : aérophagie, pesanteur gastrique, tensions de la vésicule biliaire, ballonnements, colopathie spasmodique, constipation...).

L'ail, identifié par la plupart des cultures antiques comme un aliment soigneur, est représenté à Okinawa par une espèce endémique, l'ail noir. L'ail, comme l'oignon, l'échalote, la ciboulette et les autres membres de la famille allium, contient des acides aminés soufrés et des inducteurs de détoxification hépatique contribuant à protéger les gènes, donc à ralentir le vieillissement et à réduire les risques de cancer. De nombreux centenaires dans le monde ont listé l'ail parmi les facteurs de leur longévité. Par ailleurs, d'autres principes actifs surtout présents dans l'ail et l'oignon (également très consommé à Okinawa) activent les systèmes nettoyeurs de caillots (fibrinolyse) dans les artères. Ce sont des médicaments aux effets similaires qui sont utilisés en urgence pour débloquer la circulation dans les artères du cœur, lors d'un infarctus. L'ail participe donc aussi à la prévention des phlébites, embolies, accidents vasculaires cérébraux et infarctus. Enfin, on reconnaît à l'allicine contenue dans l'ail des pouvoirs bactériostatiques.

Les herbes et aromates frais, les aromates en graines ou en poudre, tiennent également une grande place à Okinawa, en particulier le *shiso*, ou pérille de Nankin. On en trouve deux formes, une forme verte et une forme pourpre (*akashiso*). On remarque qu'avec l'aubergine (*nasu*), la patate douce violette (*beni-imo*), le curcuma pourpre, l'oignon rouge, l'ail noir, le riz violet et la *pittaya* pourpre (un fruit local), les Okinawaïens ont une prédilection pour les aliments de ces teintes. On peut y ajouter le chou rouge, la betterave, les quetsches, les figues, le raisin noir, le vin rouge, les myrtilles, les mûres, le cassis, le maïs bleu des indiens hopis. Un point commun : ils sont riches en flavonoïdes, ces antioxydants et anti-inflammatoires parmi les plus puissants, capables de neutraliser le fer (contrairement aux antioxydants classiques comme la vitamine C qui devient pro-oxydante en présence de fer) et fortement attirés par les tissus conjonctifs (vaisseaux, articulations, os...) qu'ils protègent. Les flavonoïdes sont aussi capables de réduire les risques de cataracte et de dégénérescence des nerfs liés au sucre et au lactose du lait, par inhibition d'une enzyme, l'aldose réductase.

Rien que cela !... On reste sidéré par l'intelligence intuitive des anciens de l'archipel. En dehors du *shiso* pourpre, les herbes et aromates verts contiennent aussi beaucoup d'autres antioxydants (certains classiques, comme la vitamine C), de chlorophylle, de calcium et tout un univers de principes actifs dont la plupart n'ont pas encore été étudiés. Ont aussi une grande place à Okinawa les graines de fenouil et leurs feuilles (*ichoba*), les feuilles de moutarde japonaise (*komatsuna*), deux piments : le *koregustu* (chili) et le *sansho*, le *kandaba* (fanes de patate douce), le *nigana* (une feuille qui ressemble aux fanes de navet), le *sakuna* ou « herbe de la longévité », aussi bien prise en tant qu'aliment dans les soupes, par exemple, qu'en traitement phytothérapeutique contre l'allergie et l'inflammation.

Les feuilles de plantain (*obako*), ajoutées aux salades, aux légumes saisis au wok ou utilisées en infusion, ont un léger effet laxatif et réduisent l'absorption des sucres et des graisses. On a aussi trouvé, en sus de fibres légèrement laxatives, des taux élevés de vitamine C, de flavonoïdes et de saponines dans les feuilles de *chickweed* (*shiruminna*).

Ce ne sont que quelques exemples de la véritable pharmacopée qui se cache dans les salades et autres plats d'Okinawa.

Comment ? Quand ?

Certains de ces aromates et de ces herbes sont difficilement accessibles en Occident. Ils le deviendront probablement dans un futur proche.

Beaucoup sont facilement trouvables en poudre : le curcuma indien, le gingembre, le galanga, la moutarde douce, l'ail, l'ail des ours, l'oignon, la cannelle, la vanille, la cardamome, la muscade, le macis, le cumin, ainsi que de nombreux mélanges, souvent avec des aromates verts séchés et mis en poudre. On les trouve aussi en paillettes. Les baies roses, le clou de girofle, la noix de muscade, le thym, les feuilles de laurier, l'anis, la badiane, la vanille, la cannelle sont aussi présentés secs et entiers, ce qui permet de les utiliser pour parfumer un plat lors de la cuisson ou, mieux, en final, une sauce, un dessert, des fruits ou encore pour préparer une infusion.

On a la possibilité d'utiliser les différents types d'ail et d'oignon, l'échalote, le gingembre, le galanga... sous forme fraîche et crue, ce qui, en général, donne à la fois des saveurs et des propriétés plus puissantes. Le plus simple est de les râper pour les incorporer dans les sauces de salades, les soupes, les plats, les farces, les boissons (le thé additionné de gingembre râpé est particulièrement tonique). Bien sûr, cannelle, cardamome et vanille se marient souvent mieux avec fruits, desserts et sorbets, mais ce n'est pas un tabou de les utiliser dans des plats salés, et à l'inverse de mettre du gingembre ou d'autres épices dans une salade de fruits ou des sorbets. Les Chinois affectionnent le gingembre confit, les Indiens en font une boisson sucrée très puissante, issue de la médecine ayurvédique, qui a été très diluée par les Anglais (*ginger ale*).

Préférez toujours les épices et aromates bio, car la plupart de ces végétaux sont de grands concentrateurs de principes actifs, mais aussi de toxiques, nitrates, engrais, pesticides, etc. (on en a encore eu confirmation avec le thym, au moment de la catastrophe de Tchernobyl).

Et quand on a le choix, les formes fraîches et crues sont souvent préférables. C'est évidemment plus facile pour toutes les herbes qui nous sont familières : ciboulette, persil, coriandre, basilic, estragon, aneth, les différentes menthes, origan, sarriette, thym, serpolet (une forme de thym sauvage), romarin, laurier, sauge (comme le soja, la sauge contient des phyto-œstrogènes), livèche (proche du céleri), etc. Certaines fleurs comme les fleurs de capucine, de pensée, de bourrache... peuvent jouer un rôle d'aromate. Et c'est une bonne idée de ne les ajouter dans les plats que lorsqu'ils sont cuits ou en fin de cuisson. Cela permet de réduire les évaporations, car beaucoup des principes actifs sont volatils.

Les épices et sauces agressives comme les différents poivres, le curry, les chilis, le paprika, le tabasco, la harissa, devraient être utilisées avec une grande modération, car l'inflammation du tube digestif favorise les passages d'aliments insuffisamment digérés ; c'est le mécanisme qui permet les intolérances alimentaires. Par ailleurs, une fois absorbées, elles enflamment les vaisseaux, d'où les hémorroïdes, mais aussi des aggravations des défauts de retour du sang veineux.

Par contre, un tout petit peu de poivre ou d'une épice puissante peut favoriser l'absorption des principes actifs des autres épices. C'est l'intérêt de certains mélanges comme le *shichimi* ou le curry, mais souvent les mélanges tout préparés restent trop agressifs. Il suffit vraiment d'un tout petit peu de poivre pour obtenir les effets positifs, sans les effets négatifs.

Les sauces peuvent incorporer une huile riche en oméga 3 (Oméga Force Trois ou, au minimum, huile de colza), ou, si elle doit être chauffée ou pour des raisons gustatives, une huile d'olive, de la crème de soja (« soja cuisine ») ou de la pâte de *miso* ou de *shiro miso*, avec des purées de légumes, d'algues, de champignons ou de fruits, des aromates, bien sûr, et, si on le désire, du vinaigre. À Okinawa, on trouve un vinaigre de riz noir. On peut utiliser une multitude de vinaigres aujourd'hui sur le marché, y compris les vinaigres balsamiques ou de pomme, actuellement à la mode. Ils peuvent être remplacés par le *tamari* (sauce de soja moins salée que le *shoyu*). Ces vinaigres peuvent être aromatisés avec des herbes, comme les moutardes.

Le sel ? Eh bien, on découvrira soi-même que des quantités réduites peuvent souvent suffire, et que la discrétion de sa présence, ou même son absence, peuvent facilement devenir une qualité, celle de laisser plus de place à des saveurs d'habitude écrasées par lui. Bien évidemment, aujourd'hui tout le monde sait que le sel peut contribuer à l'hypertension et à ses complications comme l'accident vasculaire cérébral, l'infarctus ou l'insuffisance cardiaque. Il favorise aussi toutes les situations de rétention d'eau qui peuvent être liées à des problèmes de retour veineux, donnant des « jambes lourdes », de la cellulite, etc. Mais on ignore le plus souvent ce que les Japonais – qui, contrairement aux anciens d'Okinawa, consommaient beaucoup de sel dans les légumes marinés dans des saumures – ont appris à leurs dépens : l'excès de sel est un très puissant facteur d'augmentation des risques de cancer de l'estomac. On sait maintenant que c'est également un facteur accentuant l'ostéoporose : plus le rein laisse passer du sel, plus la fuite de calcium est importante.

Une idée : toujours rajouter un jus de citron. Il accentue les saveurs tout en enrichissant le cocktail d'antioxydants (il est évidemment riche en vitamine C, mais aussi en une famille particulière de flavonoïdes, les citroflavonoïdes).

Combien ?

On l'aura compris, on peut s'ouvrir à un monde infini de saveurs tout en se faisant du bien, en consommant à chaque repas des aromates, des herbes, et les sauces issues de leur association avec les ingrédients bien choisis (les bonnes graisses, surtout !) qui peuvent être systématiquement inclus dans tout aliment solide ou liquide.

Progression :

On pourrait y ajouter de nombreuses plantes peu utilisées, à commencer par les fanes que l'on jette habituellements (fanes de carottes, de navets, de radis... qui font de magnifiques aromates, ou que l'on peut mixer pour préparer des soupes, des gaspachos, des cocktails de jus de légumes), les orties (une recette traditionnelle de nos campagnes – et une excellente idée, puisque l'ortie est riche en silicium, lequel s'incorpore aux cartilages des articulations et les renforce), les feuilles de pissenlits et encore de nombreux univers que certains chefs, comme Marc Veyrat, commencent à explorer. Par exemple l'univers des herbes et mousses sauvages, et l'univers des fleurs dont la plus connue, à la saveur piquante qui fait merveille dans les salades, est la fleur de capucine. J'ai une prédilection pour les beignets de fleur d'acacia, qui me vient de M. Ziverec, le maraîcher du Four Blanc, à La Ferté-sous-Jouarre où mes parents ont eu une des meilleures idées de leur vie, celle d'acheter une petite maison de campagne qui a été ma porte d'entrée dans le paradis des plantes et des animaux...

ATTENTION : comme pour les champignons, certaines herbes et certaines fleurs ne sont pas comestibles. Il est nécessaire de s'informer.

Aromates, épices et sauces

Les aromates antioxydants, en particulier gingembre et curcuma, ail, oignon, en poudre ou frais, sont à incorporer dans les sauces et peuvent être saupoudrés sur les plats salés, et la cannelle et la poudre d'écorce d'agrumes sur les desserts. Les aromates doivent être choisis bio.

Fruits, baies et fruits secs

Si les fruits n'ont pas une place dominante à Okinawa, ils restent importants et constituent sans conteste un poste essentiel du Programme qui intègre les connaissances collectées dans de nombreuses régions du monde. Okinawa bénéficiant d'un climat tropical, les fruits y sont abondants et l'on y cultive, en plus des fruits qui nous sont familiers (mais ce sont souvent des espèces différentes), plusieurs variétés de bananes, l'ananas, la goyave, la papaye, ce qui rappelle la corne d'abondance des Caraïbes ou d'Hawaï.

Ce qu'il y a à gagner :

En dehors de leur connotation paradisiaque, les fruits ont été à l'honneur dans des milliers d'études qui ont démontré en laboratoire leur fort pouvoir antioxydant, et sur le terrain leurs incontestables effets santé.

Comme les légumes, leur densité calorique et leur taux de sucre – à l'exception de certains fruits secs comme les dattes et les figues, de la banane mûre (plus elle mûrit, plus les glucides lents sont auto-digérés et plus ils deviennent rapides), des raisins mûrs – sont excellents. La majeure partie du sucre des fruits est du fructose, un sucre qui ne fait pas monter le taux de glucose dans le sang et ne stimule pas la sécrétion d'insuline. À noter qu'à partir de cet argument, l'industrie agroalimentaire, surtout américaine, a remplacé dans ses produits le saccharose par du sirop de maïs enrichi en fructose. Or, autant le fructose des fruits, en petite quantité et dans le contexte des fibres et de leurs autres ingrédients, ne pose aucun problème, autant les quantités massives de fructose apportées par ces produits sont condamnées à produire des effets catastrophiques : surpoids, augmentation des lipides circulants, blocage des outils biochimiques par la « fructation », aussi redoutable que la glycation due au glucose et aggravée dans le diabète.

Les taux de fibres ralentissent le passage des sucres et des graisses et contribuent à prévenir la constipation et, à plus long terme, les problèmes inflammatoires et cancéreux du tube digestif.

Les apports en sodium sont faibles, et ceux en potassium et en magnésium sont élevés, ce qui est fortement protecteur contre l'hypertension, la rétention d'eau et, à plus long terme, l'ostéoporose. Bananes, figues et fruits secs sont particulièrement riches en potassium.

Une consommation élevée de fruits représente une source d'apport essentiel en antioxydants de type classique, en particulier en vitamine C (en général moins bien apportée par les légumes, surtout s'ils sont cuits), mais aussi en caroténoïdes : le bêta-carotène orange dans les abricots, pêches, melons, mangues, kakis, le lycopène rouge dans les pastèques, pamplemousses roses, la lutéine jaune dans les prunes, mirabelles...

Les fruits les plus riches en vitamine C sont la cerise acérola (que l'on trouve aux Caraïbes), la goyave, la papaye, le cassis, le kiwi et les agrumes.

Mais les fruits dont les pouvoirs antioxydants sont les plus puissants sont aussi les plus riches en flavonoïdes. C'est le cas de la plupart des baies avec la myrtille, le cassis, la mûre, la fraise et la framboise, et aussi de la grenade, des prunes foncées, des raisins noirs, et de nombre d'espèces de pommes.

« Eat an apple day / Keeps the doctor away. »
Eh oui ! Ce fruit simple, si commun, est souvent mangé chaque jour par les centenaires. La pectine de pomme est particulièrement efficace pour obtenir une satiété avec moins de calories et ralentir l'absorption des sucres et des graisses tout en régulant le transit. L'évaluation de son pouvoir antioxydant a récemment beaucoup surpris, elle tient très bien sa place dans le peloton de tête...

Un autre fruit a fait la une des journaux scientifiques quand un chercheur a obtenu un rajeunissement du cerveau des animaux de laboratoire avec du... jus de myrtilles !

Le jus d'airelles, en plus d'être antioxydant, contient un antiseptique qui réduit les risques de cystite (infection urinaire). La goyave, elle, contient beaucoup de quercétine, autre flavonoïde puissant, qui a un effet radical contre la diarrhée.

À noter aussi, les pouvoirs étonnants du pamplemousse. Un de ses flavonoïdes bloque dans le tube digestif l'activité d'enzymes qui dégradent les principes actifs. C'est ainsi que l'on s'est aperçu que des sidéens qui prenaient un de leur médicament avec du jus de pamplemousse présentaient des taux beaucoup plus élevés du médicament dans le sang, même chose avec les œstrogènes pris par la bouche et d'autres médicaments. Une telle découverte aurait pu être mise à profit puisqu'elle aurait permis de réduire les doses des médicaments anti-sida dans les pays pauvres ; mais cette idée ne semble pas avoir intéressé... Dans notre programme de chimiothérapie préventive naturelle, l'adjonction de jus de pamplemousse peut faciliter l'absorption de certaines molécules comme les flavonoïdes.

Pour revenir à Okinawa, on y aime beaucoup les pastèques, les melons (c'est un produit de luxe, mais tous les fruits ont tendance à être nettement plus chers qu'en Europe, chaque fruit est souvent vendu à la pièce emballé dans un beau papier, ce qui explique aussi probablement que les légumes, beaucoup moins chers et souvent cultivés dans les jardins, soient nettement plus consommés), les pommes, les prunes, les bananes avec la petite banane locale, *shima banana* ou « banane de singe », les nèfles, le kaki, la papaye, le fruit du dragon ou *pittaya* dont il existe une espèce pourpre qui a beaucoup de succès sur les marchés (elle ne passe pas inaperçue !), les agrumes, dont les oranges, les mandarines (*minkan*), un petit citron vert extraordinairement parfumé, le *yuzu*, et surtout un autre emblème de l'archipel, le *shikwasa*, dont il existe plusieurs variétés. Le *shikwasa* est un agrume différent de ceux que nous connaissons : une sorte d'intermédiaire entre l'orange, la tangerine et le citron. La plus populaire est la *kugani* (*shikwasa* dorée). Des études réalisées au Japon lui ont trouvé des effets anti-hypertenseurs, anti-diabétiques, et un effet particulièrement protecteur contre certains cancers ! Un effet attribué à deux flavonoïdes, la tangérétine et la nobilétine.

Il faut savoir que la majeure partie des flavonoïdes et d'autres principes actifs anti-cancer comme le limonène se trouvent surtout dans l'écorce des agrumes. Ce qui incite à trouver des moyens de la consommer. L'inclusion de poudre d'écorce d'orange dans le mélange aux sept épices, le *shichimi*, en est déjà un, nous en verrons d'autres.

La papaye et l'ananas, en plus d'être riches en anti-oxydants, contiennent chacun une enzyme, la papaïne pour l'un, la bromélaïne pour l'autre. Elles présentent le double avantage de faciliter la digestion et de posséder d'excellentes propriétés anti-inflammatoires. Cette découverte, faite par hasard, a été l'origine de la mise sur le marché d'un médicament à base de bromélaïne[1].

Au total, les consommateurs de fruits et légumes font nettement moins de surpoids et de diabète, de maladies cardiovasculaires et de cancers (en moyenne, moitié moins), d'ostéoporose et de démence, que les non ou très petits consommateurs.

Les fruits secs les plus intéressants sont les oléagineux : amandes, noix, noisettes, noix de cajou, noix du Brésil, noix de pécan, macadamia, arachide et pistache. Leur réputation de faire grossir en raison de leur forte densité calorique est injustifiée. Lorsqu'on fait manger à des volontaires sains de 100 à 200 g de ces oléagineux par jour, ils ont plutôt tendance à perdre du poids. Cela s'explique par le fait que, s'ils sont riches en calories, celles-ci sont associées à beaucoup de fibres qui favorisent une satiété rapide et ralentissent l'absorption des sucres et des graisses, à de « bonnes graisses » (surtout mono-insaturées et oméga 3) et à une grande densité de minéraux comme le magnésium et le calcium. Or ces minéraux forment des savons insolubles avec les graisses et empêchent en partie leur absorption. Enfin, la composition de leurs protéines en acides aminés a un

---

1. Extranase®.

effet similaire et complémentaire. Les expériences réalisées montrent une amélioration du profil des graisses circulant dans le sang ! Les amandes contiennent beaucoup de calcium, les noix de magnésium, et la noix du Brésil de sélénium, un élément important des défenses antioxydantes et anti-toxiques.

Au final, lorsqu'on mange beaucoup d'oléagineux, la satiété est atteinte avec moins de calories, les « bonnes calories » chassent les « mauvaises », et les mitochondries, nos centrales énergétiques, peuvent fonctionner mieux grâce aux nutriments comme le magnésium et les oméga 3 apportés. Elles sont alors capables de produire plus d'énergie avec moins de calories. Évidemment, ces effets ont une limite et une boulimie sur les oléagineux aura à long terme un effet négatif. Par contre, on peut leur donner une place aux côtés des aliments à densité calorique faible comme les fruits frais et les légumes.

Une mention spéciale pour les noix de l'arbre considéré par les spécialistes de l'évolution comme l'un des premiers arbres, le ginkgo biloba. Un arbre légendaire par ailleurs, puisque l'un des seuls à avoir résisté lors de l'explosion de la bombe atomique à Hiroshima. Cette incroyable résistance est à mettre au crédit de sa phénoménale concentration en une famille de flavonoïdes très puissants, les ginkgosides. Ces molécules ont été parmi les plus étudiées de tous les flavonoïdes et elles constituent la base de médicaments contre le vieillissement artériel, en particulier cérébral et rétinien, et contre le déclin de la mémoire, sur le marché depuis très longtemps. Je rappelle que le vieillissement trouve son origine dans une irradiation interne par les radicaux libres, radicaux libres que nous engendrons nous-mêmes comme déchets dans la production de notre énergie (la combustion des calories au feu de l'oxygène), et dans une irradiation externe par les polluants plus faible (sauf dans le cas du tabagisme, d'exposition à des pollutions industrielles, ou, justement, à des irradiations).

Les végétaux étant irradiés par les rayons du soleil dont ils extraient chaque jour l'énergie (photosynthèse), ils ont développé de puissantes défenses antioxydantes sans lesquelles ils seraient très rapidement grillés. En consommant les végétaux, nous mobilisons ces défenses au profit de notre organisme.

À Okinawa, et d'ailleurs dans tout le Japon depuis plusieurs siècles, on a adopté la noix du ginkgo comme aliment.

À propos d'irradiation, attention : la législation autorise à irradier un certain nombre d'aliments. *L'irradiation détruit les antioxydants et peut même engendrer des radicaux libres dans le fruit.* Pour réduire ce risque, éviter d'acheter des fruits qui viennent de très loin ; choisir des fruits de saison, acheter bio, au marché, à la ferme, cueillir des fruits sauvages (mûres, myrtilles...) ou planter des arbres fruitiers si l'on a un jardin.

Le chocolat peut être considéré comme dérivé d'un oléagineux, la fève de cacao. L'intérêt santé ne réside pas vraiment dans le magnésium, car s'il est bien présent, l'association aux graisses du chocolat le rend très peu absorbable.

En revanche, le chocolat est de plus en plus étudié pour les flavonoïdes particuliers et efficaces qu'il contient, dont on a démontré qu'ils sont cardioprotecteurs. Ils ne sont suffisamment concentrés que dans les chocolats noirs à plus de 70 % de cacao. La qualité compte aussi. Étant donné que c'est un aliment calorique, mieux vaut, comme le vin, en consommer peu mais du très bon. Attention, l'association avec le lait neutralise l'absorption des flavonoïdes (comme dans le cas du thé).

Enfin, le chocolat a clairement un effet anti-dépresseur. Est-ce lié au fait qu'il contient un neurotransmetteur dynamisant (de la même famille que la dopamine), la phényléthylamine ? Ce n'est pas certain, car il ne devrait pas être capable de franchir tel quel la barrière qui protège le cerveau.

Quand ? Comment ?

Quand ? À chaque repas, et si possible entre les repas, les fruits ou les fruits pressés constituant un en-cas idéal.

Sous quelle forme ? Entiers, en morceaux, en salades, en tartes, incorporés dans des gâteaux, des crêpes (les pâtes pouvant être facilement réalisées sans produits laitiers ni gluten), en compotes sans sucre ajouté, en gelées ou confitures sans sucre (eh oui, cela existe, il y a des solutions tout à fait agréables, comme l'a prouvé Michel Montignac), en coulis, en sorbets, en granités, en jus pressés si possible frais (on les trouve de plus en plus facilement dans les rayons frais si l'on a des difficultés pour les presser soi-même), en *smoothies* (la mode des purées de fruits à boire, qui fait déjà rage depuis des années en Angleterre et en Australie, arrive chez nous !), en cocktails, en « frappé » mixés avec des glaçons, en milk-shakes (avec des laits de soja, d'amande ou de riz), dans le thé (comme au Vietnam), dans de l'alcool (les cerises au kirsch), enrobés de chocolat noir (délicieux avec les fraises, les écorces d'orange, les mandarines...), etc. Enfin, si vous buvez une bière, autant prendre une bière aux fruits (Kriek à la cerise, bières aux myrtilles, aux pommes...).

Quant aux fruits secs, ils peuvent être consommés entiers (si possible non grillés, non salés), effilés, en morceaux, en poudre, en pâte ou purée (on trouve d'excellentes purées d'amandes, de noisettes, de noix de cajou, d'arachides... bio et sans sucre ajouté), incorporés dans des gâteaux (comme les gâteaux aux noix viennois, les meringues aux noisettes), en glaces, en milk-shakes mixés avec des laits de soja ou autres, dans du chocolat (les classiques chocolats aux noisettes, aux amandes, à la pâte d'amandes, aux noix...). Les fruits frais et les fruits secs se marient aussi très bien ensemble (quelques fragments de noix dans une salade de fruits, un fond de purée de noisettes étalé sur une crêpe avec des rondelles de banane, les classiques amandes effilées sur la poire cuite...).

Se méfier des nectars et jus de fruits dans lesquels les sucres ajoutés retirent aux fruits une partie de leurs avantages santé ; même problème avec les fruits et salades de fruits en conserve, les yaourts et autres desserts aux fruits, les barres ou biscuits aux fruits. Achetez vos fruits directement à la ferme si vous en connaissez, au marché, à la boutique ou au rayon bio des grandes surfaces. Il existe aussi de plus en plus de services par abonnement (« panier bio ») ou par Internet. Quant aux fruits exotiques, ils seront plus accessibles (et moins chers) dans les marchés et boutiques asiatiques que dans les grandes épiceries (qui, cela dit, livrent de plus en plus à domicile ou par correspondance).

De nombreuses traditions, comme à Okinawa, incorporent aussi les fruits dans les plats salés. En France, on apprécie le canard à l'orange, le lapin aux pruneaux, la truite aux amandes ; en Belgique, ils sont au cœur de la gastronomie liégeoise ; en Allemagne, ce sera le gibier aux airelles ; en Angleterre, les chutneys hérités des Indes (ah, le chutney aux mangues !) et le fromage à la confiture ; en Hongrie, on les consomme en gaspacho.

Crus ou cuits? Une majorité de fruits crus est importante pour la vitamine C et la vitamine B9, mais quelques fruits cuits non seulement apportent une variété gustative (poires ou pêches cuites, pruneaux, pommes au four, tarte aux abricots, clafoutis aux cerises, banane flambée, ananas rôti...), mais ils peuvent être mieux assimilables pour des personnes qui ont des problèmes de digestion et, surtout, la cuisson libère les caroténoïdes des fibres. L'absorption des caroténoïdes d'un fruit cru oscille entre 5 et 10 %, celle d'un fruit cuit entre 25 et 35 %. Si l'on prend des graisses au même repas, étant donné que ces caroténoïdes sont solubles dans les graisses (liposolubles), l'absorption peut encore doubler (donc jusqu'à 70 %). Une bonne source de graisses serait une purée d'oléagineux à mélanger par exemple dans les flocons de riz au lait de soja enrichi en calcium, avec, par-dessus tout cela, une salade ou un coulis de fruits, une demi-cuillérée de cannelle et un jus de citron. Et voici un excellent petit déjeuner à prendre... en guise de dîner.

En cas de petite faim entre les repas, rien de tel qu'un fruit, qui peut aussi avantageusement, de par son contenu important en eau, tenir lieu de boisson (évidemment, certains d'entre eux sont plus aqueux que d'autres, comme la pastèque, alors que d'autres, beaucoup plus denses comme la banane ou la mangue – si besoin associée à des fruits secs et/ou du chocolat noir – caleront un estomac qui se rappelle à nous ; entre les deux, le choix est large : pomme, poire, pêche, abricot...).

Nous ménagerons une place à part pour les écorces d'agrumes, qui fournissent à notre arsenal chimiothérapie « pro-vie » un outil qu'on ne trouve pas facilement, le limonène. Croquer des kumquats, râper les écorces d'orange ou de citron pour les incorporer dans les salades de fruits, compotes, céréales, purées d'oléagineux, gâteaux, crêpes, chocolats, yaourts, sorbets, sauces, aromates (on peut aussi, pour ce faire, trouver des poudres d'écorce d'orange, d'orange amère, d'orange bigarade), trancher les écorces en « frites » et les confire dans du miel, les incorporer dans des desserts, les enrober de chocolat noir...

Attention : les pesticides se concentrant dans les écorces, on ne peut utiliser que des agrumes bio. J'insiste sur l'importance de consommer des fruits bio, la plupart des flavonoïdes se trouvant dans la peau, de même que d'autres principes protecteurs comme le limonène.

Enfin, en cocktail ou en jus, les fruits remplaceront avantageusement un apéritif alcoolisé.

Quant au chocolat, est-il vraiment besoin de suggérer comment le consommer ? Jeanne Calment, qui en faisait un usage plus que régulier, a défié avec succès un journaliste de la télévision qui avait osé ne lui en apporter qu'une boîte au lieu de lui en apporter une tonne ! Celui-ci s'est exécuté avec panache. Mais comme la quasi-totalité des centenaires recensés, elle était par ailleurs frugale.

Pour le plaisir tout de même, quelques suggestions : chocolats au gingembre, au thé vert, à l'écorce d'orange, à la cannelle...

Combien ?

Depuis quelques années, enfin, des campagnes de santé publique s'efforcent de faire passer le message auprès des médecins, du public, et dans les écoles : manger de cinq à dix fruits et légumes par jour est une des clés de la santé. Les premières études démontrant les effets bénéfiques des fruits et légumes datent maintenant de plus de trente ans !

Progression :

Veillez à inclure chaque jour au moins une pomme, une baie ou un fruit rouge ou violet, un fruit orange, un agrume (rappelez-vous que le pamplemousse peut renforcer l'efficacité de votre « chimiothérapie naturelle préventive » en augmentant la quantité des principes actifs qui circulent dans votre sang – donc un demi-pamplemousse ou un jus de pamplemousse), des écorces d'agrume, un fruit sec (certains peuvent être sous forme de jus ou de pâte à incorporer dans les céréales, desserts, ou pour ajouter un petit plus aux fruits).

N'oubliez pas les champions de la protection antioxydante : pruneaux, raisins secs, myrtilles (en jus dans les boutiques bio, les plus épais sont les meilleurs), cassis, fraises et framboises, mûres, raisins noirs, quetsches, grenades, mangues, papayes, kiwis verts et gold, oranges, cerises...

Passer de « jamais un repas sans fruit » à « toujours au moins deux, trois fruits associés au même repas ». Dès que l'on s'informe un peu sur les fruits de chaque pays, sur les variétés d'espèces, on découvre que nous disposons d'une corne d'abondance, dont nous ne touchons que la surface. Dans les années 1960 ou 1970, j'avais déjà lu un rapport de la FAO, estimant qu'environ 20 000 végétaux comestibles ne sont pas utilisés ! Chaque année, de nouveaux fruits exotiques sont accessibles de plus en plus facilement en Europe : après le kiwi vert, le kaki, les litchis, les physalis, la mangue, la papaye, la goyave, c'est le tour du kiwi gold (on trouve même dans des boutiques bio le kiwaï, fabuleux kiwi sauvage en grappes), du fruit de la passion, du délicieux mangoustan (qui faisait se déplacer la reine Victoria jusqu'en Asie), du tamarillo, de l'anone, du granadillo, du ramboutan, du tamarin (avec lequel on réalise de succulentes sauces acidulées pour déguster le crabe au Vietnam), du fruit du jacquier (un peu caoutchouteux à mon goût, mais il y a peut-être des façons différentes de le consommer), et l'on annonce l'apparition sur nos marchés d'une papaye de montagne, la papayuela, d'une autre variété de kiwi, foncée, du kiwano, de la feijoa (entre la banane et l'ananas), de la guanabana de Colombie, du fruit national, la curuba, et du chontaduro, du mamey, de la badea, du mamoncillo, du borojo, du juteux lulo...

De nouveaux plaisirs en perspective pour les palais voyageurs...

Les fruits

Inclure au moins un fruit ou une salade de fruits à chaque repas et garder près de soi des fruits ou des fruits secs pour les petits creux.

Privilégier les fruits les plus antioxydants : pruneaux, raisins secs, pommes, kiwis, agrumes, abricots, prunes, mangues, myrtilles, cassis, fraises, framboises, mûres...

Les jus de fruits ou *smoothies* sont, avec les thés, les infusions et les eaux minéralisées, les boissons les plus antioxydantes.

Avant d'aborder le rapport aux aliments, il est incontournable de commencer par voir comment créer un environnement compatible avec le Programme. Il est clair que si votre réfrigérateur est plein de produits additionnés de graisses saturées, de sucres rapides, de sel, il va être difficile de ne pas les consommer. Donc, première opération : établir une stratégie d'achat.

Savoir ce qu'il est meilleur pour soi de manger est une chose. Le faire en est une autre. Or, tout commence par des achats.

Établir une stratégie d'achat

Ce qu'il y a à gagner à acheter mieux :

Acheter mieux revient à acheter moins, donc à gagner du temps et de l'argent.

En achetant mieux, on finit par n'avoir chez soi que des produits bénéfiques pour son énergie, sa santé, sa longévité.

En achetant mieux, on réduit les risques de retomber dans les habitudes négatives.

Nos proches bénéficient de nos nouveaux comportements alimentaires.

On encourage les industries qui continuent à faire de l'argent avec des produits gras-sucrés-salés délétères à véritablement assainir leur business.

Et on soutient les agriculteurs, les artisans et les industriels qui font des produits plaisir et santé, s'attachent à réduire la pollution (par exemple, en optant pour le bio) et qui, parfois, contribuent à améliorer la condition humaine (c'est le cas du commerce « solidaire » ou « équitable »).

Comment acheter mieux ?

Chaque fois que possible, faire ses courses au marché, dans les boutiques bio, les rayons bio, terroir, exotiques ou « produits du monde » des épiceries ou des grandes surfaces, chez les bouchers qui font de la viande « organique », ou directement à la ferme ou chez le producteur (de plus en plus de producteurs et distributeurs vendent par correspondance ou via des sites Internet).

Certains magasins bios proposent des « paniers » par abonnement.

Des particuliers ou des coopératives permettent des achats groupés de produits de qualité à des prix réduits (un grand congélateur peut être nécessaire pour réaliser de telles opérations).

Tous les achats livrés à domicile font gagner du temps (et souvent de l'argent).

Profiter des vacances pour aller voir les producteurs de produits régionaux.

Il existe de plus en plus de boutiques et de rayons de produits solidaires (où l'on trouve souvent à prix raisonnable des aliments que l'on ne trouve pas ailleurs) : Solidar'Monde, Artisans du Monde, Oxfam, ou les produits étiquetés Max Havelaar.

Toujours faire une liste avant de partir acheter (pour combien de repas, pour quels menus...).

Afin d'éviter toute tentation, ne pas aller dans les rayons qui alignent les vieux produits addictifs gras-sucrés-salés (ou passer sans regarder, en pensant uniquement à ce que vous voulez acheter).

Conditions optimales :

Prendre un « moment pour soi » avant d'aller acheter (quelques minutes de respiration, « Recharge-Décharge », visualisation[1]...). Éviter d'acheter avant les repas, stressé,

---

1. Voir plus loin « La boîte à outils anti-stress : les outils non nutritionnels », p. 284 à 323.

au moment où tout le monde va faire ses courses ; le stress facilite l'achat « d'impulsion », l'achat « compensation ».

Progression :
À moins que vous ne soyez déjà particulièrement avancé dans cette démarche, n'essayez pas de tout réussir rapidement. Prenez votre temps, remplacez *progressivement* des produits discutables par des produits meilleurs. Ce qui compte, c'est de commencer, motivé par une envie de transformation sans retour en arrière, une démarche qui s'inscrit dans la durée et requiert donc d'être le plus parfaitement possible adaptée à vos besoins et à vos goûts personnels.

Les goûts peuvent évoluer. Faites des expériences, abordez cette nouvelle façon d'acheter comme un parcours, une aventure, un jeu de découverte.

Faites participer votre famille, négociez avec chacun la liste des achats.

Proposez des expériences adaptées à vos proches (par exemple, mixer quelques légumes dans la purée des enfants, rajouter des lentilles dans la soupe, essayer la poignée d'oléagineux dans la poche pour les « petits creux », reprendre des éléments de recettes goûtées lors de vacances, etc.).

Savoir acheter

Pour acheter savoureux, sain et malin, explorez les circuits de distribution bio ou de commande directe aux producteurs (marchés, fermes, salons, Internet).

Une fois que vous avez appris à ne plus acheter que des bonnes choses pour votre énergie, votre résistance aux

infections, aux polluants, aux usures oxydatives de l'âge...
comment optimiser les quantités qui vous permettront de
vous lever de table léger et tonique (et d'éviter surcharge
pondérale, accélération du vieillissement et risques accrus
de nombreuses maladies)? Comment les consommer de
la manière la plus judicieuse possible dans la journée?
Comment les savourer et en tirer un maximum de plaisir?
C'est ce que nous allons aborder en explorant le rapport
aux aliments.

Le rapport aux aliments

Comment trouver le nombre optimal de calories à
ingurgiter chaque jour, et ce, sans se priver? Comment
optimiser la répartition des repas en fonction de la chronobiologie (la synchronisation de nos systèmes internes avec
les cycles du jour et de la nuit) et de la nécessité d'une
« métronomisation » des prises d'aliments protecteurs?

Le Dr Michel Allard, qui a coordonné l'étude « À la
recherche du secret des centenaires » pour la Fondation
Ipsen, revient plusieurs fois, en reprenant l'observation du
Pr Guéniot, médecin, quelques siècles après Luigi Cornaro,
l'un des premiers à avoir étudié la question du vieillissement
optimal, écrit sur la question et décidé – avec succès! –
d'être lui-même centenaire, sur l'idée que « l'homme ne
meurt pas, il se tue ». On raccourcit sa vie, on se tue soi-
même, par de mauvais choix.

En effet, on peut respirer contre soi (de la fumée de
tabac), boire contre soi (trop d'alcool), manger contre soi
(trop de calories, de graisses saturées, de sucres rapides,
de sel, de trop cuit...) – « on creuse sa tombe avec ses
dents » –, penser contre soi (et ce sont ces pensées néga-

tives qui entraînent les émotions « afflictives », comme l'ont découvert les bouddhistes, il y a plusieurs millénaires, et redécouvert les psychologues cognitifs), agir contre soi, par compulsion, destinée non pas à profiter au mieux de la réalité, mais à calmer ses peurs (peur de manquer, en particulier lorsqu'il s'agit de nourriture)...

Que cherche-t-on lorsqu'on mange ? Les études répondent : nous recherchons *d'abord du bien-être*, ensuite de l'énergie, enfin des nutriments (comme le calcium pour les os). Les prises alimentaires sont donc des outils de détente, des *psychotropes*, qui ponctuent la journée.

Mais que mange-t-on pour des raisons psychologiques qui ne soit pas nécessaire ni pour nous donner de l'énergie, ni pour nous apporter les nutriments indispensables (et qui, du coup, nous surcharge, augmente notre stress oxydant, accélère notre vieillissement et augmente nos risques de maladies) ? Surtout des aliments sucrés ou gras qui ont un impact direct sur les neurotransmetteurs, lesquels nous donnent une sensation de mieux-être.

De nombreux travaux, principalement menés au Massachusetts Institute of Technology (MIT) – où l'ordinateur a été inventé –, par l'équipe de Richard Wurtman, un pionnier dans l'étude des relations entre la nutrition et le cerveau, ont montré que les sucres, surtout rapides, et les graisses, qui stimulent la sécrétion d'insuline, font, par un mécanisme très bien compris, entrer dans le cerveau plus de tryptophane, un acide aminé (briquette qui constitue les protéines). Or, une fois dans le cerveau, le tryptophane est converti en sérotonine, un neurotransmetteur qui réduit la vigilance, l'anxiété, les tensions pulsionnelles et l'insatisfaction. Très petit, tout enfant identifie le sucré, et la nourriture en général, comme calmant. Sur cette lancée, nous continuons, adulte, à utiliser les prises alimentaires en priorité comme des outils de relaxation ou de réponse à des perturbations émotionnelles. Et plus nous sommes stressés, plus nous risquons de faire appel à ces outils.

Existe-t-il d'autres outils qui produisent les mêmes effets ? La réponse est oui : l'alcool (un « supersucre » sur le plan biochimique), le tabac, la crise de colère ou de violence, les glucides lents, une association de magnésium, vitamines B et lithium à petites doses, le contact avec l'eau, la plupart des sports, tout un éventail de techniques de recentrement comme la respiration complète, la méditation, le toucher, les massages, les câlins, les expériences sensorielles et artistiques intenses, les voyages, les activités créatives...

Alors, la conclusion s'impose d'elle-même : en apprenant à répondre au stress, aux tensions, aux perturbations émotionnelles, aux frustrations, au sentiment de solitude ou d'ennui, par des outils qui, au lieu d'apporter une accélération du vieillissement et des risques de pathologies graves comme le tabac, l'excès d'alcool, de sucré ou de calories, ne sont pas toxiques mais, au contraire, bénéfiques, on se gratifie d'un double effet : on ne devient pas dépendant de conduites autodestructrices et on renforce notre potentiel santé à l'aide de comportements constructeurs.

Quand on considère la montée du surpoids, du tabac, de l'alcool, des conduites violentes et autres addictions délétères (de la télé-narcose aux toxicomanies sévères) chez nos adolescents, mais aussi parmi ceux du bassin méditerranéen et d'Okinawa, autant dire du monde entier (même les enfants des rues des pays les plus pauvres), sans parler des mêmes calamités qui touchent nombre des tranches d'âge suivantes, on se rend compte que ni les parents, ni l'école, ni les responsables de santé publique, ni les médias n'ont communiqué aux « victimes » cette information cruciale :

Nous avons la possibilité de choisir nos drogues, celles qui peuvent nous apporter immédiatement du plaisir et du mieux-être et, en prime, de l'énergie, de la santé et un enrichissement multidimensionnel comme les « immersions » sensorielles, sportives, culturelles ou sociales.

Car de drogues, il s'agit effectivement. Mais soyons réalistes. Nous ne pouvons fonctionner sans drogues. Notre sensation de bien-être en dépend directement.

Pourquoi la morphine est-elle un antidouleur si puissant, et l'héroïne une drogue aussi aliénante du fait qu'elle procure une sensation de plaisir en dehors de toute source réelle de plaisir ? Parce que notre sensation de bien-être dépend de molécules de la même famille des opioïdes, les endorphines, que nous sécrétons lorsque nous sommes stimulés par une source de plaisir. La morphine et l'héroïne miment les effets de nos opioïdes internes, les endorphines, qu'elles court-circuitent.

Et qu'est-ce qui fait que quelque chose nous donne du plaisir ? Réponse : *Le simple fait qu'il nous soit familier.* Eh oui ! Plus nous répétons quelque chose, plus ce sera une source d'endorphines, donc de bien-être, et plus cette stimulation est ancienne et profonde, plus elle sera efficace. Par exemple, être dans l'eau, se baigner, nager, est pour la plupart d'entre nous une puissante source d'endorphines car nous avons flotté pendant plusieurs mois dans le liquide amniotique de l'utérus maternel.

Évidemment, aussi, tout ce qui est oral peut être source d'endorphines : les boissons, les aliments, ce qui est à sucer... Après la naissance, notre deuxième source de plaisir a été corrélée à la tétée du sein ou, pour les moins chanceux, du biberon. Donc, lorsque nous buvons et mangeons, non seulement nous nous détendons par une montée de sérotonine, mais nous nous rechargeons d'une dose de bien-être par les endorphines.

Plus les aliments consommés ont été affectivement investis – donc les plus connus, les plus anciens, les plus habituels –, plus ils sont aptes à nous rassurer et capables d'entraîner de fortes sécrétions d'endorphines.

Autrement dit, nous sommes « accros » à nos aliments, à nos boissons, à nos environnements, à nos proches, à toutes nos habitudes. Les endorphines constituent notre source de « confort ».

Et ces « trésors » personnels, ces « racines » sont d'autant plus efficaces pour nous inonder d'endorphines que nous nous y investissons à fond, à 100 %, comme l'a très bien décrit Mihaly Csikszentmihalyi[1]. À l'inverse, elles seront moins efficaces si notre concentration est déviée par des perturbations extérieures ou des doutes intérieurs, si nous ne sommes pas dans le « *flow* », comme il l'appelle.

Et, paradoxalement, plus nous sommes stressés, tendus, déstabilisés, dans une situation incertaine, fatigués ou fragilisés, plus nous avons besoin de nous rééquilibrer en nous accrochant à cette niche « maternante » qui prend un goût de médicament. À l'inverse, moins nous sommes stressés, plus nous sommes toniques et confiants, plus nous sommes à la fois enracinés et libres, plus nous pouvons nous risquer loin de notre « niche » pour expérimenter. Par expérimenter,

---

1. Mihaly Csikszentmihalyi, *Vivre, La psychologie du bonheur*, Robert Laffont, Paris, 2004 ; Pocket, 2006.

j'entends tout simplement aller reconnaître de nouvelles sources potentielles à intégrer dans notre « niche ». Car si l'expérience est bonne, eh bien nous la répéterons, et plus elle sera reproduite, plus la source, domestiquée, deviendra « endorphinisante ».

On pourrait définir le degré de santé par la capacité d'un individu à cultiver un vaste éventail de sources de plaisir. Un noyau dur de plaisirs anciens, « fidèles », et une aura toujours en expansion de plaisirs nouveaux qui, avec le temps, s'agrègent au « noyau dur », toujours enrichi.

Toutes les études sur les centenaires retrouvent la richesse, la solidité, la densité d'un tel noyau dur, qui inclut souvent des sources de plaisir extrêmement simples et toujours facilement accessibles (respirer, contempler le ciel, une fleur, sentir un parfum, évoquer un souvenir cher...) et une grande curiosité qui enrichit leur vie et leur donne envie de durer pour « en voir plus ».

On peut appliquer le même principe aux choix alimentaires. Il s'agit de cultiver un noyau dur d'habitudes alimentaires et de toujours continuer à découvrir plus de variété.

Mais évidemment, les centenaires se distinguent non seulement par leur mode de vie : solides, bien dans leurs habitudes (auxquelles ils sont très attachés et desquelles il ne s'agit pas d'essayer de les dévier !) et le plus souvent curieux, intéressés par le nouveau, mais aussi par *le contenu* de leurs choix alimentaires et comportementaux. Ils se font plaisir dans le présent immédiat avec des choses qui leur font, en plus, du bien à long terme (à quelques exceptions près, bien sûr, ils ne sont pas omniscients).

On l'aura compris, la simple répétition rendant quoi que ce soit endorphinisant, on se retrouve naturellement tout aussi « accros » à nos mauvaises habitudes, même les plus destructrices, qu'à nos bonnes habitudes !

Un rapport de type affectif

Notre relation aux aliments est avant tout de type affectif, en attente d'un effet « mieux-être ».
Il est possible de choisir les bonnes « drogues » capables de nous apporter à la fois plaisir immédiat et bien-être à long terme.

Comment reprendre sa liberté de choix ?

Comment sortir d'une relation de dépendance avec la nourriture, comment manger ce dont on a vraiment besoin dans une position de libre choix ? (Le problème est le même pour les dépendances concernant le tabac, l'alcool, les relations affectives ou sexuelles « toxiques », les attachements à des habitudes ou des croyances devenues infructueuses et les compulsions de tous ordres.)

D'abord, *en réduisant sa vulnérabilité au stress.*

Nous allons nous tourner vers la description des outils de gestion du stress. C'est une base incontournable, sans laquelle la liberté de choix est difficilement accessible. Des outils très simples recentrant sur le corps, et une expérience sensorielle intense comme la respiration complète, le chant, la marche, des mouvements divers, la danse, l'automassage ou l'évocation de souvenirs particulièrement heureux, des techniques de visualisation, de recadrage « cognitif », la reconnexion aux appréciations « primordiales » se révèlent très efficaces... à condition de les pratiquer de manière préventive. Car c'est lorsqu'on en a le plus besoin qu'elles sont les plus difficiles à utiliser. On n'y pense même pas, à moins de les cultiver au jour le jour. Et, de toute manière, qui n'a pas chaque jour l'occasion d'être stressé, tendu, contrarié, frustré ? Il s'agit donc d'intégrer quotidiennement une « hygiène émotionnelle », au même titre que l'on a intégré dans l'enfance une hygiène dentaire. Comme le note très judicieusement Michel Allard dans son livre, les centenaires se distinguent par leur capacité remarquable d'« amortissement émotionnel », pour reprendre l'expression d'un autre gérontologue français, le Pr Vellas, de Toulouse.

Et ces outils de gestion du stress sont d'autant plus fructueux qu'ils sont « métronomiquement » rythmés dans la journée (comme les prises d'aliments protecteurs).

Une vie réussie peut se comparer à une symphonie : elle a besoin d'un chef d'orchestre qui donne de l'harmonie et du sens au jeu de chacun de ses instruments de bien-être. Sans un tel chef, c'est-à-dire nous-même, le seul qui puisse diriger notre respiration, notre alimentation, notre activité physique, notre environnement, nos relations, nos pensées, notre concentration, non seulement les instruments se mettent à jouer en dysharmonie, mais nombre de bruits indésirables s'invitent dans notre vie.

Or le stress, c'est aussi cela : le « bruit » du non-choisi et, derrière, un dragon bien plus ravageur, l'impression de ne pas être « au volant », la mésestime de soi, la non-confiance en soi, le non-respect de sa propre valeur, la porte ouverte à la déresponsabilisation et à la déprime.

Ces maladies rampantes dans nos sociétés proviennent avant tout d'une carence de mère et de père. La mère, celle qui porte, nourrit, rassure, sécurise inconditionnellement (« quoi qu'il arrive, j'ai de la valeur, je ne me donne pas tort, je peux m'aimer »), et le père, celui qui protège, apprend les chemins, guide, encourage, donne les moyens d'aller plus loin. L'école, obsédée par la transmission de connaissances, ne joue pas de rôle véritablement éducatif capable de pallier les limites – elles sont ce qu'elles sont – des parents. Et l'ambiance médiatique et consumériste pousse à la roue nombre de consommations délétères. Manque de noyau dur et manque de liberté créative, nous nous retrouvons en grande partie entre « archao-peurs » héritées de l'évolution, « vieilles casseroles » comme la culpabilité judéo-chrétienne, « patates chaudes », « disques rayés » hérités de nos familles, « bruits », « désinformations » et manipulations variées encore distillées par l'environnement politico-mercantile, dépossédés de nous-mêmes. De quoi être stressés et moroses.

Il n'y a pas deux solutions, il n'y en a qu'une : *« reprendre le volant »*, *monter au pupitre et devenir son propre chef d'orchestre.*

En pratique, la mère de famille est allée faire les courses. Embouteillages, elle arrive juste à temps pour ramener les enfants de l'école, ils sont un peu agités et ont besoin de se défouler après être restés plusieurs heures rivés sur leur siège, elle a tourné un quart d'heure avant de trouver une place pour se garer, elle monte ses paquets, râle contre les enfants qui ont filé sans l'aider, arrive dans la cuisine, met en route ses fourneaux, les enfants, eux, sont déjà sur leur console, à faire se crasher des voitures, ils n'entendent évidemment pas quand elle demande de mettre la table, elle s'assied, parvient en criant à faire arrêter le jeu, allume le JT, sert et… dîne sans attendre le père, qui rentre tard en ruminant sur le ton employé par sa chef de bureau quand elle lui adresse une remarque.

Comment, dans de telles conditions, même si ce n'est pas toujours aussi caricatural, apprécier la vue, l'arôme, le goût, la texture des aliments ? Comment sentir si l'on n'a plus faim et arrêter de se remplir ? Comment développer les rapports les plus gratifiants à tous niveaux (plaisir immédiat, vitalité et sérénité après le repas, longévité et santé à long terme) avec les aliments ?

Nous allons détailler *onze clés* pour sortir du labyrinthe des rapports ambigus, parfois conflictuels et souvent délétères que nous entretenons avec les aliments.

Clé n° 1 : un moment pour soi

La première clé pour instaurer de bons rapports avec la nourriture est d'établir d'abord un bon rapport avec soi, avec son corps. Tout repas devrait systématiquement être précédé d'un *moment pour soi*.

Un moment pour soi peut ne durer que quelques minutes. Il nécessite un endroit calme, sans bruit, sans personne, où l'on se pose, où l'on se met dans une position confortable, où l'on s'autorise à se détendre, à souffler, à se concentrer sur le simple fait d'exister, de respirer. Il est plus efficace si la respiration est complète, encore plus efficace s'il est intégré avec quelques mouvements et de la visualisation, dans l'enchaînement « Recharge-Décharge » que nous allons décrire plus loin et que vous pouvez voir réalisé sur le site du Parcours Okinawa[1]. C'est une façon condensée

---

1. Voir notre site : http://okinawa.lanutritherapie.net, et « Recharge-Décharge », p. 298.

d'intégrer d'autres dimensions du Programme à un moment privilégié, en « pré-repas ».

Essayez. Rien que cela, et le contact avec soi et ses sensations permet d'aborder son assiette en position de force. Et plus ce petit « rituel » est répété, plus il est « endorphinisé », plus il devient puissant.

Clé n° 1 : un moment pour soi

Avant tout repas, s'offrir un « moment pour soi », même bref. Une respiration, quelques mouvements, la contemplation d'un bon souvenir – encore mieux, l'enchaînement « Recharge-Décharge » –, pour arriver à la table détendu, en position de libre choix et ouvert aux plaisirs gustatifs.

Clé n° 2 : un repas en beauté

La deuxième clé consiste à valoriser le moment du repas en l'autorisant à se dérouler en beauté. Cela veut dire : une belle nappe, de beaux couverts et verres, quelques fleurs, s'amuser à disposer les aliments dans le plat ou dans l'assiette de façon artistique ou originale, mettre une musique plutôt que la télé. Imaginez que vous êtes au restaurant ou que vous recevez des amis... dont vous. Qui sera votre ami si vous ne l'êtes pas pour vous-même ?

On prête à Michel-Eugène Chevreul – fondateur de la biochimie des lipides, qui a été l'un des premiers à attirer l'attention sur le cholestérol, grâce à qui on sait fabriquer du savon, auteur de travaux sur la couleur qui ont inspiré le peintre pointilliste Seurat, spécialiste des teintures et directeur des Gobelins, et qui a vécu 102 ans... – le mot suivant :

« Mais surtout, surtout ! pas de discussion à table. On a dit justement qu'une discussion en mangeant, c'est une pelote hérissée d'épingles qu'on avale... »

Au Japon, tout – le repas, le thé (à l'extrême, la célébrissime cérémonie du thé), la disposition des fleurs (*ikebana*)... – est occasion de générer de la beauté et du mieux-être. Cela prend du temps et de l'énergie ? Certes, mais cela vous en rend davantage encore, et vous vivrez et mieux et plus longtemps...

Clé n° 2 : un repas en beauté

Offrez-vous la beauté (nappes, assiettes, fleurs...) aux repas. Dressez la table avec art. Amusez-vous à mettre en scène la réception d'un hôte de marque : vous...

Clé n° 3 : prendre son temps

La troisième clé, justement, consiste à prendre le temps de goûter. La vitesse est ennemie de l'appréciation. Les diplomates chinois d'il y a quelques siècles se faisaient passer deux ou trois dizaines de plats à *regarder* avant d'*écouter* quelques plats crépitants, de *sentir* le fumet de quelques dizaines d'autres plats, avant de... *goûter*. La plupart des traditions aborigènes et religieuses à travers les millénaires ont aussi pris le temps de ressentir un sentiment de gratitude avant de consommer. L'abondance est agréable, mais elle ne devrait pas mener à une dévalorisation. Non seulement la quantité a eu tendance à réduire la qualité des aliments, mais, et c'est aussi important, la qualité de notre relation aux aliments.

Regarder, humer, savourer, mâcher, poser sa fourchette et laisser l'aliment « nous parler », jusqu'aux échos renvoyés par les papilles et le palais imprégnés de ses textures et arômes, comme les œnologues goûtent un vin *visuellement* avec sa robe, la « jambe » qu'il crée sur le verre après qu'on l'a fait tourner, *olfactivement* avec le « nez », *gustativement*, souvent en faisant circuler de l'air entre la langue et le palais, ce qui amplifie la perception et en attendant la « longueur en bouche », le retour des « caudalies »...

Nous avons furieusement besoin d'une véritable rééducation du goût, pas d'une promotion à la petite semaine du sucre, comme cela se voit parfois dans les écoles du fait des autorisations de sponsoring plus que discutables[1]...

Si l'aveugle accorde mieux les pianos, c'est parce qu'il peut diriger avec une concentration encore plus intense son sens de l'audition. Lorsque nous mangeons dans le bruit, devant un écran, il y a interférence, voire anesthésie.

Une façon amusante et convaincante d'aiguiser nos sens gustatifs est la « méditation alimentaire » que j'ai proposé aux médecins d'utiliser depuis 1989 dans les séminaires de nutrithérapie pour aider leurs patients à sortir des problèmes de surpoids et de boulimie. Dans un endroit calme, les yeux fermés, placer un chocolat (ou n'importe quel autre aliment) dans sa bouche, le laisser fondre et se dissoudre, sans bouger les mâchoires durant au moins une minute, puis mâcher au moins une minute, puis garder sans avaler au moins une minute. On a le choix ensuite d'avaler ou de recracher (comme le font les œnologues).

---

1. Aussi incroyable que cela puisse paraître, dans les écoles françaises, les deux sponsors de la Semaine du goût sont « Le Sucre » et « Le Centre d'information des viandes ». Joli coup de lobbying !

Une fois de plus, seule l'expérience vous permettra de juger par vous-même. Cela étant, le genre de retours que l'on entend est plus qu'encourageant : « Jamais je n'ai goûté le chocolat comme cela », « Les papilles sont inondées », « C'est un autre univers qui apparaît », « Un tsunami gustatif ! », « Ça marque à jamais », « Quand je pense aux kilos de chocolat que j'ai massacrés ! », « On peut obtenir tellement plus de plaisir avec moins ! », etc.

Cette clé est fondamentale dans ce qui nous occupe dans ce programme : plus on goûte, plus la satiété s'installe rapidement, et moins on se remplit de ce dont on n'a pas vraiment besoin.

Clé n° 3 : prendre le temps de goûter

Mieux vaut savourer lentement de petites quantités que de se remplir sans plaisir avec des quantités non dégustées. « Il est urgent de prendre son temps. »

Clé n° 4 : sortir de table léger, tonique

La quatrième clé : n'attendre de la nourriture que ce qu'elle peut nous apporter, à savoir du plaisir, de l'énergie, des nutriments. Ne pas l'utiliser comme un moyen de se rassurer ou de compenser toutes sortes d'insatisfactions.

La peur de manquer, une de ces « archao-peurs » venues de la vie en milieu sauvage via l'inconscient collectif, et autres vieux « disques rayés » transmis par nos parents « qui ont connu la guerre » : « Si tu ne manges pas plus, tu risques de manquer » est une des causes les plus fréquentes de relation biaisée à l'assiette. Manquer de quoi ? D'énergie ?

Vous verrez vous-même que manger moins, ne pas se lever de table l'estomac plein, rend au contraire plus tonique. Plus on mange et plus on s'appesantit, plus on exige de son système digestif de travail, plus on surmène son système cardiovasculaire, plus on engorge les voies métaboliques, plus on engendre un effet sédatif sur le cerveau.

Savoir se répondre : « Pas de souci, si tu as vraiment faim avant le repas suivant, tu pourras remanger quelque chose », et prévoir un fruit, des fruits secs ou du chocolat noir.

Se lever de table l'estomac à 80 % plein, c'est-à-dire rassasié, mais pas lourd, est un des préceptes fondamentaux transmis par la tradition des anciens d'Okinawa. C'est ce qu'ils appellent hara hachi bu.

On retrouve systématiquement ce type d'approche dans toutes les observations et études de centenaires. « Je me fis une loi de rester toujours sur mon appétit, en sorte qu'il m'en restât toujours assez après mes repas pour manger encore avec plaisir », raconte Luigi Cornaro, le premier auteur de l'histoire à avoir prédit qu'il deviendrait centenaire (il décède en 1566, à 104 ans !) et à avoir abondamment décrit sa façon de procéder à travers quatre textes célèbres. « Je mange toujours à heure fixe, prenant mon temps, mastiquant bien, quittant à chaque repas la table avec un reste d'appétit... », confie trois siècles plus tard Chevreul, qui cite Salomon : « Le ventre a tué plus d'hommes que la guerre. »

Le Pr Delore, de Lyon, l'un des premiers à réaliser une étude sur les centenaires, note, d'après le Dr Michel Allard, à propos des 27 cas qu'il a pu observer (il parle au féminin, car il dénombre 24 femmes sur les 27) : « Toutes maigres, elles ne furent jamais obèses ni grosses mangeuses. À l'âge de 100 ans, elles sont sobres et mangent peu, bien que volontiers gourmandes de friandises. La plupart ont bu et boivent encore du vin (qu'elles sucrent volontiers) mais en quantité modérée, un à deux verres par jour... »

En bref, Antoine Pinay résume dans la liste des « secrets » de sa longévité : « Je mange peu. »

La science leur a donné raison. La restriction calorique expérimentée dans toutes les espèces animales depuis 1930 est l'instrument le plus efficace d'extension de la durée de la vie, de ralentissement de la sénescence et de la prévention des maladies dégénératives (cardiovasculaires, cancers), auto-immunes, cérébrales... On a aujourd'hui la capacité de conclure que c'est, de manière prédominante, dû à la réduction du stress oxydant et de la glycation.

Cela peut aider d'ajouter à son dialogue avec soi-même quelques devises comme : « Moins je brûle, plus loin je roule. »

Notre survie à long terme et en bonne santé dépend de la clarification de nos vrais besoins et désirs. Sommes-nous vraiment obligés de nous consumer rapidement pour nous sentir bien ? Et si nous pouvions nous sentir encore mieux en calmant le jeu ?

Clé n° 4 : Sortir de table léger, tonique

Sachez répondre aux peurs de manquer : « Si tu as vraiment faim, pas de problème, tu pourras reprendre... des fruits, des fruits secs... », « À cet instant, je n'ai plus faim », « Je ne veux pas être lourd et ralenti après le repas » ou encore : « Moins je brûle, plus loin je roule. »

Clé n° 5 : retrouver ses vrais désirs : la faim pour la nourriture et la faim d'autres choses

La cinquième clé : s'autoriser à ressentir les sensations de faim et de satiété et remettre à leur place les envies de *prédation déplacée.*

La plupart d'entre nous faisons très rarement l'expérience de la sensation de faim. Nous mangeons parce que c'est le moment de manger. Si l'on n'a pas faim, pourquoi manger ? De la même manière que, lorsqu'on n'a plus faim, pourquoi continuer à se remplir ?

Sauter un repas ou faire un micro-repas (un « apéro dînatoire » comme le propose la tendance actuelle), parce que l'on n'a pas vraiment besoin de se nourrir, est non seulement légitime, mais permet de retrouver la sensation de faim, qui est l'un des authentiques moteurs de la pulsion alimentaire. Manger avec appétit augmente considérablement le plaisir de manger.

Mais peut-on manger peu et ne pas se sentir frustré ?

Les connaissances accumulées sur le comportement animal et le cerveau, l'expérience personnelle, l'observation chez nombre de patients et les études menées par les spécialistes du comportement alimentaire ont permis de mettre en évidence qu'une grande partie de ce que l'on mange est consommé *en remplacement d'autres sources de satisfaction.*

L'instinct de se nourrir provient des tout débuts de l'évolution, et le centre qui y veille se trouve tout en bas de notre cerveau, dans un système hérité des reptiles, appelé *locus cœruleus* (ou « lieu bleu » en latin, car il contient du cuivre). Ce système assure les besoins fondamentaux qui permettent à l'individu et à l'espèce de survivre : la sécurité, la nutrition et la reproduction. La sécurité repose sur la vigilance et le contrôle d'un territoire. Celui-ci est justement la surface de sécurité (la distance à l'agresseur potentiel garantit la sécurité), celle nécessaire pour apporter la nourriture indispensable à la survie et le terrain sur lequel – en milieu sauvage – le mâle chargé de l'intégrité du territoire cherche à garder des femelles pour se reproduire. Dans la nature, une intrusion sur ce territoire engendre des réactions soit d'attaque, soit de fuite, soit de paralysie.

Dans les sociétés humaines, la plupart des stress ou le sentiment intérieur d'insécurité produisent une élévation de la vigilance, non adaptée aux véritables menaces, plus élevée que nécessaire. Cette tension intérieure, cette insécurité – on l'appelle aussi anxiété –, est un des maux les plus répandus dans nos sociétés et l'une des toutes premières causes de consultation et de prise de médicaments.

Lorsque le *locus cœruleus* est sous tension, cela retentit automatiquement sur les autres fonctions qu'il assure, la nutrition et la reproduction. En milieu sauvage, une menace interrompt toute activité alimentaire ou sexuelle pour permettre de se consacrer à la survie immédiate. Dans les sociétés humaines, où le stress et l'anxiété sont chroniques et non justifiés par une véritable menace vitale, les tensions intérieures et le sentiment d'insécurité augmentent les prises alimentaires qui servent alors de psychotrope tranquillisant (c'est là qu'intervient la sérotonine qui calme le *locus cœruleus* et l'anxiété qu'il génère).

On mange pour se rassurer. On mange pour affirmer sa « dominance ». On mange pour compenser des frustrations sexuelles. On mange pour « se venger » d'insatisfactions variées et diverses : affectives, professionnelles, financières, créatives... En gros, pour se venger de la non-réalisation de soi et de ses rêves.

Il est plus facile d'ouvrir le réfrigérateur et de grignoter (ou, c'est interchangeable, de boire un verre d'alcool ou de tirer sur une cigarette, tous gestes fortement empreints de la mémoire des satisfactions orales du nourrisson, un des ingrédients de leur redoutable efficacité) que de s'affirmer, de prendre sa place, de trouver un partenaire sexuel ou l'âme sœur, de réussir et de concrétiser ses envies les plus profondes.

Et le marketing de rentrer à fond dans ces brèches, en proposant toutes sortes de consommations « de substitution » à connotation de prestige ou sexuelle, pour combler ces vides.

Les principaux tueurs de notre époque, tabac et surbouffe en tête, ont pris une telle ampleur grâce à... *la non-réalisation de soi.*

On peut considérer que c'est un système de vases communicants : le manque à vivre invite à un surplus de nourriture et d'autres consommations inappropriées. Plus de vie donne la liberté de réajuster les quantités (et qualités) de consommations utilisées pour s'équilibrer.

Autrement dit : si l'on veut « reprendre le volant », il est crucial de reconsidérer son développement personnel. Et ceci dans toutes les dimensions : physique, affective, économique, culturelle...

La méconnaissance du fonctionnement pulsionnel et des moyens de canaliser l'énergie de « prédation reptilienne » vers du constructif constitue une source majeure de « malgouvernance », que ce soit à l'échelle des personnes ou des sociétés.

« C'est bien beau tout cela, mais cela prend du temps ; et en attendant, nous sommes tous soumis à des aléas, et dans ce cas, eh bien, on craque. » Il est clair que reprendre le volant ne va pas se produire miraculeusement du jour au lendemain, sur une simple « bonne résolution ». Ce sera le résultat d'un processus de croissance, et cette croissance n'a pas véritablement de fin. Comme l'ont bien perçu les philosophes de la Chine antique, puis les Grecs, la perspective de mieux faire et de mieux vivre apparaît infinie. Cet esprit de processus lent, non précipité, de croissance progressive, est très présent dans le yoga comme dans le bouddhisme, et celui d'une possibilité d'amélioration continuelle, que ce soit dans la vie d'un individu ou de génération en génération, est particulièrement fort dans toute l'Asie.

Clé n° 5 : retrouver ses vrais désirs

Le remplissage stomacal est souvent une façon facile de nous « venger » de frustrations variées et diverses : affectives, sexuelles, créatives...

Réorientez votre énergie vers la réalisation de vos désirs et lâchez cette prédation déplacée sur la nourriture !

Clé n° 6 : gestes de substitution et autres astuces

Sixième clé : les moments critiques peuvent être gérés grâce à la pratique des « *gestes de substitution* » et les circonstances exceptionnelles par des adaptations très simples.

« Et puis, il faut bien vivre, on n'est pas tout seul. Qu'est-ce que je fais en cas de fête de famille ou de repas d'affaires ? » En cas de « perturbation », quelle qu'elle soit, il faut pouvoir disposer de gestes de substitution pour les *substituer*, précisément, à des gestes dont on ne souhaite pas être esclave ou victime comme manger sans faim ou au-delà de sa satiété, boire de l'alcool au-delà du récréatif, fumer une cigarette (le même principe peut être appliqué aux compulsions d'achat, aux comportements de violence, etc.). Ce peut être :

- une série de respirations complètes,
- boire un grand verre d'eau ou de jus de fruit pressé,
- respirer un parfum, une huile essentielle,
- caresser un tissu, une petite peluche,
- faire quelques mouvements, danser,
- chanter (réellement ou dans sa tête) un de ses airs préférés,
- évoquer un souvenir drôle ou agréable...

La liste est personnelle. Et bien sûr, pour que cela fonctionne, il faut que ce geste soit puissamment « endorphinisé », producteur d'une immédiate sensation de plaisir, et donc souvent répété, « entretenu », justement, pour le plaisir, en dehors de tout autre motif, ce qui en amplifie l'effet et le rend plus facilement mobilisable en cas de besoin.

Il n'a jamais été question de vivre dans la privation ou l'austérité. Au contraire, il s'agit de varier et d'amplifier les plaisirs, tout en intégrant les informations qui permettent de se faire davantage plaisir avec des aliments protecteurs et des quantités moindres. La nutrithérapie, d'ailleurs, ne compte ni sur la restriction ni sur l'interdiction qui ont dominé en diététique, mais sur la mise en avant de ce qu'il y a à gagner, sur l'expérience vécue par chacun de bénéfices sensibles, sur la croissance progressive, sans stress ni obsession, d'un processus de gain perpétuel d'énergie, d'endurance, de santé...

L'« orthorexie », ou obsession de manger « correctement », a gagné un certain nombre de personnes plus vulnérables.

Le côté social, convivial et festif des repas ne doit pas souffrir d'un tel programme. Tout au contraire.

Ce qui compte, c'est le quotidien. Les exceptions « confirment la règle ». On peut être amené à manger plus, à boire plus d'alcool. Ce qui est par ailleurs une expérience intéressante, car on pourra constater qu'après de tels repas riches, on est beaucoup moins tonique et que l'on met quelque temps à « s'en remettre ». Il arrive souvent que suite à la répétition de telles expériences, on n'ait plus aucune envie de dépasser certaines quantités de calories et d'alcool, que l'on se sentait, il y a peu de temps encore, obligé d'ingérer pour faire partie de la fête. Et puis, quand on mange moins, on a plus de temps pour échanger avec les autres.

Quoi qu'il en soit, on peut tout de même être amené à manger et boire davantage certains dimanches, lors de réunions de famille ou d'affaires, certains jours de réception chez soi ou au restaurant... Une technique simple et de bon sens : faire un *micro-repas* lors du repas précédent et du repas suivant.

Un micro-repas, ce peut être seulement une soupe, une salade, des céréales ou un fruit ; en tout cas, pas de protéines animales, de fromage ni d'alcool. Par ailleurs, pour réduire la pesanteur, l'accélération cardiaque, la chaleur, la fatigue ou les risques d'insomnie liés à la surcharge calorique et en alcool, penser à mâcher, déguster, manger lentement et boire beaucoup de liquides non alcoolisés, *au moins deux fois plus que de liquides alcoolisés.* Ce point est particulièrement important, il permet de réduire les effets négatifs de l'alcool par dilution, par accélération de la métabolisation et de l'élimination urinaire.

Une autre disposition utile : choisir un apéritif non alcoolisé – par chance, les cocktails de légumes ou de fruits sont à la mode. Un apéritif alcoolisé, comme son nom l'indique, « ouvre l'appétit » par vasodilatation, et il désinhibe le « crocodile » (notre cerveau reptilien, le centre qui domine chez « *Homo predator* »). Il vaut donc mieux avoir mangé et bu autre chose avant de consommer du vin ou du champagne, cela aide à éviter les « emballements ».

Clé n° 6 : gestes de substitution et autres astuces

C'est quand on est stressé, dans les moments difficiles, que l'on oublie de faire ce qui nous aide le plus. Au moment de « craquer », faites appel à votre liste de « gestes de substitution » pour remplacer la prédation orale (nourriture, alcool, cigarette) par un geste qui vous apportera un mieux-être immédiat et intense.

Les repas d'exception, les fêtes, doivent garder leur place. Ils peuvent être gérés, comme les prises d'alcool plus abondantes qu'au quotidien, grâce à des astuces simples : faire un micro-repas lors des repas précédent et suivant, et boire deux fois plus de liquides non alcoolisés que de liquides alcoolisés.

Clé n° 7 : répartir les prises alimentaires judicieusement

Septième clé : se donner le temps de changer, pour fournir à notre corps les moyens de vivre mieux et plus longtemps avec moins de calories et, au moins aussi important, avec une répartition « stratégique » des ingestions de calories.

L'impatience est l'un des pièges que nous tend notre « crocodile » intérieur. Or le Programme n'a d'intérêt que mis en place pas à pas, chaque pas étant une « transformation » sans retour, destinée à permettre un nouveau pas, et ainsi de suite, *ad lib*.

Par ailleurs, un tel caractère progressif des changements est nécessaire aux adaptations biochimiques et cellulaires de notre organisme.

Par exemple, en mangeant un peu moins, l'estomac et le ventre sont progressivement moins dilatés, ils se remplissent plus vite, et l'on ressent la satiété plus rapidement. On supporte alors moins bien les « écarts », qui, de fait, se trouvent moins appréciés. Il s'agit d'entrer dans un processus lent d'adaptation métabolique, dont l'un des axes majeurs est de permettre de *produire plus d'énergie avec moins de calories*.

De très nombreux mécanismes facilitent cette adaptation.

Le fait de ne pas envoyer d'un seul coup une grande quantité de nourriture dans notre estomac lui permet de travailler sans « bousculade ». Tous les systèmes : estomac, pancréas, intestin, foie, cœur, cellules..., ayant plus de temps pour traiter les « arrivages », le font de manière plus ergonomique. Et dans nos cellules, les centrales énergétiques – les fameuses mitochondries – évitent la saturation de leurs circuits. Si trop de calories arrivent en même temps, elles ne peuvent pas tout traiter. Résultat : des sucres et des graisses retournent dans le sang où ils augmentent les taux circulants, facteur de glycation et, à l'extrême, de diabète et de dyslipidémie ; une partie de ces calories non brûlées se dépose dans le tissu adipeux, augmentant la tendance au surpoids, et les mitochondries, bousculées, brûlent moins bien leur combustible, ce qui engendre plus de déchets radicalaires, les agents principaux du vieillissement. Tout ce qu'on cherche à éviter.

Il est donc essentiel de bien répartir ses calories. Il est nettement préférable d'ingérer plusieurs fois des quantités modérées que de faire un gros repas, même si, au final, le nombre de calories est équivalent.

On dit que Bismarck, gros mangeur, ne voulait pas se priver, mais voulait durer. Son médecin lui a conseillé de prendre huit petits repas dans sa journée, ce qui a contribué à l'amener, malgré des apports trop riches, à 84 ans. Disons que trois prises principales, éventuellement ponctuées d'un en-cas en milieu de matinée et en milieu d'après-midi, constituent une première approche de bon sens.

L'équipe de David Jenkins, l'inventeur de l'index glycémique, à Toronto, équipe dont sont issus les frères Willcox, a mené en 1989 une étude montrant que répartir le même nombre de calories en huit prises au lieu de trois réduit de 13 % le mauvais cholestérol (LDL), de 4 % les taux de sucre circulants et de 28 % l'insuline dans le sang, tous avantages importants et pour mieux vieillir et réduire nombre de risques tels que surpoids, diabète, maladies cardiovasculaires et même cancers (encouragés par l'insuline, une sorte de « facteur de croissance »).

Par ailleurs, autre point fondamental : c'est surtout pendant la journée que l'on utilise l'énergie produite ; la nuit, les besoins énergétiques sont réduits. Or, dans nos sociétés, nous consommons la majeure partie de nos calories au dîner. C'est le repas le plus convivial et, surtout, le repas où l'on attend de la nourriture un effet relaxant des tensions de la journée, une « juste récompense ». Et cette « récompense » nous coûte très cher.

Pourquoi ? Parce que la nuit a comme mission principale une fonction de construction ou de réparation de nos tissus. C'est la nuit surtout que, sous l'influence de l'hormone de croissance, les enfants grandissent ; c'est la nuit que nos défenses immunitaires atteignent leur plus grande efficacité ; c'est la nuit que les molécules endommagées par le stress oxydatif sont remplacées, et cela est d'autant plus intense dans le cerveau. Pour ce faire, les dépenses énergétiques sont réduites : cela diminue déjà le nombre des déchets corrosifs. Le rythme du cœur se ralentit, la température du corps s'abaisse. Et l'énergie économisée est divertie vers les tâches de « maintenance ». La nuit est conçue pour être une *mini-hibernation*, un moment privilégié de ralentissement du vieillissement et de réparation des usures liées au fonctionnement diurne.

Or plus on mange le soir, plus on empêche cette mini-hibernation, plus le rythme cardiaque et la température corporelle restent élevés, plus les corrosions continuent à s'accumuler, moins les dégâts du jour sont réparés.

Nous aurions donc fortement intérêt à bien manger le matin et à midi, et léger le soir.

La sagesse populaire véhicule dans de nombreux pays l'intuition d'une telle disposition : « Prends un petit déjeuner de prince, un déjeuner de bourgeois et un dîner de mendiant » ou : « Mange tout ce dont tu disposes le matin, partage ton déjeuner et donne ton dîner à ton ennemi. »

Par ailleurs, les aliments les plus dynamisants sont les protéines et les aliments les plus sédatifs les glucides. C'est vrai tant au niveau du corps que du cerveau. Au niveau du corps, une grande partie des protéines (environ 25 %) dégage une énergie immédiatement dispersée, dont de la température via la thermogénèse (on l'appelle « énergie post-prandiale »). Et au niveau du cerveau, comme l'ont montré Richard Wurtman et ses collaborateurs du MIT, les protéines favorisent la montée du neurotransmetteur de l'éveil, de la concentration et de la combativité (l'accélérateur du cerveau reptilien), la noradrénaline. Le niveau de la noradrénaline monte naturellement le matin. Manger une dominante de protéines au petit déjeuner va dans le sens de la chronobiologie, dans le sens de la dynamisation pour la journée.

En revanche, plus la journée avance, plus la noradrénaline diminue et plus la sérotonine (le frein du centre pulsionnel reptilien) augmente. Les glucides, par un mécanisme très clairement décrit, font monter la sérotonine. (C'est ce qui amène, inconsciemment, à utiliser le sucré comme psychotrope sédatif).

Au total, il serait à notre avantage de faire un solide petit déjeuner à dominante protéique le matin, un déjeuner intermédiaire en quantité et en richesse de protéines, et un repas du soir léger et à dominante glucidique (céréales, légumes secs, légumes féculents).

J'en suis arrivé personnellement à inverser petit déjeuner et dîner. Le matin, je mange du poisson, des légumes et des fruits ; le soir, des flocons de quinoa ou de riz, avec du lait de soja enrichi en calcium et agrémentés d'une purée d'oléa-gineux, et des fruits. Et je réserve le verre de vin rouge au déjeuner. Car le soir, l'alcool est aussi un accélérateur du cœur et du métabolisme en général.

Il m'a fallu plusieurs dizaines d'années avant d'en arriver là. Cela a été une très lente mutation de mes habitudes, qui m'a gagné à force de récupérer des informations dans les congrès, les centres de recherche et les publications, et d'expérimenter sur moi-même.

Par ailleurs, privilégiez les « récompenses » non alimen-taires (et pour les enfants, les bonbons, non merci !).

On entend souvent : « Le matin, je n'ai pas le temps », « Le matin, je n'ai pas faim… » De nouveau, c'est un processus. On peut jouer aux vases communicants. Ce qu'on ne mange pas le soir peut être transféré sur le matin. D'ailleurs, moins on mange le soir et plus on se découvre de l'appétit le matin.

Un effet frappant de cet allègement du repas du soir : il améliore la qualité du sommeil, plus calme, plus profond, plus réparateur, et réduit le plus souvent la quantité de sommeil nécessaire. Une conséquence logique, puisqu'il y a alors moins de dégâts à réparer dans les tissus et le cer-veau. Le lien étroit qu'entretiennent qualité du sommeil et longévité a été vérifié par une équipe russe sur des souris, et dans une grande enquête chez les humains.

Par ailleurs, les recherches sur l'hibernation chez les ani-maux dont le métabolisme chute quand il n'y a plus assez de nourriture, initiées en France par le grand biologiste Jean Rostand (descendant d'Edmond, l'auteur de *Cyrano de Bergerac*) et l'un des neurobiologistes français les plus nova-teurs, Henri Laborit, ont permis l'utilisation du froid dans le traitement des problèmes de retour veineux (introduit en France par mon père en phlébologie, et par ma mère, la créatrice de l'Institut des jambes et du Frigibas, en cosmétique), de la douleur, des traumatismes crâniens, des accidents vasculaires cérébraux. Des techniques sophistiquées de cryothérapie permettent alors de faire chuter la température intérieure jusqu'à 32 °C. Toutes ces applications tournent autour du phénomène suivant : lorsque la température descend, l'agitation moléculaire ralentit, le stress oxydant diminue et la durée de conservation s'allonge.

C'est évidemment le même processus qui explique l'efficacité de la conservation des aliments par la congélation ou la surgélation, et des... cadavres plongés dans l'azote liquide, dans l'espoir de progrès capables de les ramener à la vie. Un espoir de « ressuscitation » sans garantie, mais c'est une autre histoire.

Clé n° 7 : répartir judicieusement les prises alimentaires

Un petit déjeuner et un déjeuner complets, riches en protéines, donnent de l'énergie pour la journée. Un dîner léger, sans protéines animales, sans alcool et à dominante glucidique, prépare à la « mini-hibernation » nocturne pendant laquelle notre corps va se réparer.

Fragmenter ses prises alimentaires en cinq petits repas complets peut être une autre solution.

Clé n° 8 : plus (d'énergie) avec moins (de calories)

Huitième clé : mettre de son côté tous les atouts pour pouvoir produire plus d'énergie avec moins de calories.

On arrive progressivement à produire plus d'énergie avec moins de calories. En respirant mieux, ce qui facilite la combustion des calories, et en bougeant plus, ce qui stimule la circulation (donc calories, oxygène et outils de production de l'énergie) et multiplie les mitochondries. Chaque cellule contient un minimum de 1 000 mitochondries. Mais les cellules musculaires peuvent en contenir jusqu'à 20 000. Plus vous bougez, plus vous encouragez la multiplication des mitochondries. Et plus il y a de mitochondries, plus vous répartissez le travail de combustion des calories, ce qui réduit les fuites de déchets radicalaires et donne une capacité de production supérieure.

Ces mitochondries, comment passent-elles du « fuel » sucres et graisses, à la véritable énergie, ces piles moléculaires d'ATP qui nous permettent de bouger, de penser, de faire fonctionner nos organes, de neutraliser tout agresseur (infectieux, toxique, oxydant), de réparer les dégâts qu'il peut engendrer ?

Le mérite en revient à quelques catalyseurs, surtout le magnésium, utilisé depuis l'origine de la vie par les plantes avec la chlorophylle pour réaliser la photosynthèse (l'extraction du rayonnement solaire d'énergie), puis par les cellules simples, puis par les organismes complexes dont nous faisons partie.

Toutes les étapes de production de l'énergie font intervenir le magnésium, or c'est le nutriment dont la carence est la plus fréquente et la plus intense dans nos populations. Le manque de magnésium est la première cause de fatigue, mais aussi première cause d'anxiété et de troubles de type spastique. Nous y reviendrons quand nous décrirons les moyens de mieux gérer le stress et ses conséquences, dont le vieillissement accéléré et nombre de maladies.

L'alimentation à Okinawa est particulièrement riche en magnésium. En corrigeant par des compléments nos carences en magnésium et en optimisant les apports grâce aux boissons et aux aliments qui en contiennent, nous permettons à nos mitochondries de produire plus d'énergie avec moins de calories. C'est aussi le cas de quelques vitamines B (B1, B2, B3) qui contribuent aux mêmes opérations en collaboration avec le magnésium.

Les acides gras oméga 3, nettement plus présents dans les apports alimentaires à Okinawa, jouent aussi des rôles multiples : ils sont facilement brûlés, fluidifient la circulation, élargissent les voies de circulation, permettent aux globules rouges, alors flexibles, de mieux se faufiler dans les petits vaisseaux terminaux où l'oxygène est livré aux tissus, les capillaires, et ils accélèrent les opérations de production de l'énergie dans les mitochondries en rendant leurs membranes plus fluides.

Toutes ces dispositions se complètent et agissent en synergie pour accroître la vitalité le jour et les capacités de réparation la nuit. Et tout cela avec une quantité progressivement réduite de calories : la répartition « stratégique » de ces dernières, la priorité aux protéines le matin et aux glucides le soir, la respiration complète régulièrement pratiquée, l'intégration d'activité physique et de mouvements dans le quotidien, l'optimisation des apports en magnésium, en vitamines B et en acides gras oméga 3.

Clé n° 8 : plus (d'énergie) avec moins (de calories)

Respirer à fond, faire quotidiennement de l'exercice, consommer suffisamment de magnésium, de vitamines B et d'acides gras oméga 3 : des outils qui permettent d'obtenir plus de vitalité avec une combustion de calories moins importante.

Clé n° 9 : reprendre notre liberté de choix

Neuvième clé : faites la reconquête de votre liberté. Choisissez, achetez peu mais bien, emparez-vous des techniques de la publicité pour « endorphiniser » en douceur vos changements de politique alimentaire. Une fois que c'est dans le réfrigérateur, on ne va pas le jeter. Donc laissez sur les étagères des grandes surfaces et autres distributeurs de « à boire et à manger » ce qu'il est préférable d'y laisser.

En plus de durer plus longtemps, vous rendrez un service inestimable à la société en encourageant les producteurs, industriels et revendeurs à assainir leurs choix. Merci pour nos enfants ! Sans compter que vous coûterez moins cher aux systèmes de santé, en faillite annuellement reconduite. De toute façon, à ce rythme-là et considérant le déficit général des États, il arrivera un moment où il n'y aura plus de quoi payer.

Pour vous encourager, deux techniques éprouvées.

La première : n'essayez jamais de vous raisonner, de prendre de bonnes résolutions, de vous forcer, de vous engueuler, cela ne marche pas. Une seule chose marche : faire l'expérience d'un gain.

Pour faire l'expérience d'un gain, proposez-vous, par exemple, d'acheter systématiquement un tiers de quantités en moins sur les produits tout faits, les fromages, les viandes, les boissons sucrées, les boissons alcoolisées, etc. Et servez des portions réduites d'un tiers. Faites cela pendant une semaine, et observez le résultat sur votre énergie après les repas, sur votre humeur, sur votre concentration, sur votre sommeil, sur votre ligne, sur votre sexualité, sur votre estime de vous-même. Ajoutez-y le calcul de l'argent que vous économisez si vous achetez moins de produits gras, sucrés, moins de quantités en général, moins d'alcool, moins de cigarettes, etc., sur l'année entière, et dressez la liste des choses que vous aimeriez le plus réaliser avec ce budget.

Par ailleurs, quoi qu'il arrive, *ne vous donnez pas tort.* Soyez pour vous-même (et votre enfant intérieur) une bonne mère, bienveillante, et un bon père, cadrant et encourageant. Quels qu'ils aient été, ils ne pouvaient pas être parfaits. Maintenant, c'est à vous de leur permettre, de manière imaginaire, de poursuivre le travail qu'ils n'ont pas pu achever. Autorisez-vous à vous gratifier de compliments.

Encore une fois, visualiser, mettre en avant ce qu'il y a à gagner et se récompenser est infiniment plus efficace que chercher à se forcer, se critiquer et s'adresser des reproches.

La seconde technique : on vous manipule en vous vendant un fromage via une verte vallée, un saucisson grâce à un papy-terroir, un soda sur fond de feu d'artifice au-dessus de jeunes en fête, une glace au chocolat par sa forme phallique, et on répète le message à chaque coin de rue, sur les Abribus, dans les spots radio ou télé... Voilà comment on « endorphinise » un objet de consommation : en lui associant quelque chose d'agréable, quelque chose de déjà « endorphinisé », et en répétant, répétant, répétant...

Utilisez vous-même cette technique.

Vous avez envie de réduire le nombre de tasses de café et d'en remplacer quelques-unes par du thé vert ?

Cela fait des années et des années que vous buvez plusieurs tasses par jour. Vous êtes très attaché au café, à son arôme, à son goût, à l'habitude. Vous pensez que vous en avez besoin pour fonctionner. « Le thé vert (grimace), cela n'est pas ma culture, c'est un goût d'Asiatiques... » D'accord. Faites-vous votre propre campagne de pub. Visualisez les collines japonaises couvertes de larges allées rondes de massifs de théiers, la sérénité d'une cérémonie du thé avec une geisha... Chaque matin, à côté de votre tasse de thé, placez la photo de vos meilleures vacances, de votre amour, et mettez un de vos morceaux de musique favoris. Et répétez, répétez, répétez... Il faut compter environ trois semaines pour endorphiniser une nouvelle habitude.

N'oubliez pas de vous récompenser. Par exemple, en vous payant un grand cru de café que vous ne vous seriez jamais offert. Pour le plaisir de l'arôme et du goût.

Rappelez-vous : tout ce qui est répété, tout ce qui devient familier, devient une source d'endorphines. Nous sommes accros à nos habitudes, qu'elles soient bonnes ou mauvaises, choisies ou non... Cela dissout quelques illusions sur notre impression de « libre arbitre » !

Mais, conscients de cette réalité de notre fonctionnement cérébral, nous pouvons l'utiliser pour reprendre notre liberté et nous attacher à ce que nous choisissons d'être, de faire, de côtoyer, de consommer, d'entrer dans notre estomac, de fournir la matière de notre corps...

Clé n° 9 : endorphinisez ce que vous choisissez !

Nous sommes « accros » à nos habitudes, qu'elles soient bonnes ou mauvaises, car la répétition de tout ce qui est familier entraîne la sécrétion d'opiacés cérébraux, les endorphines.

Pour reprendre votre liberté, créez votre campagne de « pub » personnelle. Pour « endorphiniser » le thé vert, chaque fois que vous le préparez, fredonnez votre air favori, repensez à vos meilleures vacances... Au bout de trois semaines de « campagne », la nouvelle habitude est « endorphinisée ».

Clé n° 10 : soyez indulgent avec vous-même

Dixième clé : le chemin de la moindre résistance.

N'hésitez pas à vous rendre la tâche plus facile par toutes sortes d'astuces. Parfois, le plus difficile est d'accepter d'être indulgent, bienveillant, direct, simple, avec soi-même. Nombre de vieux « disques rayés » traînent dans l'inconscient collectif : « Tu gagneras ta vie à la sueur de ton front », « Dans la douleur tu enfanteras », « Fais un effort », « Ce qui ne te coûte rien n'a pas de valeur », « *No pain, no gain* », « Ça se mérite, mon vieux (ma vieille) »... Les hiérarchies religieuses et politiques ont œuvré durant des millénaires pour façonner un inconscient collectif encourageant le « sacrifice » individuel. Le bénéfice de ces sacrifices au nom de la foi ou du patriotisme revenant avant tout à ces hiérarchies... bien sûr.

La cause du bien-être de chaque individu, étroitement lié au bien-être de l'ensemble de la nature, de la culture et des autres, commence à se poser en alternative aux souffrances non choisies, dépourvues de sens et globalement toxiques.

Le tao nous enseigne de prendre le chemin de « la moindre résistance », l'aïkido de courir avec le cheval pour le maîtriser... Le bouddhisme enseigne de lâcher les souffrances, les luttes inutiles, de méditer, de cultiver le mieux-être intérieur, la santé, la sérénité, la connaissance, la richesse. Une personne en état d'agitation, de fatigue, d'insatisfaction, de maladie, d'ignorance, de pauvreté, n'est pas apte à s'améliorer, ni à améliorer le monde.

Il n'y a qu'une seule efficacité : celle qui marche. Que cela demande peu ou énormément d'efforts, cinq minutes ou cinquante ans, que cela coûte cher en souffrance ou en argent, ou rapporte gros et soit « super-jouissif » n'est pas le plus important. Le plus important est que nous poursuivions vraiment ce qui compte, ce qui a de la valeur, du sens pour nous ; que nous fassions le premier pas, puis le deuxième, et ainsi de suite avec une persistance inépuisable, sans exigence de résultat. Et là, tout devient possible.

Même si l'on a beaucoup de choses à redire aujourd'hui à propos de Mao, on peut rappeler ce commentaire très simple : « La Longue Marche a commencé par un pas. » On pourrait ajouter : « Celle du dalaï-lama aussi, et... la nôtre aussi » !

Par ailleurs, pourquoi se cogner la tête contre les murs ? Il y a toujours une façon de s'infiltrer, de contourner, puis de revenir s'il le faut, qui permet à l'énergie de couler, à la progression de se faire. « L'eau est toujours plus forte que le rocher. »

Donc, en pratique, pour s'épargner des épreuves non obligatoires – comment manger moins et mieux sans se bloquer la mâchoire avec du fil de fer, se coincer l'estomac avec un anneau gastrique ou se faire enlever un bout de tube digestif... Mais, oui, des praticiens tout à fait « respectables » font de nos jours ce genre de choses à des personnes obèses ! –, la base de tout est l'identification de sa propre carte de valeurs, de ses désirs profonds et la visualisation quotidienne, en particulier le soir au coucher et le matin au lever, de leur réalisation. Sans la conservation permanente d'un regard sur les objectifs ultimes, rien n'a de sens.

À partir de là, les chemins de « moindre résistance » se dessinent naturellement, de par la confrontation avec la réalité.

Mais la connaissance de quelques outils acquis par l'expérience permet de gagner temps et énergie. « Inutile de réinventer la roue. »

Clé n° 10 : soyez indulgent avec vous-même

Plutôt que de lutter ou de « faire un effort », apprenez à être bienveillant et encourageant avec vous, avec vos êtres intimes, y compris l'enfant qui est toujours en vous. L'énergie économisée en reproches et conflits intérieurs libérera un puissant, parfois même violent, désir de changement vers le mieux-vivre.

Les chemins de la moindre résistance

- Méditer, se recentrer sur soi, se donner le temps d'apprécier l'inestimable valeur de l'existence.

- Se visualiser au lever et au coucher, là où l'on veut être.

- Garder toute la journée un œil vigilant sur la carte de ses valeurs et choix personnels.

- Faire des listes de courses à partir des principes de base décrits : de l'eau minéralisée, du thé, plus des trois quarts en aliments végétaux, sept légumes par jour, du soja chaque jour, du riz et des céréales de préférence sans gluten, cinq fruits par jour, au moins trois poissons gras par semaine, une huile riche en oméga 3, des purées d'oléagineux...

- Acheter de préférence des produits bio ou organiques, un minimum de produits laitiers, rejeter les produits industriels gras, sucrés, salés, trop cuits (on ne dit pas encore assez que ce qui est noirci ou roussi est constitué de molécules déformées, inutilisables qui encombrent les cellules – comme les « taches de vieillesse » sur la peau).

- Aller faire ses courses en position de force (se destresser au préalable, éviter les heures de bousculade, préférer y aller après un repas plutot qu'avant) ou se faire livrer (panier bio, Internet...)

- Choisir systématiquement la qualité et non la quantité.

- Valoriser le repas, un moment privilégié, par de la beauté (nappe, assiettes, fleurs, présentation), du silence ou de la musique, du temps, du partage.

- Placer un moment pour soi avant chaque repas, pour respirer, faire quelques mouvements, se recentrer, visualiser (tout cela est intégré dans l'enchaînement « Recharge-Décharge »).

- Ne pas accepter de se mettre à table stressé.

- Avant le repas, boire un grand verre d'eau, un fruit pressé, un cocktail de fruit, un jus de tomate...

- Éviter les apéritifs alcoolisés, boire plutot un verre de vin rouge au repas (plutôt à midi que le soir).

- Commencer le repas par une grande salade ou une assiette de soupie.

- Servir les aliments plus caloriques en petites portions dans de petites assiettes (tout y paraît plus volumineux).

- Plus les aliments caloriques sont découpés, émincés, hachés, plus ils prennent de volume et plus ils satisfont en petites quantités (c'est aussi une caractéristique de la cuisine asiatique).

- Ne cuire dans l'huile que si l'on ne peut pas faire autrement ; utiliser surtout le cru, les marinades, la cuisson vapeur, les courts-bouillons ou le wok.

- Ajouter des épices (gingembre, curcuma, ail, particulièrement antioxydants) – plus le plat a du goût, plus la satiété est rapide.

- Regarder, humer, déguster, mâcher lentement, garder la première bouchée un petit moment avant d'avaler, poser sa fourchette entre deux bouchées.

- Écouter son corps quand il dit qu'il n'a plus envie.

- Ne pas s'obliger ni à finir l'assiette, ni à finir le plat (pour faire plaisir ou ne pas gâcher) – « Vaut-il mieux que ce soit moi ou la poubelle qui hérite de la surcharge ? »

- S'autoriser à ne pas manger si l'on n'a pas faim, à sauter de temps en temps un repas, ou faire un « micro-repas ».

- Ne pas fuir la sensation de la faim.

- Se rassurer sur les « peurs de manquer » : « Si j'ai faim avant le prochain repas, je peux manger un fruit, des fruits secs... », « Je ne vais pas me laisser mourir... »

- Identifier les manques (attention, respect, estime de soi, affirmation de soi, affection, sexualité, réussite, culture, créativité, réalisation de rêves...) compensés par une « vengeance sur la nourriture » et y répondre.

- Établir une liste de « récompenses » non alimentaires.

- Entretenir quotidiennement et préventivement une liste personnelle de « gestes de substitution » mobilisables en cas de déstabilisation.

- Identifier, avec l'aide d'un médecin nutrithérapeute, les carences et déficits nutritionnels qui peuvent entraîner une recherche inappropriée de calories, augmenter les tensions pulsionnelles et dérégler le comportement alimentaire.

Clé n° 11 : faire de son « crocodile » un allié

Onzième clé : apprendre à parler la langue de son « crocodile intérieur ».

Le centre pulsionnel reptilien ne comprend ni les mots, ni la raison. Ce n'est pas la peine de lui parler, de lui faire du prêchi-prêcha : « Ce n'est pas bien de trop manger... Ne bois pas plus d'alcool, ce n'est pas bon... Je ne suis pas d'accord pour me suicider à petit feu avec cette cigarette... », de lui demander d'obéir, le crocodile n'en fait qu'à sa... « gueule » ; c'est un primitif qui vient des profondeurs, de centaines de millions d'années plus tôt dans l'évolution. Il est là en nous, ce « ça », comme l'appelait Freud, et il contribue à notre survie. Par contre, ses dérapages peuvent contribuer à notre mort immédiate ou prématurée.

Comment charmer ce dragon et s'en faire un allié puissant, un ami qui vous veut du bien ?

On sait qu'il fonctionne avec un accélérateur, la noradrénaline, et un frein, la sérotonine (aidé par un second, le Gaba, un neurotransmetteur anti-anxiété sur le récepteur duquel agissent les anxiolytiques les plus utilisés, les benzodiazépines). Si l'accélérateur est bas, on n'a pas envie de se lever, on manque de combativité, on a du mal à se concentrer, on n'anticipe pas les plaisirs, on a tendance à la déprime. Cela arrive avec le surmenage ; quand on tire trop sur les neurones, ils sont vidés. Et sans courage, c'est difficile de faire quoi que ce soit. Il s'agit alors de redonner du punch à son dragon.

Toujours grâce aux travaux de Richard Wurtman au MIT, on dispose en nutrithérapie d'un très puissant outil : l'administration de L-tyrosine, l'acide aminé qui va nourrir à nouveau les neurones et leur permettre de remonter rapidement. Les antidépresseurs classiques, qui ne font que recycler le neurotransmetteur dans les synapses sans permettre aux neurones de se charger, font pâle figure.

Donc, si vous manquez de mordant, il y a une solution simple et rapide pour vous redonner envie de croquer la vie à pleines dents. C'est la prise de L-tyrosine le matin à jeun, sous forme de compléments alimentaires ou de préparation chez le pharmacien. Attention : il y a des contre-indications comme la grossesse, l'allaitement, la psychose, des précautions d'emploi comme l'arythmie cardiaque. Il est préférable de s'adresser à un médecin nutrithérapeute pour une prescription qui sera toujours précédée de, ou associée à une prise de magnésium.

Mais le plus fréquent, c'est l'inverse : une tension pulsionnelle trop intense qui rend impatient, intolérant aux frustrations, irritable, parfois agressif, agité, « speedé », anxieux, et amené à recourir à l'ingestion de sucré, de nourriture en général, d'alcool ou de tabac pour tenter de se détendre, ou à d'autres comportements de type « compulsif ».

C'est très fréquent parce que dans nos régions, près d'un quart des personnes naissent avec un tempérament (ce n'est pas une maladie) caractérisé par cette grande intensité intérieure. La quasi-totalité des grands entrepreneurs, réformateurs, découvreurs, créateurs, artistes et même des grands sportifs révèle ce type de caractère. Ils ont canalisé cette sur-énergie intérieure sur une « œuvre ». Malheureusement, il est beaucoup plus facile à tout un chacun de recourir à des comportements autodestructeurs comme la « surbouffe », l'alcool ou le tabac - c'est le cas de nombre de créateurs, souvent stressés, non compris de leur entourage, en complément de leur activité créatrice.

Comment explique-t-on ces phénomènes ?

Chez ces personnes, le frein des pulsions, la sérotonine, est moins puissant que la noradrénaline. Raison pour laquelle elles sont intenses, « survoltées ».

Cette sur-énergie peut donc s'exprimer dans du constructif.

Elle peut également s'exprimer dans du destructif : colère, hostilité ou agressivité tournée contre soi, contre les autres ou contre des objets ; au pire, tendances suicidaires ou criminelles.

Elle peut enfin être amadouée par des auto-traitements inconscients. Comme l'ont montré Wurtman, ses collaborateurs et nombre d'autres chercheurs, le sucré, les prises caloriques, le surpoids (en particulier la graisse abdominale qui relâche un flux d'acides gras dans le sang), l'alcool, le tabac, ont un effet sérotoninergique et sont intuitivement utilisés comme « Prozac® » (un médicament sérotoninergique). Ces comportements autodestructeurs deviennent de véritables dépendances, sans la poursuite desquels le caractère et l'équilibre de la personne sont déstabilisés.

Commencez-vous à mieux comprendre pourquoi il est vain de vouloir « convaincre » le crocodile de cesser de trop manger, boire ou fumer ?

Fort heureusement, lorsqu'on est informé de ce qui se passe en soi, on peut troquer ses drogues destructrices contre des drogues constructrices :

- la canalisation de sa sur-énergie dans le sport, l'art, le social ou toute autre activité intense, prenante, créative ;
- l'absorption de glucides complexes (céréales, légumes secs, légumes féculents...) qui ont un effet sérotoninergique sans présenter les inconvénients des sucres rapides ;
- le contact avec l'eau (natation, bains, douches, cures...) ;
- le mouvement et le sport ;
- les massages (l'automassage, dérivé du shiatsu, est très pratiqué à Okinawa) ;
- les expériences sensorielles intenses, en particulier olfactives et tactiles, les câlins, les partages affectifs et sexuels...

En complément, le médecin nutrithérapeute prescrira une ordonnance de magnésium liposoluble associé à ses fixateurs cellulaires, une cure de vitamines B et du lithium à des doses non psychiatriques. En effet, à faible dose, le lithium ne provoque pas de lithiémie, contrairement à ce qui se passe dans le traitement de la psychose maniaco-dépressive, qui nécessite des doses bien supérieures. En outre, le lithium à faibles doses est beaucoup plus maniable qu'à doses psychiatriques, source de beaucoup moins d'effets secondaires, et suffit à réduire l'hyper-intensité intérieure pour qu'elle soit gérable en douceur. Le magnésium, lui, joue un rôle essentiel dans la réduction de la sensibilité et de la réactivité au stress. Le stress et l'anxiété augmentent de manière inappropriée la noradrénaline, donc l'accélérateur des pulsions, et aggravent le déséquilibre avec la sérotonine, déjà débordée. Ce qui explique que toute tension augmente les comportements de dépendance, l'attirance pour le sucré, la nourriture, l'alcool, le tabac, mais aussi les conduites à risque ou violentes de tous ordres : colère, violence verbale ou physique, excès de vitesse sur la route, etc.

Tant que les médecins, responsables de la santé publique, de la sécurité routière, de la toxicomanie, etc., ne tiendront pas compte de l'ensemble de ces données, les mesures prises pour maîtriser toute une variété de calamités sociales comme le surpoids, les dépenses de santé, les accidents de la route, les suicides, la délinquance, les trafics de drogue et d'armes, la criminalité ordinaire ou sexuelle demeureront insuffisantes.

À l'échelle d'une personne, il s'agit donc d'informer sur les mécanismes à l'œuvre, de donner les outils pour « charmer le dragon », d'y associer l'ordonnance de magnésium, vitamines B et lithium, pour que l'on passe d'une météo psychologique orageuse – ou rageuse – à une météo plus clémente. Le but essentiel dans le cadre du Programme Okinawa étant de se libérer d'une attirance non contrôlée pour l'excès de calories, les sucres rapides, l'alcool. De se libérer aussi des autres psychotropes aux effets ravageurs comme la cigarette. En retardant la mise en place de telles mesures, on autorise l'industrie du tabac, industrie assimilable à une entreprise criminelle, à continuer à croître et embellir. Et l'industrie de la malbouffe, encore moins inquiétée, tue beaucoup plus que les quelque cinq millions de morts annuels comptabilisés victimes du tabac par l'Organisation mondiale de la santé...

Est-ce vraiment cela que je veux pour moi et mes enfants ? Si la réponse est non, les moyens de sortir des labyrinthes et de dire non sont à notre disposition. Nous avons les moyens de dire non aux crocodiles qui nous consomment, le nôtre inclus. Pour pouvoir dire oui à ce qui fait sens : la vie, la vitalité, la santé, la sérénité et tout ce qu'elles permettent.

Clé n° 11 : faire de son « crocodile » un allié

Notre crocodile intérieur ne comprend pas les mots, ni la science. Pour l'apprivoiser :

- Consommez à chaque repas des glucides lents.

- Prenez du magnésium (liposoluble avec des fixateurs), associé à des vitamines B (si cela ne suffit pas, un médecin nutrithérapeute ajoutera un sel de lithium).

- Nagez le plus souvent possible, faites de l'aquagym, prenez des bains et douches, massez-vous, faites-vous masser.

- Canalisez votre énergie dans le sport, la danse, le chant, la créativité, l'amélioration du monde, la sexualité...

Le stress

Dans le *locus cœruleus* se trouvent les systèmes instinctifs hérités des reptiles. Ce sont eux qui nous ont permis de survivre en tant qu'individu et espèce, en assurant, grâce à un territoire, sécurité, nutrition et reproduction. En milieu sauvage, dans la forêt par exemple, lorsque l'homme entendait un craquement, ce pouvait être l'annonce de l'approche d'une bête menaçante. La *vigilance* doit alors augmenter, ce qui est permis par une montée du taux de noradrénaline dans le *locus cœruleus*. De petites glandes juchées en haut des reins, appelées « surrénales », font alors gicler dans le sang une sécrétion du même neurotransmetteur, la noradrénaline, qui va donner à l'ensemble de l'organisme un signal de mobilisation. Pour pouvoir répondre à la menace vitale (monter dans un arbre, courir, donner un coup de gourdin...), il faut mobiliser ses muscles ; par ce signal, ces derniers sont mis sous tension. Ils vont devoir dépenser plus d'énergie, le même signal donne donc ordre de brûler plus de calories. Ces calories doivent être amenées aux muscles : la noradrénaline donne l'ordre de faire monter les taux de sucre et de graisses dans le sang. L'oxygène nécessaire est pompé en plus grande quantité grâce à une dilatation des bronches. Le rythme cardiaque s'accélère et la tension artérielle monte pour amener plus vite les sucres, les graisses et l'oxygène jusqu'aux muscles. Tout ce qui est viscères (tube digestif, vessie, etc.) et circulation sanguine autour des viscères est bloqué par des resserrements spastiques afin d'éviter toute interférence des fonctions d'évacuation pendant l'action, et d'envoyer encore plus de sang vers les muscles. Cette réaction d'alarme, coordonnée par la noradrénaline, donne à l'homme tous les moyens de faire face.

L'alarme peut être justifiée ; dans ce cas, grâce à elle, l'individu gagne une meilleure chance de se sortir de la crise. Mais si elle ne l'est pas, il aura dépensé de l'énergie pour rien (fatigue), et cette énergie, au lieu de s'exprimer dans une action d'adaptation (fuite ou attaque), se sera retournée contre lui (tensions musculaires, palpitations, montée tensionnelle, spasme du tube digestif).

Or, notre vie quotidienne, surtout quand elle est urbaine, est agrémentée de centaines de stimuli – bruits, mouvements dans tous les sens, voitures qui passent trop près, etc. – qui, bien qu'ils ne représentent pas de véritables menaces vitales, activent ce vieux système, toujours présent.

Des pigeons picorent sur une place ; si vous frappez dans vos mains, ils s'envolent. Ils répondent comme s'il y avait une menace vitale. Depuis la nuit des temps, le bruit et un certain nombre d'autres stimuli, comme une approche rapide dans son « périmètre de sécurité », déclenchent une réaction d'alarme.

Quand un bus klaxonne, non pas pour nous mais parce qu'une voiture n'avance pas devant lui, nos muscles se tendent, notre cœur s'accélère, notre tension s'élève, le sucre et les graisses affluent dans notre sang, nos boyaux se serrent. À la fin de la journée, on se sent fatigué, les épaules sont tendues, le bas du dos est douloureux, le ventre est ballonné, le cœur est plus rapide, on a du mal à s'endormir.

Le phénomène du stress, décrit par le prix Nobel Hans Selye, se révèle être dans nos sociétés la première cause de fatigue, de troubles psychosomatiques et d'anxiété, ainsi qu'une cause de déclenchement et d'aggravation d'un très grand nombre de pathologies comme les allergies, les ulcères de l'estomac, les infarctus, les troubles du rythme cardiaque et les troubles thyroïdiens. C'est aussi un puissant aggravateur des tensions pulsionnelles élevées, d'impulsivité, et donc de comportements à risque : suralimentation, alcool, tabac, excès de vitesse. Les psychiatres reconnaissent sa participation à la constitution de la plupart des perturbations psychologiques, de l'anxiété et de l'hyperactivité de l'enfant à la confusion mentale, et même de la bouffée délirante psychotique. Au total, le stress accélère l'usure, le vieillissement, et augmente la probabilité d'un très grand nombre de problèmes de santé physique et mentale.

Comme l'excès de nourriture ou le tabac, le stress est l'un des grands « raccourcisseurs » de vie.

La compréhension des mécanismes du stress et l'optimisation de sa gestion par des outils simples, non médicamenteux, s'imposent comme composants fondamentaux d'un programme anti-âge ou « pro-vie ». D'ailleurs, que ce soit à Okinawa ou dans les autres études sur les centenaires, on est frappé par la remarquable capacité des « surviveurs longévitaux » à gérer le stress en douceur, en minimisant au maximum les déperditions d'énergie et les souffrances.

Comprendre les mécanismes du stress

Cela commence donc dans le *locus cœruleus*, par une mise en alarme. Deux voies s'activent en situation d'« urgence » (ou considérée comme telle) : une voie directe, « réflexe », et une voie qui passe par le cortex, le cerveau pensant.

La voie corticale :

Déjà, nous pourrions agir sur le cerveau pensant. C'est ce qu'ont découvert les fondateurs du bouddhisme et plusieurs philosophes grecs, et redécouvert scientifiquement le fondateur de la psychologie cognitive, Albert Ellis, qui a réussi à en tirer une méthode percutante de thérapie. Si l'on interprète quelque chose comme menaçant, « grave », « inacceptable », « épouvantable », « catastrophique », cela va considérablement amplifier l'anxiété et les effets de stress physique qui en découlent.

Or, dans nos sociétés, l'énorme majorité des sources de stress est liée à une pensée parasite, qui tend à exagérer les conséquences négatives potentielles d'un événement, parfois à les créer de toutes pièces. On estime en effet que 94 % des peurs sont infondées. Ce qui n'empêche pas de laisser passer nombre de vraies menaces vitales, comme la suralimentation, le tabac, l'alcool, la violence, la négligence, le manque d'affirmation de soi, la non-réalisation de soi... et le stress lui-même, non reconnues et le plus souvent niées comme sources de réel danger.

Au total, et comme le rappelle le dalaï-lama dans ses enseignements sur les « *paramitas* », il n'y a qu'un seul maître : le réel. La plus grave menace est la non-connaissance, la non-conscience du réel.

Les chercheurs de quelque domaine que ce soit s'accordent à dire que ce que l'on ne connaît pas est infiniment plus vaste que ce que l'on connaît. Alors, raison de plus pour ne pas négliger ce qui est déjà connu, et pour continuer, coûte que coûte, à en découvrir davantage. Et le dalaï-lama de poursuivre : « Ni ne sous-estimer, ni n'exagérer. »

Autrement dit, ne pas sous-estimer les vrais dangers, mais ne pas exagérer les craintes injustifiées. La base de cette estimation est, au-delà d'une information la plus complète possible, une carte de valeurs qui permettent de gérer l'immense univers du « non encore connu ».

Pour nombre de systèmes de pensée asiatiques, c'est la « vacuité » (on a envie parfois de traduire par « vanité » !) et l'interdépendance de tout qui fait que rien n'existe en soi.

Une habitude très simple aide considérablement à réduire la vulnérabilité au stress : commencer la journée par une petite méditation, profiter de ce moment pour repenser qu'il n'était pas obligatoire qu'un Big Bang, il y a 13,7 milliards d'années, engendre un espace-temps, des particules (celles qui nous composent aujourd'hui et tout ce qui nous entoure), de l'énergie, du mouvement, des rayonnements de tous ordres (qui nous permettent, par exemple, de bénéficier de la lumière, de l'électricité, de la radio, de la télévision...), des étoiles, notre Soleil, notre Terre, ses océans, ses montagnes... Pas obligatoire non plus qu'un « deuxième Big Bang » inaugure des molécules complexes capables de se nourrir d'autres molécules et de se reproduire, à l'origine d'une invraisemblable évolution qui a conduit des virus et des bactéries, des algues micro-scopiques et des champignons, aux mousses, fougères, plantes à fleurs et à fruits, invertébrés, crustacés, insectes, poissons, mammifères, primates... Pas obligatoire non plus qu'un « troisième Big Bang » fasse apparaître progressi-vement, et déjà à travers les animaux, une « culture », la communication, puis le langage, l'architecture, la peinture, la maîtrise du feu, l'extraction des métaux, l'agriculture, les arts, les sciences et la technologie... Des signes encou-rageants dont les plus anciens remontent au « cylindre de Cyrus » et au « Code d'Hammourabi », premiers balbu-tiements écrits d'une éthique de bienveillance – permise au-delà du cerveau du prédateur reptilien par le cerveau affectif et collaboratif « inventé » par les mammifères –, laissent à penser qu'un « quatrième Big Bang », celui de l'harmonisation des individus avec eux-mêmes, la nature, et entre eux, acquiert de la densité. Et il n'était pas obliga-toire non plus que nous soyons nous-mêmes apparus dans ce monde...

Commencer la journée par une réactivation de la conscience de ces réalités permet de relativiser et de recadrer par avance la plupart des craintes infondées ou surévaluées, et des soucis saboteurs.

Relativiser les contrariétés

Nous sommes le résultat d'une évolution phénoménale, du Big Bang, de l'apparition de la vie, de l'invention des membres, des yeux, du cerveau, etc., de la maîtrise du feu, de l'invention de la parole, de l'écriture, de la création d'une infinitude de richesses scientifiques, technologiques, artistiques, des expériences de tous nos ancêtres.

Il n'était pas obligatoire que l'Univers existe, que nous venions au monde, que nous ayons quoi que ce soit que nous avons.

Par ailleurs, « à quelque chose malheur est bon ». S'il n'y avait pas eu l'extinction des dinosaures, ni les mammifères, nous n'aurions pu émerger. Tout échec, toute perte peut être considéré soit comme une occasion de se lamenter, soit comme une occasion de progresser.

Se donner quelques minutes pour y repenser chaque matin et, quand nécessaire, dans la journée, relativise considérablement toute source de contrariété.

La voie « réflexe » :

Reste la voie « réflexe » de l'alarme. Sa maîtrise repose sur le bon équilibre pulsionnel. Le *locus cœruleus* qui, nous l'avons vu, gère notre survie par la vigilance, est contrôlé par un frein et un accélérateur. Si le frein des pulsions (la sérotonine) est faible par rapport à l'accélérateur (la noradrénaline), la montée de ce dernier sera facilitée et entraînera des réactions nettement plus intenses. Or le stress augmente la vigilance de manière excessive via la noradrénaline. L'anxiété se traduit par un excès de noradrénaline, ce qui entraîne, outre une forte tension intérieure, un moins bon contrôle pulsionnel par la sérotonine. Comme dans la conduite automobile, plus on roule vite, moins il est facile de freiner face à un obstacle. Il sera beaucoup plus difficile d'accepter, de tolérer, d'évaluer calmement, de trouver une bonne solution. La tension intérieure va facilement se traduire par des tensions des muscles et des organes internes et des réactions non choisies, impulsives, maladroites, violentes ou destructrices. Par exemple, on observe que le stress va aggraver le remplissage stomacal, la consommation de tabac ou d'alcool.

Ensuite, que faire de ces tensions du corps, des muscles, des organes internes, de l'hyperréactivité du cœur et des vaisseaux ?

La boîte à outil anti-stress : les outils nutritionnels

Quand la noradrénaline, sécrétée par les glandes surrénales, se présente face aux muscles du cou, du dos, face à l'estomac et face à la fameuse vésicule (qui nous gratifie de sa réaction « bilieuse »), que se passe-t-il ? La noradrénaline est une petite cousine des protéines, et les protéines passent rarement à travers les membranes de nos cellules, où dominent des acides gras. Pour délivrer son message, elle se fixe sur une antenne à la surface de la cellule (« un récepteur »). Sa fixation sur le récepteur, comme sur le bouton d'une sonnette, alerte les molécules de l'intérieur en faisant pénétrer du calcium. Le calcium entre et déclenche la contraction des muscles, le resserrement des organes et des vaisseaux, l'accélération du cœur. Voilà pourquoi nous avons des tensions dans le cou, des maux de dos, de tête, des crampes ; pourquoi notre œsophage avale de l'air (aérophagie), notre estomac se ferme (« ça m'est resté sur l'estomac »), notre intestin se gondole (colopathie spasmodique), notre sphincter anal reste pincé (première cause de constipation) ; pourquoi nous avons les mains froides ou moites, de la sueur sur la lèvre supérieure, les oreilles qui sifflent et le cœur qui s'emballe... Parce que du calcium entre dans toutes ces cellules.

Ne pourrait-on pas calmer un peu ces entrées intempestives de calcium ?

Justement, depuis les origines de l'évolution biologique, un autre minéral s'ingénie, en plus de fournir de l'énergie, à tempérer les dépenses : il s'agit du *magnésium*.

Un nutriment essentiel : le magnésium

Le magnésium pourrait remporter la palme de l'éthique parmi les nutriments. Il est « généreux » – c'est lui qui veille à chaque étape de nos approvisionnements en vitalité – et « diplomate » – c'est lui qui négocie pour que toute situation de crise se résolve avec le moins de pertes possibles. C'est le médiateur de notre gouvernement biochimique.

C'est le magnésium qui contrôle le nombre de molécules de calcium qui entrent dans les cellules. C'est le magnésium qui réduit les tensions musculaires, le spasme des organes, la constriction des vaisseaux, l'agitation du cœur. C'est le magnésium qui épargne nos dissipations d'énergie inutiles et notre hyperréactivité en cas d'alerte.

De nombreuses études permettent de savoir aujourd'hui que ce rôle « homéostasiant », régulateur, modérateur, du magnésium n'est pas limité au calcium et au stress « psychologique », mais qu'il est pratiquement général. C'est encore le magnésium qui réduit l'entrée du fer dans les cellules. Or le fer, comme l'a montré le chercheur japonais Yagi, entre aussi massivement dans les cellules sous l'effet de la noradrénaline, ce qui produit une augmentation du stress oxydant, de l'inflammation, et – le fer étant l'un des plus puissants facteurs de multiplication cellulaire – des risques de prolifération des virus, des bactéries et des cellules cancéreuses. Rien que cela !

C'est le magnésium qui permet le bon fonctionnement de la « pompe à sodium » qui fait ressortir le « sel » des cellules et rentrer, en échange, du potassium, contribuant par là à un équilibre essentiel. Car le sel attire l'eau et fait gonfler les cellules, favorisant rétention d'eau, œdèmes et hypertension.

C'est le magnésium qui réduit le passage dans les cellules de toxiques, les métaux lourds comme le mercure, le plomb, le cadmium.

C'est le magnésium qui calme les globules blancs, que ce soient les « mastocytes » libérateurs d'histamine – il nous protège donc des réactions allergiques (il n'est guère étonnant que le stress amplifie les réactions allergiques) –, que ce soient les « phagocytes », les soldats de première ligne qui viennent nous protéger des intrus, mais, en ce faisant, sécrètent tout ce qui existe comme molécules corrosives : eau de Javel, eau oxygénée, radicaux libres de toutes sortes. Le magnésium nous protège donc de l'inflammation : rougeur, chaleur, douleur, mais aussi des dégâts majeurs oxydatifs sur les tissus et l'altération de ces tissus (assèchement, fibrose) qui peut aller jusqu'à la transformation cancéreuse. C'est ce qui se passe lors des contaminations de l'estomac par *Helicobacter pylori*, qui peuvent causer ulcère et cancer, avec les condylomes du col utérin risquant de dégénérer en tumeurs, lors des infections chroniques du foie qui mènent à la cirrhose puis au cancer. Mais en dehors de ces dommages locaux, les phénomènes inflammatoires peuvent toucher des systèmes beaucoup plus vastes dans des pathologies dites auto-immunes, en particulier rhumatologiques graves, et surtout ils sont toujours partie prenante dans les dégradations générales de nos tissus, que ce soit la peau, les articulations, les vaisseaux, le cerveau... avec la sénescence. Avec l'âge, nous produisons tous un certain taux d'anticorps auto-immuns, tournés contre nous-mêmes.

Il s'avère donc que le magnésium occupe une place centrale auprès des antioxydants et des acides gras oméga 3 (cette triade bien présente dans la nourriture des anciens d'Okinawa), dans la lutte contre les dégradations et les maladies liées à l'âge.

De façon beaucoup plus immédiate, le magnésium représente la clé principale de la gestion nutritionnelle du stress. Cela est lié à un autre mécanisme que l'on a fini par appeler « le cercle vicieux du stress ».

Nous avons vu que le magnésium s'oppose aux mouvements du calcium vers l'intérieur de la cellule. Mais le calcium, lui aussi, s'il pénètre sous l'effet de la « sonnerie d'alarme noradrénergique » dans la cellule, s'oppose au magnésium et le chasse à l'extérieur. Une partie de ce magnésium se débrouille pour entrer à nouveau, une autre partie part dans le sang. Le sang, lui, circule, passe par le rein dont le rôle est d'éliminer les déchets dans les urines, et, pour ce qui est des éléments à garder, de maintenir leur niveau égal dans la circulation. Si davantage de magnésium arrive, il estime qu'il y en a trop et l'élimine dans les urines.

Ainsi, chaque stress se traduit par des pertes urinaires en magnésium (jusqu'à ce que la carence soit telle que le niveau circulant, trop bas, ne le permette plus). Et plus on perd de magnésium, moins il y en a pour réduire l'entrée du calcium dans les cellules.

Cela aboutit à une amplification des réactions au stress. Pour le même bruit, pour la même quantité de noradrénaline sécrétée par les glandes surrénales dans le sang, il va entrer plus de calcium dans les muscles, les organes, le cœur et les vaisseaux qui vont réagir, s'agiter et se spasmer davantage.

Si vous passez près d'une porte qui claque, la première fois vos muscles se tendent un peu, votre œsophage avale de l'air, votre cœur s'accélère, vous ne vous en apercevez même pas. La centième fois, vous pouvez vous retrouver à sursauter, à avoir des palpitations, mal au ventre et à trouver ce bruit « insupportable », à vous sentir « agressé ».

S'ajoute à cette amplification la fatigue, car le manque de magnésium ne permet plus de produire autant d'énergie. Et la fatigue accroît la vulnérabilité.

Quand on est en forme, quoi qu'il arrive, on va « faire face ». Quand on est fatigué, pire « fatigable », et c'est exactement ce que la carence en magnésium engendre, une réduction des capacités à produire de l'énergie (même si on ingère le même nombre de calories), on se demande : « Vais-je pouvoir faire face ? » Fatigue et fatigabilité sont anxiogènes, elles inquiètent. Et lorsque s'ajoutent des réactions dérangeantes comme les maux de tête ou de dos, les perturbations digestives, les palpitations, cela inquiète d'autant plus. L'inquiétude augmente la noradrénaline, et...

Certaines personnes arrivent à une crise de tétanie, à une anxiété aiguë, une panique ; d'autres à ce qu'on a nommé le « syndrome de fatigue chronique » ou la fibromyalgie, un état où effondrement des capacités et sensations de mal-être physique et psychologique prennent une telle ampleur qu'il faut compter en moyenne dix-huit mois pour s'en sortir. On comprend pourquoi ce mécanisme auto-aggravant a pu être appelé « cercle vicieux » ou, en allemand, *Teufelskreis* (qui pourrait se traduire par « roue du diable »). Il est impressionnant de voir la fréquence de ces situations extrêmes de stress dans de nombreux milieux professionnels et dans nos populations en général.

Il faut dire aussi que la plupart des personnes atteintes sont l'objet d'une regrettable « non-écoute » de leurs problèmes. La réponse « technique » le plus souvent donnée prend la forme d'une ordonnance de médicaments anxiolytiques ou antidépresseurs, parfois agrémentés de bêtabloquants (un médicament qui réduit l'action de la noradrénaline, mais augmente les graisses circulantes et... fatigue). Ce qui n'apporte aucune amélioration à leurs problèmes, et ne corrige pas leurs déficits profonds en magnésium et en énergie. La relative anesthésie procurée par ces médications leur donne plutôt les moyens de tolérer le non-tolérable et de s'enfoncer un peu plus loin dans l'aggravation.

Il va sans dire que dans ces situations, le stress oxydant, les tendances à l'inflammation et aux réactions allergiques, la pénétration du fer dans les cellules, les risques infectieux, les risques tumoraux, les risques cardiovasculaires, bref, les risques de quasiment toute pathologie et la vitesse du vieillissement sont augmentés.

Il serait préférable de ne pas se laisser en arriver là.

Alors, que faire ?

La première chose à faire est d'augmenter nos apports en magnésium.

Où trouve-t-on du magnésium ?

Dans les eaux minéralisées (autour de 100 mg par litre), eaux que l'on recommande d'utiliser pour les boissons froides et chaudes, pour les soupes, éventuellement pour cuire les aliments qui absorbent beaucoup d'eau comme le riz, les autres céréales et les légumes secs.

Dans les céréales semi-complètes ou complètes, dans les légumes secs et le soja.

Dans les légumes verts (où la chlorophylle est associée).

Dans les oléagineux (noix, noisettes, amandes et produits dérivés).

Dans les fruits de mer.

Une alimentation bien choisie apporte environ 120 mg de magnésium pour 1 000 calories. Sachant qu'un homme consomme en moyenne en France 2 200 calories et une femme 1 750 calories par jour, cette « densité nutritionnelle » permet de calculer que les apports alimentaires tournent entre 200 et 250 mg par jour. L'apport quotidien recommandé (AQR) se situant autour de 400 mg, il n'est pas possible de l'atteindre à moins de boire, en plus, environ deux litres d'eau minéralisée.

Quand on ajoute à cela que chaque jour nous perdons, à cause du stress, de la moitié à parfois deux fois l'AQR, il ne devient techniquement plus possible de couvrir l'intégralité des besoins par l'alimentation. C'est l'un des cas de figure où des compléments alimentaires sont clairement justifiés.

Les besoins en magnésium dépendent de la sensibilité personnelle de l'individu. Le pharmacologue Jean-Georges Henrotte et le Pr Jean Dausset, qui a reçu le prix Nobel pour la découverte des groupes HLA, ont décelé que 18 % de la population, porteuse du type HLA B35, retient plus mal le magnésium dans les cellules. Ce n'est pas une maladie, cela donne un caractère « sensible ». Il reste que ces personnes ont des besoins en magnésium supérieurs aux autres.

Peut-on prendre n'importe quel magnésium ?

On distingue trois générations de sels de magnésium : les sels inorganiques, comme le chlorure ou l'oxyde, utilisés depuis très longtemps comme « dépuratifs », ils sont très laxatifs ; les sels organiques, comme le lactate, le pidolate et l'aspartate, apparus il y a quelques dizaines d'années, moins laxatifs ; et une troisième génération, récente, de sels liposolubles (solubles dans les graisses) qui n'accélèrent pas le transit.

Pourquoi est-il essentiel de choisir un sel non laxatif ? Parce que le but de la prise du magnésium est son absorption. Pour qu'il soit absorbé, il ne faut pas qu'il descende dans les toilettes. Or le stress agite déjà le tube digestif – que l'on dit alors « hyperkinétique » –, ce qui est montré par les radios même quand il y a constipation (le fait que le sphincter anal soit spasmé n'empêche pas une descente trop rapide). Un sel accélérateur du transit sera donc très peu absorbé, et provoquera souvent des inconforts abdominaux et des diarrhées. Par ailleurs, il réduit alors l'absorption et le passage dans le sang d'autres nutriments qui passent de façon trop rapide à travers le tube digestif et perturbent la flore du côlon. *Il est indispensable de prendre un sel liposoluble* comme le glycérophosphate de magnésium, le plus utilisé des sels de troisième génération.

Il est important d'ajouter que, si les sels de deuxième génération ont constitué un progrès à l'époque, ils présentent des inconvénients sérieux : par exemple, le sel le plus utilisé en France est un lactate. C'est-à-dire de l'acide lactique, la molécule dérivée du métabolisme énergétique qui s'accumule lors de la fatigue musculaire et donne les courbatures. Par ailleurs, elle est un des déclencheurs d'anxiété les plus utilisés par les chercheurs pour la provoquer chez l'animal! Quant à l'aspartate, le plus utilisé en Allemagne, il devrait tout simplement être interdit. C'est, avec le glutamate, un neuro-excitateur, provocateur d'états d'agitation cérébrale, d'épilepsie et, à l'extrême (justement en cas de déficit magnésien), de mort des neurones! Le moins que l'on puisse dire est que ces formes sont obsolètes, absurdes, et qu'il serait temps de mettre à jour la forme des compléments de magnésium.

Suffit-il qu'il y ait du magnésium dans le complément?

Même si le sel de magnésium n'est pas laxatif et est bien absorbé, il peut ressortir sous l'effet du stress, de la noradrénaline et de l'entrée de calcium, entrée qui sera cependant de moins en moins importante en raison de l'apport des compléments qui la freinent et freinent donc aussi les pertes. On entre alors dans un cercle inverse, un « cercle vertueux », comme certains l'appellent. Mais on ne peut pas vivre en permanence dans une bulle et on reste donc soumis à des incidents, aléas, bruits, etc., qui vont refaire sortir une partie du magnésium des cellules.

Peut-on limiter les sorties et favoriser le recaptage du magnésium sortant? Ces mouvements sont opérés par des échangeurs ioniques qui fonctionnent plus ou moins bien. Leur fonctionnement dépend de la génétique (HLA-B35, par exemple ; selon les chercheurs qui travaillent sur cette question, comme le Dr Mazur, il existe nombre d'autres cas de figure) mais aussi de la nutrition. En effet, le Dr Durlach, président de la Société de recherche sur le magnésium, qui a dédié sa vie au développement des connaissances sur ce domaine ignoré par les médecins (le magnésium, un minéral simple, non brevetable, entre en concurrence avec des médicaments « poules aux œufs d'or » comme les anxiolytiques et bien d'autres), a mis en avant que l'organisme utilise physiologiquement la mobilisation d'un acide aminé soufré, *la taurine*, pour tenter de compenser le manque de magnésium.

De fait, les études révèlent que la taurine est un antioxydant, stabilisateur des membranes cellulaires, qu'il permet d'épargner du magnésium et qu'il joue lui-même un rôle calmant sur les cellules. Il présente, entre autres, des propriétés anti-arythmiques utilisées au Japon, et antiépileptiques.

L'addition de taurine dans les compléments permet de réduire les pertes cellulaires et urinaires en magnésium, et d'en augmenter l'efficacité.

L'activité des échangeurs ioniques, récupérateurs de magnésium au profit de la cellule, dépend aussi de la qualité de la membrane cellulaire. Les acides gras oméga 3 jouent un rôle dans la fluidité de ces membranes et dans le bon fonctionnement des échangeurs. Or, de nouveau, ils font partie des carences les plus fréquentes. Et le stress oxydant, amplifié par le stress psychologique (dépenses excessives, entrée de fer dans les cellules...), détruit le peu d'oméga 3 qui figure dans les membranes.

L'optimisation des sources alimentaires en acides gras oméga 3 – huile Oméga Force Trois, huile de colza, poissons gras, soja et parfois compléments – augmente donc aussi l'efficacité de la complémentation en magnésium. De même que l'optimisation des sources alimentaires et les compléments d'antioxydants – vitamine E, vitamine C, caroténoïdes, sélénium, flavonoïdes... – qui vont protéger les acides gras oméga 3 des altérations oxydatives.

Avec les carences en magnésium et en oméga 3, la carence en vitamine E forme la triade de tête des carences micronutritionnelles dans nos régions. Les conséquences en sont claires : vulnérabilité à la fatigue et au stress, augmentation des corrosions oxydatives et de l'inflammation, accélération du vieillissement et risques de pathologies allergiques, inflammatoires, cardiovasculaires, etc.

Quant à la vitamine B6, la vitamine B la plus fréquemment manquante dans la population, elle est indispensable pour permettre la fabrication, dans nos cellules et neurones, de la taurine, de la sérotonine et du GABA (le neurotransmetteur anti-anxiété sur le récepteur duquel agissent les anxiolytiques et qui réduit la tension pulsionnelle avec la sérotonine).

Les compléments en magnésium

Au total, les compléments en magnésium doivent au moins comporter du glycérophosphate de magnésium, de la taurine et de la vitamine B6, être associés avec un complément en antioxydants (la vitamine E n'est pas non plus techniquement apportée en quantité suffisante par l'alimentation) et des apports optimisés en acides gras oméga 3.

Quelles sont les quantités nécessaires de compléments ?

Les besoins en magnésium dépendent de l'intensité du stress. Au total, les doses de compléments en magnésium liposolubles associés à des rétenteurs cellulaires comme la taurine et les antioxydants (les oméga 3 jouent aussi un rôle dans la réduction des pertes sous l'effet du stress) devront être calculées par le médecin nutrithérapeute sur trois périodes.

La première période, ou période d'attaque, a pour but de remonter les carences, de resaturer les tissus, de corriger la fatigue et les troubles spastiques, qu'ils soient musculaires, organiques ou cardiovasculaires, l'anxiété et les autres perturbations. Ne soyez pas étonné, les doses d'attaque sont élevées. Elles oscillent entre 6 à 9 comprimés par jour, et parfois le double de ces doses ne suffit pas à équilibrer certains patients !

La deuxième période consiste, une fois ce résultat atteint, à descendre progressivement la complémentation, un comprimé à la fois, environ chaque mois, afin de trouver la « vitesse de croisière » à laquelle la personne restera bien. Lorsqu'on sent la fatigue ou la fatigabilité revenir, la nervosité, l'hyperréactivité, les tensions musculaires, les perturbations digestives, c'est que l'on est descendu trop bas et que l'on a besoin de remonter d'un cran ou deux. C'est une opération forcément empirique, puisqu'elle dépend de chacun. En se mettant à l'écoute de lui-même, le patient va être ajusteur, par « tâtonnement », de sa complémentation.

Enfin, la troisième période requiert quelques adaptations aux circonstances. Si le stress diminue, quelle qu'en soit la raison, meilleure adaptation ou vacances, le besoin en magnésium va encore diminuer, soit définitivement, soit transitoirement. Si l'on ne reprend pas son « régime de croisière » dès la rentrée, avec la fin des vacances, le retour aux environnements gris, bruyants, bousculés, embouteillés, pollués, les problèmes reviennent. Nombreux sont ceux qui passent même à une dose un peu supérieure à leur dose habituelle pour l'occasion, afin d'éviter de mal vivre le retour à la grisaille.

Voici une clé : l'adaptation préventive. Si une situation prévisible de tension – examen à passer, période des impôts, conflit – se présente, on peut, en retournant, le temps du passage à travers les trous d'air, à la dose « d'attaque », amortir les secousses. Si le stress arrive sans prévenir, ne pas attendre que le cercle vicieux – perte de magnésium, amplification des réactions, fatigue, augmentation des pertes, etc. – se réinstalle et nous déstabilise. Il faut tout de suite remonter à la dose d'attaque pour éviter la déstabilisation.

Les besoins en magnésium
sont proportionnels au stress

Le stress est devenu un phénomène croissant avec l'urbanisation et l'accélération de l'évolution dans toutes les dimensions. Pour mieux le gérer et éviter qu'il devienne une source de perte de vitalité, de mal-être, d'usure prématurée et de maladies, il est essentiel d'optimiser ses sources alimentaires de magnésium.

Pour compenser les pertes quotidiennes en magnésium, il est devenu techniquement quasi obligatoire de prendre, en plus, des compléments alimentaires contenant un sel de magnésium liposoluble, de la taurine et de la vitamine B6 (les acides gras oméga 3 et les antioxydants contribuent également à mieux le retenir dans les cellules).

> Des doses importantes sont nécessaires au début pour casser le « cercle vicieux » engendré par le déficit en magnésium. Les doses de croisière sont propres à chacun et trouvées en observant celles avec lesquelles nous nous portons le mieux. Elles sont à adapter en fonction des circonstances, les besoins en magnésium étant proportionnels au stress.

Si l'anxiété et le stress sont associés à une tension pulsionnelle élevée, de l'impatience, de l'irritabilité, de l'intolérance aux frustrations, de l'impulsivité, des attirances pour la nourriture, le sucré, l'alcool, le tabac, alors le magnésium et ses rétenteurs ne suffiront pas. Le médecin nutrithérapeute ajoutera une cure de vitamines B plus complète et une préparation pour le soir à base de lithium.

Si l'on a du mal à se lever le matin, un manque de combativité, une difficulté à se concentrer et à décider, une tendance à la déprime, il pourra ajouter, le matin au lever, de la L-tyrosine, l'acide aminé qui permet de relancer la production de noradrénaline et le tonus psychologique.

La boîte à outils anti-stress : les outils non nutritionnels

Nan kuru nai sa.
Pas de soucis, cela va marcher.

Expression populaire à Okinawa.

Les outils nutritionnels sont très puissants et facilitent considérablement le développement d'autres outils anti-stress complémentaires.

Nous avons déjà vu l'importance de cultiver la conscience de la relativité des choses et l'intérêt d'une méditation quotidienne pour recadrer ses appréciations, ses soucis, ses craintes, ses doutes, par rapport à une réalité à la richesse et la puissance explosives.

L'on dispose de nombreux autres outils pour combattre le stress au quotidien. En voici une liste non exhaustive, recensant les plus importants :

- les différentes formes de méditation, de visualisation, d'auto-hypnose (relaxation, sophrologie...) et de biofeedback comme la « cohérence cardiaque » ;

- les techniques de respiration complète, intégrées ou non dans les pratiques qui les ont développées comme le yoga, le tai-chi, le qi gong (ou chi kung) ou l'enchaînement « Recharge-Décharge » ;

- les outils d'auto-traitement des tensions, comme le stretching, le do.in (une tradition ancestrale d'auto-massage chinois) ou encore l'auto-shiatsu et le ashi jitsu (auto-réflexologie), les deux formes les plus pratiquées à Okinawa ;

- le contact avec l'eau (natation, bains, douches, hydrothérapie par jets massants, thermalisme, thalassothérapie...), l'immense richesse des techniques de massage développées dans le monde ;

- la pratique régulière d'activités physiques, artistiques, artisanales et ludiques : la marche, tout simplement (dont la pratique en Occident reprend une grande ampleur), le jardinage, le sport, la danse, le chant, le dessin, la peinture, la photographie, l'écriture d'un journal (que l'on peut aujourd'hui facilement partager sur le web grâce aux « blogs »), l'ikebana (art de l'arrangement floral), la vannerie (très présente à Okinawa avec en particulier le tissage de feuilles de bananier), la couture, le tricot (qui, chez nous, a récemment réacquis une grande popularité), la poterie, la bijouterie et, évidemment, la cuisine !

- le développement personnel, l'affirmation de soi, les techniques de communication non violente, les psychothérapies, dont les techniques de réparation des anciennes blessures comme l'EMDR, popularisé dans de nombreux pays par David Servan-Schreiber, l'humour (on assiste à un véritable développement de thérapies par le rire, y compris dans les hôpitaux pour enfants) ;

- équilibrer la culture de sa « niche » maternante, de ses sources de sécurité et de bien-être (endorphinisées) et l'ouverture au nouveau, la curiosité, le plaisir d'expérimenter, de voyager, de connaître, de comprendre, d'apprivoiser d'autres terrains de jeu, d'élargir sa vision et sa compréhension ;

- une fidélité indéfectible à ses valeurs, une gestion du temps hiérarchisée en fonction de celles-ci (une place majeure réservée à tout ce qui est essentiel pour soi, y compris soi, du temps pour soi...), la mobilisation de sa concentration et de ses moyens à 100 % pour ses objectifs signifiants (ce qui donne « cohérence » et « *flow* » comme l'appelle Csikszentmihalyi) ;

- la convivialité, le partage, l'entretien de liens de soutien et affectifs solides – un point très fort dans le paysage culturel des anciens d'Okinawa, les échanges intergénérationnels (qui, heureusement, commencent à réapparaître dans nos sociétés), la tendresse, les câlins, la relation avec un animal de compagnie, avec des « objets de transition » (les peluches pour adultes et pour grands-parents, émettrices de la voix de leurs petits-enfants, ont démontré leur efficacité aux États-Unis...) ;

- l'investissement personnel dans une cause, une association, une ONG (le bénévolat et le militantisme, par exemple en faveur des enfants, de la solidarité avec les régions en difficulté et de l'écologie, ont aussi pris récemment un essor sans précédent) ;

- un hédonisme « malin », capable de durer, conciliant plaisirs à court terme et bénéfices – au moins non-toxicité – à long terme, la sexualité ;

- le sens de la connexion au « Grand Tout », de la transmission, de la contribution, par une vie féconde, une œuvre, des enfants, qui poursuivent l'aventure de l'existence au-delà de nous et nous aident à transcender la mort.

La respiration complète

Toutes les techniques de mieux-être, qu'elles soient asiatiques comme le yoga, le tai-chi, le chi kung (qi gong) ou les arts martiaux, ou non comme la sophrologie, sont centrées sur la maîtrise de la respiration complète.

Ce qu'il y a à gagner à pratiquer la respiration complète :
Une meilleure combustion des calories.
Plus d'énergie (cerveau, muscles).

Un meilleur rendement énergétique (plus d'énergie avec moins de calories).

Un ralentissement du vieillissement.

Une prévention des pathologies liées à l'âge (cardiovasculaires, cérébrales...).

Un outil fondamental de gestion du stress et des tensions.

Un substitut aux dépendances (grignotage, alcool, tabac...).

Un mieux-être général.

Comment ?

En aérant les pièces, en particulier la nuit et sur le lieu de travail.

En aérant les véhicules, en particulier lors de voyages prolongés.

Si l'on vit en ville, en allant le plus souvent possible à la campagne.

En intégrant le maximum d'activité physique dans sa journée, dans sa semaine.

En intégrant progressivement dans son quotidien la technique de respiration complète consciente.

La technique de la respiration complète :

La respiration complète peut se pratiquer dans n'importe quelle position, couché, assis, debout..., mais idéalement, dans la première position de tai-chi.

Dans un endroit calme, aéré, placer ses deux pieds parallèles dans la position la plus confortable et stable possible (en général, écartement égal à celui des épaules), les bras obliques, les paumes grandes ouvertes, dans la détente.

Se concentrer sur le contact avec le sol, laisser son poids s'enraciner, les genoux légèrement fléchis.

Visualiser et sentir l'énergie monter du sol vers le haut dans les jambes.

Détendre le bassin, le laisser basculer vers l'avant, laisser s'effacer la courbure lombaire et monter l'énergie plus haut dans la colonne.

Respirer par le nez en gonflant le ventre à fond, puis le thorax, au maximum, retenir.

Laisser tomber les épaules, la mâchoire.

Imaginer que le haut du crâne s'élève, tiré vers le ciel par un fil, et laisser s'effacer la courbure du cou.

Sentir l'énergie monter des pieds au sommet de la tête.

Souffler lentement par le nez et le plus totalement possible.

Refaire quelques respirations complètes, avec ou sans rétention, en ressentant l'énergie monter avec l'inspiration et descendre avec l'expiration.

S'accorder quelques minutes de pause, assis ou couché.

Le noyau dur de la technique consiste, en inspirant et en expirant par le nez (en dilatant les narines), à :

- gonfler l'abdomen au maximum,
- gonfler la poitrine au maximum, relâcher un cinquième du volume,
- retenir (au début 10 secondes, avec l'entraînement jusqu'à 30 secondes),
- souffler à fond, à fond, à fond,
- recommencer sans rétention et faire une série de 20 allers et retours en alternant avec et sans rétention.

Le soir, réduire la durée des rétentions pour éviter d'être trop dynamisé. En version brève ou d'urgence, la rétention n'est pas obligatoire.

Quand pratiquer la respiration complète ?
Pour commencer la journée.
Avant chaque repas.
Pour rythmer la journée (idéalement toutes les 45 minutes).
En cas de stress, de tension, de coup de fatigue, d'émotions fortes, de douleur.
Pour finir une plage de travail.

Progression :
Préparer toute activité physique par des échauffements-étirements accompagnés de respiration complète.
Intégrer la respiration complète dans l'enchaînement Recharge-Décharge (décrit plus loin) et rythmer la journée du matin jusqu'au soir avec des moments respiration complète et des moments Recharge-Décharge (ces derniers en particulier avant les repas principaux, le soir en rentrant du travail et en cas de fatigue ou de stress).

Cas particulier : l'apnée du sommeil
En cas de ronflement, de fatigue dès le matin, de baisse des capacités intellectuelles, le signaler au médecin pour rechercher par un enregistrement du sommeil une éventuelle apnée du sommeil.
Le surpoids au-dessus de la ceinture et la dépression favorisent l'apnée du sommeil. Celle-ci doit impérativement être traitée (d'abord par une assistance respiratoire nocturne, puis par le traitement des causes identifiées),

car elle accélère fortement les vieillissements cérébral et général.

Le traitement du surpoids et d'une éventuelle dépression (dans ce dernier cas, avec utilisation de la L-tyrosine, un acide aminé prescrit par un médecin nutrithérapeute, qui se transforme dans le cerveau en neurotransmetteurs dynamisants) et, bien sûr, les techniques de respiration complète doivent être inclus.

La méditation

La méditation, cela paraît simple, a pour but d'arrêter de penser. En fait, rien n'est plus difficile.

Nous sommes des « agités du bocal », comme se définissait lui-même Jean-Paul Sartre. Or ces pensées, pour la plupart « parasites » (non choisies), charrient une grande quantité de négatif. Pourquoi ?

Grâce à une caméra permettant de visualiser les aires du cerveau lorsqu'elles fonctionnent, les neurobiologistes ont découvert que tout ce qui est négatif, que ce soit venant de l'extérieur ou de nous-mêmes, insatisfactions, suspicions, doutes, menaces, peurs, etc., a des répercussions beaucoup plus importantes (consommation d'énergie, ampleur des aires concernées...) que tout ce qui est positif : contentement, appréciation, confiance, etc.

L'explication avancée : en milieu sauvage, quand tout va bien, sécurité, abondance de nourriture, il suffit de se laisser vivre ; en revanche, tout manque, toute intrusion, peut effectivement être fatal. Donc l'évolution aurait favorisé... la « paranoïa ». Cela dit, en ce qui nous concerne aujourd'hui, dans certaines situations banales comme la conduite sur la route, une seconde d'inattention peut toujours avoir des conséquences mortelles.

Le fabuleux outil que représente notre cerveau est également un instrument de torture. De nombreuses observations confirment cette découverte et expliquent pas mal de choses. L'arriéré mental est un bon candidat au bonheur alors que le génie l'est à l'anxiété, à l'autodestruction, souvent même à la folie. Ceux qui se situent entre les deux ont droit à un mélange doux-amer...

Autrement dit, ce serait bien utile de savoir comment manipuler l'interrupteur marche/arrêt : « Quand tu me pompes l'air, je te coupe ; quand j'ai besoin de toi pour trouver une solution, je te sonne. »

L'agitation du bocal est favorisée par une tension pulsionnelle élevée, par le caractère de sensibilité HLA-B35 (et il semblerait que l'énorme majorité des génies, mais aussi des hyperactifs et autistes, des grands autodestructeurs, suicidaires et... criminels fassent partie de ces deux clubs génétiques), par les vieilles blessures de l'enfance (et très probablement de la vie *in utero*), par les carences de mère et de père, le stress, l'anxiété, les déficits en magnésium, taurine, vitamine B6, oméga 3 et antioxydants, mais aussi par l'absence d'activités physiques ou artistiques.

La possibilité de vivre des moments intensément investis dans une activité kinesthésique comme le sport, le chant ou la danse, toute expérience sensorielle intense (visuelle, auditive – la musique bien sûr, un remède universel –, olfactive, tactile, gustative ou multi-sensorielle, dont la sexualité), toute activité d'exploration, de découverte, de création artistique, scientifique, technologique ou de réforme sociale, amène à cet état de *flow* étudié par Csikszentmihalyi et qui est un des plus constants corrélats du « bonheur ». En effet, pendant ces moments, la grande concentration, qui s'approche des 100 %, permet de « décoller », de sortir du temps, de l'espace et des aléas territoriaux, pour « planer ».

Des centaines de millions (je n'ose pas dire des milliards) de gens sur cette Terre n'ont jamais appris à engendrer par leurs propres moyens ces moments de bonheur vitaux, et ils se retrouvent victimes de solutions chimiques : drogues, médicaments, alcool ou tabac, ou de narcoses culturelles : télévision-poubelle, intégrismes, nationalismes et autres « divertissements »... Tout pourvu que j'arrête de penser, tout pour anesthésier les circonvolutions !

Il est urgent que l'on transmette aux enfants des écoles comment éviter cette « zombification » de masse. En dehors des dégâts humains, psychologiques et sanitaires qu'elle engendre, elle est responsable d'un gâchis culturel et économique phénoménal : la perte de toutes les richesses qui auraient été générées en place et lieu de toutes ces narcotisations stériles. Aujourd'hui, Mozart est assassiné quotidiennement par des armes de destruction massive.

À chacun de trouver ses manières de méditer, de s'auto-hypnotiser, d'appuyer sur le bouton *off* des circuits paranoïdes du cerveau et de mobiliser ce dernier sur du passionnant, du créatif ou du « jouissif ».

Ce qu'il y a à gagner à méditer quotidiennement :
La méditation toute simple, quoi qu'il arrive, aide beaucoup.
On établit une fondation positive pour la journée.

On se valorise en s'accordant ce moment complètement « gratuit ».

On se recentre sur soi, sur ses valeurs.

On se reconnecte au « Grand Tout » : l'Univers, l'espace-temps, la nature, l'évolution, l'immensité des richesses culturelles...

On se donne une chance d'apprécier les caractères magiques et inestimables de la réalité.

On construit une base de stabilité émotionnelle pour la journée.

On s'autorise à ne pas être le jouet de ses pensées, à choisir de les retenir, de les recadrer ou de les rejeter, à ne pas être victime des « vieux disques rayés ».

On se dispose à accueillir les imprévus et l'inconnu sans peur.

On augmente ses chances de prendre des risques créatifs.

On concentre son énergie et on réactive son désir de bien-être et d'embellissement de sa réalité.

Comment ?

Choisir une petite niche dans son territoire, si possible uniquement dédiée à cet effet, que l'on arrange à sa façon. Deux exigences : qu'elle soit « *secure* », c'est-à-dire sans bruit, sans intrusion et calme ; qu'elle soit aussi lumineuse que possible. Il est utile d'y placer une bougie pour pouvoir fixer la flamme, encore plus si l'endroit n'est pas lumineux.

S'asseoir au sol, sur un tapis ou une peau, confortablement, favorise « l'enracinement ». On peut aussi le faire dans un bassin d'eau tiède ou dans son bain.

On peut soit respirer à fond, soit commencer par la technique de yoga appelée « *kapalabati* » : soufflez rythmiquement par le nez en resserrant le ventre. En relâchant le ventre, l'air rentre à nouveau spontanément. Ponctuez la respiration complète par quelques rétentions d'air, le buste gonflé aux quatre cinquièmes, de 10 à 30 secondes le matin, de 5 à 15 secondes le soir.

Se concentrer sur sa respiration, sur la circulation de l'air, sur la flamme de la bougie. Commencer la séance en fixant la flamme de la bougie placée à une dizaine de centimètres, à la hauteur des yeux, permet de rentrer plus vite dans la méditation. Quand une pensée vient, l'observer pour la laisser passer comme passent les nuages. S'autoriser à ne pas réagir, à peu à peu savourer cette sensation de non-obligation, de non-contrainte, de simple plaisir d'exister.

Quand ?
Idéalement, toute journée pourrait être inaugurée et terminée par une méditation.

Progression :
La progression vient avec la répétition et avec la visualisation du but à atteindre : être à 100 % conscient, ouvert à la réalité, détaché de ses croyances ou « pensées parasites », « transparent ».

Intégrer la méditation dans sa façon de regarder, d'écouter, de sentir, de toucher, de goûter, de marcher, de bouger, de faire l'amour, de s'immerger dans toute activité.

La méditation

Méditer, cesser de se crisper sur l'impulsion de « pensées parasites », se recentrer sur la simple réalité de l'existence, de l'Univers, de la vie, de son corps, de son souffle, d'une flamme de bougie, d'une fleur, du lever du soleil... donne une fondation, une sécurité intérieure, un plaisir d'être, une occasion de raviver ses valeurs, son optimisme, sa détermination, un recul par rapport aux aléas du quotidien, une meilleure capacité à trouver les réponses les plus fructueuses.

La visualisation

Les techniques de visualisation peuvent être développées indépendamment de la méditation et lui donner encore beaucoup plus de puissance. Elles constituent par ailleurs des outils à part entière, de plus en plus utilisés en Occident dans les milieux du sport, des arts et même des sciences. On peut citer le fait que nombre de grandes découvertes ont été permises par elles, l'une des plus célèbres étant la « vision » qu'a eue Einstein, se voyant chevaucher un rayon de lumière.

Ce qu'il y a à gagner par la visualisation :
Obtention des résultats plus facile.
Mobilisation de l'inconscient au profit de sa progression.
Motivation par l'anticipation des bénéfices.

Conscience du sens de sa journée.

Optimisation de l'énergie et de l'humeur.

Visualisation, mode d'emploi :

Contempler au moins une fois par jour ce qu'on peut gagner (s'imaginer ayant déjà atteint son objectif, jouir de la situation nouvelle, visualiser une « famille imaginaire » qui fête avec soi la réussite).

On peut y associer des « phrases mantras » (répétées en s'y investissant de plus en plus) : « Je veux, je peux, je fais. »

Revoir la *check-list* des nouveaux gestes qui rapprochent, pas à pas, des nouvelles habitudes en cours d'intégration.

Visualiser une « famille imaginaire » qui apporte encouragement, soutien, appréciations positives (efficace en « préventif » et dans toute situation d'inconfort psychologique) : par exemple, « se voir » entouré de ses parents attentifs, affectueux ; se faire « accompagner » par ses grands-parents bienveillants ; se visualiser enfant, recevant la visite de l'adulte qu'on est devenu et qui vient s'occuper de lui...

Conditions optimales pour pratiquer la visualisation :

Pratiquer la visualisation dans un endroit uniquement dédié à des moments pour soi : à la méditation, à la visualisation, à des « routines » de ressourcement (comme l'enchaînement Recharge-Décharge).

Seul, sans bruit, dans la lumière du lever ou du coucher du soleil, que l'on peut regarder, ou en fixant la lumière d'une bougie (bio, sans hydrocarbures).

Assis au sol, sur un tapis moelleux, une fourrure.

Entouré de quelques objets particulièrement investis de sens («endorphinisés», «fétiches» représentant des personnages intérieurs, des valeurs, des objectifs...).

Dans une ambiance parfumée (par des huiles essentielles, pas par des aérosols chimiques), dans la nature, face à un beau paysage.

Quand pratiquer ?

Il est un moment privilégié pour pratiquer la visualisation : le soir, avant de s'endormir.

Ré-évoquer brièvement ce moment le matin (au moment de la respiration complète), lors des «moments pour soi», lors de l'enchaînement Recharge-Décharge.

À tout moment de la journée où l'on n'a plus une vision claire de direction, de «sens».

Progression :

La répétition quotidienne ou pluriquotidienne, même brève, permet d'obtenir de plus en plus facilement une dynamisation efficace.

Recharge-Décharge

L'enchaînement Recharge-Décharge, que j'ai conçu en 2005, permet de combiner la respiration complète, une activité physique, certains éléments importants des techniques asiatiques de mieux-être comme le yoga, le tai-chi et le qi gong (chi kung), ainsi que la visualisation.

Prendre des moments pour soi, en particulier avant les repas, méditer, respirer, faire de l'exercice, réaliser des mouvements «thérapeutiques» et énergisants, comme dans le tai-chi, faire de la visualisation positive, se reconnecter au

« Grand Tout », se recentrer sur ses valeurs... d'accord, mais cela fait beaucoup de choses à faire ! La journée ne compte que vingt-quatre heures. Et, bien sûr, il ne s'agit pas de se mettre la pression... Comment intégrer tout cela dans la journée ?

Étant médecin (mais je ne consulte plus depuis quelques années), enseignant, consultant, écrivain, père, peintre, photographe, vidéaste, irréductible curieux et plutôt grand voyageur, la question s'est imposée à moi avec une acuité certaine. La solution que j'ai élaborée est un enchaînement qui intègre tout cela, qui est complexe, mais justement, sa complexité oblige à s'arrêter de penser. C'est d'ailleurs une des clés de l'efficacité de beaucoup de techniques de mieux-être asiatiques comme le yoga ou le tai-chi. La concentration qu'elles requièrent débranchent le « petit vélo » des pensées parasites.

Avec Recharge-Décharge, vous allez vous en rendre compte rapidement, on est encore plus intensément et plus complètement canalisé.

Nous avons intégré la nécessité d'une hygiène du corps, mais pas celle d'une hygiène émotionnelle. Or il est possible de vidanger du négatif et de faire le plein de positif.

« Recharge-Décharge » : je l'ai nommé ainsi, parce que, lorsqu'on en sort, un des effets les plus marquants est de se retrouver *déchargé* des émotions négatives, des tensions, des doutes, des peurs, et *rechargé* en énergie, cohérence, confiance.

Le plus simple pour se l'approprier est d'aller voir la vidéo sur le site[1].

---

1. http://okinawa.lanutritherapie.net

La première technique à intégrer est celle de la respiration complète que l'on retrouve au centre du yoga, du chi kung ou de la sophrologie. Celle-ci peut être pratiquée seule. Elle a été décrite plus haut.

Une fois que l'on a intégré dans son quotidien la respiration complète, on peut « agréger » sur elle les autres composants de Recharge-Décharge.

Recharge-Décharge, mode d'emploi

Petit avertissement : pour pouvoir s'approprier cet outil puissant, il est nécessaire de prendre du recul par rapport au diktat, particulièrement présent dans notre héritage cartésien, que tout doit être rationnel. Retrouver son âme d'enfant, s'autoriser le regard du poète, se laisser porter vers une sorte de rêverie au cours de laquelle les sensations, l'imagination, le symbolique, prendront le pas sur la rigidité du « tout rationnel ».

Toujours dans un endroit calme, démarrer debout, en première position de tai-chi, c'est-à-dire les pieds parallèles écartés de la largeur des hanches, les genoux légèrement fléchis, en recherchant une sensation de pesanteur, d'enracinement solide dans le sol, le buste bien droit et gonflé d'air. S'accroupir en soufflant par le nez l'air expulsé grâce à une contraction du ventre qui se rentre à chaque expulsion (l'air re-rentre automatiquement, comme dans la technique *kapalabati*). À chaque expulsion, on exerce un petit mouvement de flexion, de remontée et de redescente avec les cuisses, qui entraîne une compression rythmique des poumons sur les cuisses, et aide à chasser l'air en appuyant sur le ventre. Chaque expulsion d'air est associée à un mouvement des avant-bras et des mains qui sont secouées vers le sol comme pour se débarrasser de gouttes d'eau. Imaginez, à chacune de ces secousses, que vous évacuez tout ce qui est négatif : frustrations, colère, tristesse, tensions, doutes, fatigue... que vous redonnez à la terre sous la forme de « courants noirs ». Exactement comme vous urinez ou déféquez, éliminez les émotions négatives, déchets absorbés par le sol. Vous pouvez les visualiser sous forme d'écoulements noirs.

Laisser traîner ses mains sur le sol. Imaginer que l'on invite avec ses mains un geyser rouge à jaillir jusqu'au périnée. En même temps, se relever et respirer à fond (ventre, buste). Imaginer que ce jaillissement rouge contient l'énergie du Big Bang, d'une éruption volcanique...

Placer les mains sur le bas de son ventre et laisser lentement cette énergie investir l'abdomen, tous les organes qu'il contient, vers le bas jusqu'aux organes génitaux, vers le haut jusqu'au cœur, au foie et aux poumons. Autour du « *hara* » (entre le nombril et le pubis), s'allume un soleil orange qui inonde de lumière et de chaleur tout l'intérieur. On peut aider cette visualisation d'internalisation de puissance solaire par un mouvement des mains qui s'écartent vers le bas et le haut, vers la gauche et la droite.

Les bouts des doigts se réunissent au niveau du plexus d'où se mettent à diffuser les faisceaux jaunes d'une lumière tournante de phare côtier.

En fonction de la vitesse à laquelle l'enchaînement est réalisé, on peut avoir à refaire une respiration complète en plaçant ses mains au niveau du cœur où l'on visualise une prairie verte, un domaine à soi, la douceur et la rondeur rose du corps féminin, de muqueuses utérines.

L'air continuant à amplifier le buste qui se tient de plus en plus droit, le bout des mains s'arrête à la gorge, où l'on réceptionne, bleu ciel, toutes les bonnes nourritures (air, boissons, aliments, parfums, musiques, images, signes d'affection, informations...) et d'où l'on renvoie les nôtres (on peut imaginer que ces courants bleus forment un N ayant une branche réceptrice et une branche émettrice).

En se tenant légèrement en arrière, le bout des doigts posé au milieu du front, imaginer le bleu indigo d'un ciel nocturne, avec les étoiles, les constellations...

Les doigts montent encore jusqu'au sommet du crâne d'où jaillit un feu d'artifice violet, dans lequel on peut visualiser ses enfants, ses contributions, son œuvre, le sens de sa vie...

Puis les bras tendus en V, arqué face au ciel, les poumons pleins d'air, revoir toutes ces couleurs, de l'éruption rouge à la fontaine violette, en passant par le soleil orange du ventre, le phare jaune du plexus, la prairie verte et ses niches roses du cœur, les entrées et sorties bleu ciel de la gorge, la connexion bleu indigo aux étoiles et se laisser traverser par cette énergie arc-en-ciel, en pivotant de droite à gauche.

L'air une fois perdu, reprendre une grande respiration complète, abdominale, puis thoracique, s'accroupir et recommencer.

Vous trouverez dans le Parcours Okinawa une décomposition de l'enchaînement qui vous aidera à l'intégrer progressivement[1].

La répétition de l'enchaînement permet de l'automatiser, d'accroître sa concentration sur l'ensemble des dimensions

---

1. http://okinawa.lanutritherapie.net

(respiration, sensations physiques, visualisation, ressentis internes, énergie émotionnelle...) et de bénéficier plus puissamment de ses effets. Cela est sensible lors d'une même séance et, avec la régularité, jour après jour.

Quand pratiquer Recharge-Décharge ?

Le plus judicieux est de l'introduire avant le repas du soir.

Ensuite, progressivement, avant chaque repas, et dans toute situation de fatigue, de tension, de perturbation émotionnelle.

Profiter d'être dans la nature pour pratiquer son enchaînement. Face au lever ou au coucher du soleil, face au ciel étoilé, en forêt, face à la mer, en montagne, sous une cascade, ou encore sous la douche. Face à un arbre permet de se rebrancher sur une pratique dont les racines plongent dans des traditions très probablement préhistoriques, que nous ont transmises druides, chamans, prêcheurs de toutes religions, juges, maîtres d'arts martiaux... La puissance du symbolisme de l'arbre et ses communications directes avec le sol sont claires. Elles ont engendré de nombreux autres investissements symboliques comme le gui ou les champignons parasites des arbres dans lesquels les chamans de l'Himalaya sculptent des masques pour s'aider à guérir.

Progression :

Lâcher de plus en plus le mental « rationalisateur » pour entrer dans les dimensions sensorielles et symboliques de l'enchaînement. La répétition, jour après jour et lors d'un même enchaînement, permet d'acquérir de plus en plus d'efficacité dans la purge des émotions négatives et l'assimilation d'énergie positive.

On peut couronner l'enchaînement par l'intégration complémentaire des thérapies par le rire. Au moment où l'on est arqué sur la pointe des pieds, les bras en V, en train de visualiser tous les flux colorés arc-en-ciel, s'autoriser à rire.

Recharge-Décharge

L'enchaînement Recharge-Décharge qui intègre respiration complète, exercice physique, techniques asiatiques de mieux-être (comme le yoga et le tai-chi), méditation et visualisation, est un instrument complet de prévention et de gestion du stress, à pratiquer avant les repas. C'est un « moment pour soi », permettant d'arriver en position de détente, de libre choix et d'ouverture aux saveurs.

Il est particulièrement recommandé pour se détendre en rentrant du travail et pour éviter de surcharger le dîner qui devrait être le plus léger repas de la journée.

On peut regarder son déroulement sur le site[1]. Il est décomposé par étapes sur le Parcours Okinawa et enseigné dans les Pauses Santé[2].

L'auto-thérapie

Les étirements ou « stretching », les techniques d'auto-massage fondées sur le shiatsu ou d'autres traditions comme le do.in servent à intervenir sur les tensions inévitables qui s'installent malgré le magnésium, la respiration, la méditation, le « recadrage » ou Recharge-Décharge.

---

1. http://okinawa.lanutritherapie.net
2. Voir le site de Grand Bleu : www.grandbleu.fr

« C'est la vie ! » Oui, mais pourquoi laisserait-on croître et embellir ces tensions, ces inconforts musculaires ou viscéraux ?

Le jour où l'on découvre que l'on peut s'en « laver » quotidiennement, comme on se lave les dents ou les mains, on se demande évidemment : « Mais pourquoi ne l'ai-je pas fait plus tôt ? Toutes ces années... » De nouveau, l'hygiène émotionnelle, comme l'hygiène nutritionnelle ou l'hygiène relationnelle, devrait être intégrée dans les programmes scolaires. Mon père, Paul, qui a estimé – avec raison – vers la fin de sa vie qu'il l'avait gâchée par le manque de maîtrise de ce genre d'outils, s'est quasiment dédié à cette question les quelques dernières années qui lui restaient à vivre[1].

Les étirements, les torsions, les pressions, les frictions, les percussions sur les endroits douloureux, sur les points symétriques, sur les projections des parties du corps dans les plantes des pieds, dans les paumes des mains, dans les oreilles, sur les parcours des méridiens, sont en fait partagés par de nombreuses techniques, qu'on les appelle do.in, shiatsu, acupressure ou réflexologie. On les retrouve aussi en partie dans le tai-chi, en particulier le style chen, plus martial que le style yang, et le chi kung.

Toutes les parties du corps sont concernées.

Comme toutes les démarches du Programme, ces techniques sont d'autant plus efficaces qu'elles sont maniées régulièrement, de manière préventive, et, en cas de problème, le plus rapidement possible, sans attendre qu'inconforts, tensions et douleurs s'installent. On peut donc, comme les activités physiques décrites ensuite, les pratiquer dans les

---

1. Le résultat est un livre écrit avec lui en 1989, *Priorité au Caractère – Bases pour le métier de parent et une nouvelle politique éducative*, distribué par marco.pietteur@skynet.be.

temps morts ou les intégrer dans des situations où il est possible de le faire.

Auto-traitements, mode d'emploi :

Le plus simple : en cas de tension ou de douleur, en respirant complètement et sans cesser cette respiration, étirer la région sensible en douceur, de manière à la ressentir le plus précisément possible, sans que cela devienne difficile à supporter. Puis presser, frictionner, percuter avec la partie dure de l'articulation des doigts, les poings ou les paumes, là où c'est le plus sensible. Quand cela est possible, secouer la partie du corps concernée. Puis étirer de nouveau, toujours en respirant à fond. Dans certains cas, on pratique étirement et pression simultanément. Y revenir un peu plus tard, et ainsi de suite jusqu'à ce que tensions et douleurs disparaissent.

La disparition de tensions et de douleurs permet d'en débusquer d'autres, masquées ou plus profondes. On recommande de parcourir l'ensemble du corps, le cou, les mains, le ventre, les hanches, les jambes et les pieds. Ne pas oublier le ventre et en particulier les zones du plexus, de la vésicule et du côlon descendant. Beaucoup de techniques asiatiques incluent chaque jour pressions et percussions du ventre. L'évacuation de l'air et des « nœuds » dans la région abdominale est d'autant plus importante que l'on considère que c'est un des sièges principaux de l'« énergie » (« *chi* »).

La plupart de ces techniques tiennent compte des méridiens issus des observations antiques des pionniers des médecines indienne et chinoise.

On peut se montrer sceptique. Pourtant, rappelez-vous que l'acupuncture, qui est fondée sur les mêmes connaissances, a été démontrée scientifiquement capable d'entraîner des sécrétions d'endorphines assez puissantes pour permettre des opérations chirurgicales sans anesthésie.

Le Pr Akio Sato, qui m'a reçu en 1991 à l'Institut métropolitain de gérontologie de Tokyo, a pu montrer que la stimulation du centre de la paume, une technique proposée depuis des siècles en do.in comme en shiatsu, augmente le débit cérébral sanguin par un circuit réflexe activant le nucleus de Meynert. Or, cette pratique se retrouve dans les traditions. Ne dit-on pas d'un paresseux qu'« il a un poil dans la main » ? Nombre d'artisans se sont transmis, de génération en génération, que l'on peut appuyer le centre de sa paume sur le manche d'un outil pour se redynamiser. Ce que font aussi les marcheurs avec leur canne. Dans les campagnes, pour « réveiller » un enfant peu tonique, on frottait le creux de la paume avec une gousse d'ail...

Bien sûr ces auto-traitements ne sont valables que pour des douleurs qui ne relèvent pas d'une pathologie organique.

Le fait de pratiquer des activités physiques et de muscler les parties touchées par ailleurs contribue aussi à ce que ces tensions se fassent de moins en moins fréquentes. C'est le cas bien connu du mal de dos, l'une des premières plaintes dans nos pays.

Une bonne base pour tonifier ses tissus tout en se débarrassant de tensions consiste à pratiquer des activités physiques (celles qui se pratiquent dans l'eau sont, du point de vue thérapeutique, les plus efficaces) de manière quotidienne ou, au moins, hebdomadaire ; s'offrir des massages et/ou s'échanger chaque soir un petit massage avec son compagnon ; de manière hebdomadaire, faire une séance de yoga, de tai-chi ou de chi kung, et aller régulièrement – au moins une fois par trimestre – faire améliorer son équilibre musculo-squelettique et viscéral par un praticien de l'ostéopathie crânienne (celle qui ne fait pas « craquer »). Il est indiqué de vérifier aussi périodiquement son équilibre podologique (pieds) et occlusodontique (dents et mâchoires). Nombre de blessures anciennes et de tensions quotidiennement accumulées ont engendré des déséquilibres et des « nœuds » qui nous touchent des pieds à la tête.

« Tout cela ? » ... Eh oui ! Êtes-vous bien sûr que vous ne prenez pas plus soin de votre voiture que de votre corps ? Vous faites bien vérifier régulièrement les pneus, les freins, la direction... Bien s'occuper de soi est un investissement largement rentable. Les dépenses faites seront très largement regagnées grâce aux plus d'énergie, de santé, de bien-être, d'humeur, de capacité d'adaptation et de décision.

La lutte contre la fatigue, la correction des déficits nutritionnels, surtout en magnésium, jouent également un rôle essentiel dans l'amélioration des douleurs et tensions et réduisent efficacement les risques de récidive. De même que le traitement d'une déprime, qui tend à augmenter toute sensation algique (on utilisera bien sûr les solutions nutritionnelles, la tyrosine, et les solutions psychothérapeutiques si nécessaire, plutôt que les médications).

Et ne pas oublier la correction des carences en... plaisir, liberté, amour et créativité !

Les techniques d'auto-traitement

De nombreuses techniques d'auto-traitement des tensions et douleurs musculaires et viscérales, et d'énergétisation sont proposées par les disciplines du stretching, du yoga, du tai-chi, du do.in, du shiatsu, de la réflexologie et des différentes écoles de massage.

On peut en prendre connaissance via des livres, des stages, la Pause Santé, le Parcours Okinawa (voir « Outils pour aller plus loin, aides et soutiens » en fin d'ouvrage).

Un check-up régulier en ostéopathie crânienne est recommandé.

Activités physiques

« Recharge-Décharge » inclut une dimension exercice.

Il s'avère que nous sommes très, très éloignés de la quantité d'exercices physiques nécessaires à notre forme et à notre santé.

Les progrès technologiques qui nous épargnent l'obligation de contraction musculaire (pour porter l'eau, les combustibles de chauffage, se déplacer, effectuer la plupart des travaux durs...) et nous offrent de nombreux loisirs sédentaires comme la télévision, Internet et les jeux vidéo, ont engendré dans nos sociétés une véritable *carence en mouvements*.

Par ailleurs, au sous-développement musculaire va se surajouter la dégradation de la composition corporelle, qui s'amplifie avec l'âge. On peut perdre 40 % de sa masse musculaire entre 25 et 65 ans. Et dans les tissus qui restent, diminuent le nombre des mitochondries et la sensibilité des récepteurs à l'insuline. La baisse de la vitalité, qui peut aller jusqu'à la perte d'autonomie locomotrice avec l'âge, l'accumulation de tissu adipeux, l'intolérance au sucre, qui peut aller jusqu'au diabète, et la perte de tissu osseux qui, elle, peut aller jusqu'à l'ostéoporose, à la perte de taille et aux fractures des vertèbres et du col du fémur sont les conséquences principales de la sédentarité rampante.

Le manque d'entraînement cardiovasculaire, lui, réduit à la fois les capacités d'adaptation cardiaque et la circulation dans les tissus.

Que ce soit à Okinawa ou dans toutes les études sur les centenaires, il apparaît que ces derniers ont une forte propension à bouger, marcher, continuer à cultiver leur jardin, jouer... et même danser.

Ce qu'il y a à gagner avec l'activité physique :

Augmentation de la masse musculaire et des capacités à dépenser.

Stimulation de la sécrétion d'hormone de croissance (qui maintient l'anabolisme, les masses musculaire et osseuse aux dépens de la masse grasse).

Réduction de la glycémie, de la glycation et de l'hyperinsulinémie (facteur de surpoids et de cancers).

Vasodilatation, meilleure distribution de l'oxygène et des nutriments.

Respiration plus profonde.

Multiplication des mitochondries.

Meilleur rendement énergétique.

Réduction des risques de surpoids.

Réduction des risques de diabète.

Réduction des risques cardiovasculaires.

Réduction des risques d'ostéoporose.

Réduction des risques de certains cancers.

Ralentissement du vieillissement.

L'activité physique est aussi un outil de gestion du stress, de mieux-être et d'optimisation de l'humeur (il agit sur des neuromédiateurs comme la sérotonine et les endorphines) et d'amélioration du sommeil (avec des conséquences supplémentaires sur le vieillissement puisque c'est principalement la nuit que nous réparons nos tissus).

Quand pratiquer ? Comment s'y prendre ?

On distingue des mouvements d'étirement pour l'échauffement et l'assouplissement, des mouvements de renforcement des muscles, des exercices d'endurance, surtout cardiovasculaire, et des activités de développement de la coordination.

Toutes ces mesures – comme les précédentes – n'ont d'intérêt qu'intégrées progressivement, touche par touche, mais définitivement et dans un esprit de progression sans fin.

Toujours commencer par de l'échauffement, en douceur. Toujours respirer à fond pendant chaque mouvement, alterner mouvements de bras, de jambes, pour les abdominaux, toujours équilibrer les deux côtés et finir par de l'étirement.

Elles doivent être réparties à l'échelle de la journée, de la semaine, du mois, de l'année.

Petit module d'échauffement :
- pencher la tête en avant, garder le visage bien de face, et la pencher à gauche, à droite, en arrière et en rotation, dans un sens et dans l'autre ;
- les bras pliés à hauteur du cou, les mains paume à paume et doigts entrecroisés, tourner les poignets pour effectuer des rotations dans un sens et dans l'autre en respirant à fond et en relâchant les muscles de façon à ressentir la pesanteur de la tête ;
- fléchir les genoux, poser les mains dessus et effectuer une rotation des genoux en fléchissant encore un peu vers le bas et en remontant vers le haut, dans un sens et dans l'autre.

Pour commencer, enrichir son quotidien de mouvements :
- monter l'escalier à pied au lieu de prendre l'ascenseur ou l'escalator (un étage, puis un autre...) ;
- aller faire les courses proches à pied plutôt qu'en voiture ;
- promener le chien ;
- jouer avec les enfants ;
- jardiner ou bricoler ;
- porter chez soi des haltères de cheville (avec scratch, de 500 g à 2 kg) ou des chaussons lestés.

La semaine, programmer :
- une ou plusieurs promenades de durée progressive (de plus en plus de clubs de marche s'organisent autour de thèmes variés et divers) ;
- du jogging ou du vélo ;
- une ou plusieurs séances de piscine, d'aquagym ;

- un jeu actif (jokari, bowling, sports d'équipe...) ;
- une séance de gym, de tai-chi, de danse, d'art martial...

Le mois, programmer :
- un week-end randonnée (à pied ou à vélo ; en raquettes ou ski de fond l'hiver) ;
- un stage de yoga, de tai-chi, de qi gong (ou chi kung), de self-défense ;
- un parcours de golf ;
- une journée dans un parc aquatique (l'aquagym et d'autres activités dans l'eau sont aussi de plus en plus facilement disponibles).

L'année, prévoir au moins deux fois des vacances « actives » :
- marche, vélo, randonnée, golf,
- natation, kayak, aviron,
- ski (de fond, de descente), raquettes,
- initiation à un sport,
- tournois (ping-pong, volley...),
- cure comprenant gym, aquagym,
- participation à un chantier (restauration, écologie...).

Attention : la pratique de l'activité doit être compatible avec la condition du patient. En discuter avec son médecin qui délivrera ou non le certificat d'aptitude.

Progression :
En réalité, nous devrions évoluer progressivement vers un concept de « *gym permanente* ».

Le mouvement est une « nourriture » du muscle, nécessaire à la circulation de l'oxygène et des nutriments dans les tissus, au retour des déchets, et – vous vous en rendrez compte rapidement – à la gestion du stress, à la conquête d'un état de mieux-être physique et mental, au renforcement de la confiance en soi, à l'optimisation de l'image de soi. Plus on pratique, plus on sent les bénéfices et plus on se trouve facilement motivé pour aller plus loin.

Pour ce faire, se « conditionner » à associer systématiquement certains gestes avec certaines activités, situations ou objets. Voici un certain nombre de propositions parmi lesquelles faire son choix.

Autour de la salle de bains :
- profiter du moment où l'on se lave les dents ou on se passe une crème sur le visage pour s'accroupir et remonter devant le lavabo : on peut combiner les flexions, ou simplement se maintenir quelques secondes dans la position de la « chaise » ;
- remonter le genou sous le rebord du lavabo et pousser, une jambe puis l'autre ;
- utiliser le rebord de la baignoire pour poser chaque pied et étirer les jambes ;
- dans la baignoire, presser les parois en même temps avec les bras tendus et les jambes tendues, puis faire l'inverse, presser bras et jambes tendues l'un contre l'autre ;
- tirer les deux extrémités de sa serviette horizontalement, à la hauteur de ses épaules, puis de la ceinture, remonter et descendre en la maintenant tendue.

Sur une chaise, un fauteuil, devant la télévision... :
- serrer les poings ;
- faire des séries de pressions d'une paume contre l'autre, d'un pied contre l'autre, et de tractions des

doigts d'une main en crochet avec ceux de l'autre, et d'une jambe tendue par rapport à l'autre une fois les pieds croisés ;

- agripper le siège ou les cuisses avec les doigts en crochet et tirer ;
- s'il y a un point d'appui pour bloquer le pied en face, exercer une contre-pression en essayant de remonter les jambes tendues (dans l'obscurité d'une salle de spectacles, on pourrait utiliser le siège de devant) ;
- attraper un genou avec deux mains, tirer la jambe repliée vers sa poitrine pour étirer et tenter de repousser le genou ; autre suggestion : placer une jambe perpendiculaire sur l'autre, au niveau du genou, et s'aider de la jambe du dessous pour ramener celle du dessus ;
- s'il y a un accoudoir, pousser avec les avant-bras de l'intérieur des accoudoirs, les presser de l'extérieur ;
- placer les doigts entre le pubis et le nombril et contracter les muscles abdominaux, de même avec les doigts entre le nombril et le plexus ;
- serrer les fesses en remontant le muscle dit « releveur de l'anus » (cet exercice ou « exercice de Kegel », du nom d'un chirurgien, réduit les risques d'incontinence et... améliore la tonicité vaginale) ;
- poser un bras sur la tête, tenir le coude avec la main de l'autre côté et chercher à écarter le bras de la tête en maintenant une contre-pression ; inverser.

Avec une chaise ou un petit meuble :
- le soulever et le rabaisser.

Avec un meuble lourd ou fixe :
- l'utiliser comme résistance pour des contractions de bras ou de jambes dans chaque direction.

Dans la voiture (dans les embouteillages) :
- presser le volant des deux mains vers l'intérieur, tirer les deux mains vers l'extérieur, d'en bas vers le haut une main à la fois, d'en haut vers le bas ;
- monter un genou contre la résistance du volant, puis l'autre.

Sur le lit ou un tapis :
- couché sur le dos, « pédaler » les jambes en l'air ;
- effectuer quelques ciseaux ;
- garder les jambes tendues, les pieds quelques centimètres au-dessus du sol ;
- s'asseoir en équilibre sur les fesses, rapprocher et éloigner les cuisses du buste ;
- couché sur le ventre, se cambrer en remontant tête et jambes ;
- jongler avec deux ou trois objets ;
- marcher, courir ou sauter sur place (cela peut se faire sans tapis roulant ni vélo d'appartement, avec de nombreuses variantes : avec ou sans haltères de cheville – il en existe aussi pour les poignets –, en glissant un pied en avant, l'autre en arrière et en sautant légèrement, avec des enjambées-flexions, en lançant un bras en avant, un en arrière, comme au ski de fond, en sautant à la corde, etc.), ce qui peut se faire aussi en regardant la télévision...

Pour progresser, effectuer des séries de plus en plus nombreuses, augmenter les résistances, ponctuer les séries par des positions d'effort statique : par exemple, tous les dix ciseaux, garder la position des jambes en extension dix secondes.

On peut agrémenter ces « jeux » de petits accessoires : bandes élastiques, balles de mousse à presser, haltères, bâtons, *medicine balls*, etc., et se faire guider par des livres, DVD, un cours, un stage, un coach ou le programme d'accompagnement du Parcours Okinawa. Se reporter à « Outils pour aller plus loin, aides et soutiens » en fin d'ouvrage.

Attention : lors d'une immobilisation, quelle qu'en soit la raison, maladie, traumatisme, opération, les pertes musculaires et osseuses sont accélérées. C'est le moment où l'on a le plus besoin de bouger ! Les mouvements pratiqués doivent évidemment être compatibles avec la situation, mais plus fréquemment répétés encore que d'habitude, et cela dès que possible. Par ailleurs, plus on avance en âge et plus la récupération sera difficile. La prévention doit être d'autant plus intense.

Bougez, bougez, bougez !

Les progrès technologiques engendrent une sédentarité rampante.

Marchez, montez l'escalier à pied, utilisez les moments creux pour faire de petits mouvements, associez à chaque situation (salle de bains, fauteuil, voiture...) des gestes, des « routines », qui augmentent le tonus, la santé, la longévité et le sentiment de bien-être.

Il est essentiel de réintroduire des mouvements et activités physiques à l'échelle de chaque jour, chaque semaine, chaque mois, chaque année.

Les activités ludiques, de groupe, dans l'eau, dans la nature, permettent de gagner, en plus des bénéfices physiques, de précieux bonus en mieux-être.

Convivialité, partage, liens sociaux et affectifs

Le modèle d'Okinawa, avec les *moai*, le *yuimaru*, les fêtes en hommage aux anciens, est très parlant. L'entourage d'une personne âgée, et plus encore ses voisins et amis que sa famille, est très présent, tant pour couvrir les besoins pratiques qu'affectifs.

Nombre d'études le confirment : la vie relationnelle et les réseaux de soutien jouent un rôle impressionnant dans la durée de vie comme dans les risques de pathologies. Et en fait, cette réalité se retrouve à tout âge. Dans les orphelinats, les bébés bien soignés mais sans contact physique se laissent mourir.

Échanges, partages, contacts oculaires, verbaux, physiques... participent de la « nutrition » de toute personne. Les carences en « nourritures affectives » se montrent aussi répandues que les déficits en vitamines et minéraux, et cela dans tous les milieux et à tout âge.

Comment faire ?

La question se pose surtout pour ceux qui se trouvent en manque. Et ils sont nombreux, très nombreux, beaucoup trop nombreux.

Pour ceux qui se sentent en manque de présence, pensez à aller vers les autres. Des techniques comme l'affirmation de soi, la communication non-violente ou la méthode

ESPERE de Jacques Salomé, aident à se sentir plus à l'aise avec les autres (voir en fin d'ouvrage « Outils pour aller plus loin, aides et soutiens »).

Si vous pouvez vous déplacer, renseignez-vous, allez voir des expositions, assistez à des concerts, à des conférences, participez aux événements de votre commune, de votre quartier, apportez un petit quelque chose, allez voir vous-même des personnes dans votre cas, qui se sentent isolées. Entrez dans des associations, marchez, chantez, jouez, etc. Tissez votre toile.

Et si vous ne pouvez pas vous déplacer, voyez qui peut vous rendre visite. Des initiatives privées et publiques voient le jour.

Certaines mairies donnent à des adolescents un pécule pour aller au domicile des personnes isolées. On propose souvent à ces jeunes de vous initier à Internet. Et si cette toile est virtuelle, on y rencontre aussi des personnes à travers des journaux personnels (rechercher la rubrique « blog » du moteur de recherche Google), des forums, des chats, à travers des réseaux d'entraide (par exemple, les grands-parents peuvent se proposer d'aider collégiens ou étudiants dans leurs travaux). Et puis, pourquoi ne pas vous confier vous-même à travers un journal, un « blog » ? Vos souvenirs, votre témoignage sont précieux, transmettez... Beaucoup de sites (par exemple www.psychologies. com ou www.seniorplanet.fr) proposent un hébergement gratuit.

De nombreuses communautés existent sur la Toile, à travers des sites d'accès direct (je viens de découvrir un site, http://lia.tinyturtle.free.fr, centré sur l'écologie et le naturel, qui s'est aussi intéressé à Okinawa et qui reçoit 40 000 visites par mois !), ou des sites dits « collaboratifs » auxquels on accède après inscription. Il est également possible de rejoindre gratuitement nombre de communautés sur la Toile (ou d'en constituer de nouvelles) grâce aux remarquables logiciels élaborés par www.affinitiz.com. On y retrouve des communautés centrées autour de thèmes comme « amitiés », « art et culture », « associations », « divertissements et jeux vidéo », « écologie », « famille et santé », « hobbies et passions », « musique », « rencontres », « science et technologie », « sociétés et communautés », « sports et fun », « voyages et tourisme », etc. Il existe aussi de plus en plus de « blogs de quartier » qui permettent d'interagir avec ses voisins, de participer à des événements ou d'en créer...

Autre possibilité, adoptez un animal de compagnie dont les besoins s'accordent avec vos moyens de vous en occuper. Même les poissons d'un aquarium apportent une présence.

Enfin, n'hésitez pas à recourir à des peluches ou autres objets transitionnels. Non, il n'est pas ridicule, quel que soit son âge, d'échanger des caresses, des confidences ou des rires avec une peluche !

Par ailleurs, autorisez-vous à lâcher les a priori selon lesquels « l'amour, après tel âge, ce n'est plus la peine... » À Okinawa, après une dispute avec sa fille, une centenaire a fugué pour aller... rejoindre son amant.

Et n'oubliez pas que vous pouvez aussi dialoguer directement avec la nature, le ciel, les nuages, les étoiles, les fleurs, les arbres, la terre, l'eau. « Par nature », nous ne sommes pas tout seuls.

Nous sommes faits des mêmes particules que tout l'Univers. Et il a fallu une infinitude de transformations pour mener des origines – que l'on pense remonter à 13,7 milliards d'années – jusqu'à nous, à travers tant d'astres, tant de plantes, tant d'animaux, tant d'ancêtres, tant de contributeurs à ce qui mène à notre réalité... Tout cela est en nous.

Repassez chaque jour cela dans votre esprit, vous ne serez plus jamais seul.

Tissez votre toile

Les nourritures affectives sont au moins aussi importantes que les nourritures alimentaires.

Tout d'abord, vous êtes bien placé pour être votre meilleur ami. Alors n'omettez pas chaque jour de vous rappeler qu'en vous sont présentes les particules des origines du monde, les molécules de la vie « inventées » il y a plus de 4 milliards d'années, toute l'évolution animale, et combien d'ancêtres, combien d'observations, d'expériences, d'inventions et de créations. Cela signifie que loin d'être seul, il y a beaucoup, beaucoup de monde en vous ! Et que votre valeur est inestimable.

Ne restez pas dans votre coquille. S'il est difficile de vous ouvrir, regardez du côté de l'« affirmation de soi », de la méthode ESPERE, de la communication non-violente.

Internet, les voyages, les associations, l'engagement pour des causes qui vous tiennent à cœur, les contributions créatrices... aident à tisser notre propre toile vitale de soutien et à embellir la vie des générations qui nous suivent... Une autre manière de ne pas nous sentir seuls et de nous « immortaliser »...

Et, tout simplement, partagez des moments pour être ensemble. C'est une des meilleures façons de fêter la magie de l'existence.

« *Just do it.* »

Jerry RUBIN

DERNIÈRE MINUTE :

En 2005, 17 % des Européens ont plus de 65 ans.

En 2050, ils seront 30 %.

Les 75 millions de personnes âgées du Vieux Continent vivent en moyenne 10 ans en bonne santé après l'âge de 65 ans.

La France, avec 8,2 ans, réalise un des plus mauvais scores[1].

« Peut mieux faire... »

---

1. Statistiques d'Eurostat, octobre 2006.

Menus Okinawa

Par le Dr Rose Razafimbelo

Les menus conçus par Rose Razafimbelo peuvent être déclinés en plusieurs versions, adaptés selon ses goûts et ses idées... Un des points les plus contrastés par rapport aux habitudes occidentales est de privilégier le petit déjeuner afin qu'il devienne un repas complet, fournissant environ un quart des apports caloriques de la journée et riche en protéines (lesquelles sont dynamisantes).

Si l'on ne se sent pas disposé à changer radicalement, dès le départ, la quantité et la qualité des ingrédients qui composent le petit déjeuner, on peut procéder progressivement. Il peut être plus facile d'engager les changements pendant les vacances, moment privilégié où le temps et la détente sont au rendez-vous.

Si jusqu'à présent le petit déjeuner habituel était absent ou pauvre, commencer par exemple par des céréales blanches (semoule ou flocons de riz, de quinoa, de soja, d'avoine, de sarrasin...), du lait de soja ou de riz enrichi en calcium (non sucré) ou du lait d'amandes, des purées d'oléagineux (noisettes, amandes, noix de cajou...) et des fruits (entiers, en salade, coulis ou compote non sucrée).

On peut préférer les yaourts au soja, yaourts bio au bifidus/lactobacillus, une tartine de pain bio semi-complet au levain ou de pain de seigle, ou encore un pancake, un blinis ou une pita, à la margarine à l'huile d'olive, au tofu soyeux, au fromage de chèvre frais, au pâté de foie de volaille, à la salade de museau, à la hure, à la purée d'anchois non salée, au foie de morue frais, au saumon, à la purée d'oléagineux, à la compote de fruits non sucrée, du pain Essène (aux légumes ou aux fruits)...

On pourra ensuite ajouter soit la « note Okinawa » : patates douces ou bol de riz, soupe *miso*, du poisson ; soit la « note Méditerranée » : tartine à peine toastée frottée à l'ail et couverte de tranches de tomates légèrement cuites, quelques olives vertes ou noires ; soit une « note créative » : ouvrez au hasard un livre de cuisine et refaites la recette à votre idée, à partir d'un ou plusieurs de ses ingrédients ; demandez à vos enfants, un proche, un ami, ce qu'ils préfèrent et invitez-les à participer ; retrouvez un goût d'enfance ou de vacances...

Enfin, un repas plus complet peut s'installer.

Cette progression peut se faire sur plusieurs jours, voire plusieurs semaines, chacun allant à son propre rythme.

Si le temps consacré au petit déjeuner est limité, il peut être plus aisé de préparer des quantités un peu plus importantes à déjeuner ou dîner la veille ou l'avant-veille, et d'en réserver une part pour un petit déjeuner à venir. Vous trouverez à la fin de cette partie « Menus » quelques conseils pour vous organiser et gagner du temps.

Côté boisson, on privilégiera le thé, noir, oolong ou vert, les infusions, roïbos, plantes... à préparer toujours avec une eau minéralisée.

Si vous êtes attaché au café, choisissez un grand cru, à l'arôme et au goût exceptionnels (à déguster en petite quantité). Certains thés ont une apparence et un goût très proches de ceux du café (essayez le thé sud-africain Kwazulu).

Ajoutez un fruit pressé (idéalement pressé à la maison, faire participer les enfants, les autres) ou un jus de fruit que vous trouverez au rayon frais (sans sucre ajouté et bio de préférence). Un *smoothie* (purée de fruits), un milk-shake au « lait » de soja ou de riz, enrichi au calcium, ou au lait d'amandes, avec des fruits ou un sorbet, un yaourt bio liquide au bifidus/lactobacillus non sucré, un jus de tomates, de carottes ou d'autres légumes seront aussi délicieux pour démarrer la journée.

Et maintenant, tournez la page, testez, et... savourez !

Petits déjeuners

Petit déjeuner fruité

Ingrédients par personne :
   Un yaourt nature au bifidus
   1/2 banane pas trop mûre
   1/2 mangue
   6 noisettes ou amandes décortiquées
   Quelques petites pluches de coriandre fraîche
   Eau minérale bien minéralisée

Préparation (5 minutes[1]) :
   Faire tremper les noisettes ou les amandes quelques heures dans l'eau minérale (le temps de trempage est plus long pour les amandes), les rincer et égoutter. Les oléagineux ainsi réhydratés ne peuvent se conserver que quelques jours au frais. Débiter la pulpe de la mangue et la banane en petits dés ; mélanger les fruits au yaourt et aux oléagineux. Décorer avec les feuilles de coriandre.

Pour varier les saveurs :
   À la place de la coriandre : feuilles de basilic, feuilles d'estragon, feuilles de sauge, feuilles d'origan.

Boisson :
   Du thé vert japonais préparé avec une eau minérale riche en magnésium et calcium.

---

1. Les temps indiqués ne tiennent pas compte des éventuels trempages, marinades et autres préparations qui peuvent être effectués à l'avance.

Saumon parfumé aux senteurs de fruits

Ingrédients pour 4 personnes :
   200 g de filets de saumon
   2 fruits de la passion
   2 kiwis
   8 petits oignons blancs avec leurs fanes
   4 cuillères à soupe d'huile de sésame biologique
   2 cuillères à soupe de vinaigre de cidre
   4 cuillères à soupe de tamari
   4 cuillères à soupe de gingembre finement pulvérisé
   2 cuillères à soupe de poudre de curcuma

Préparation (1/2 heure) :
Escaloper très finement le saumon, étaler sur une assiette plate et large. Arroser de toute la pulpe des fruits de la passion, saupoudrer la moitié du curcuma. Débiter la chair des kiwis en rondelles fines et les disposer autour du saumon de manière artistique. Couper dans la longueur, en quatre, les oignons avec une grande partie de leurs fanes et dresser dans l'assiette de manière harmonieuse. Répartir quatre petits tas de gingembre autour de l'assiette. Arroser l'ensemble en versant en premier le tamari, ensuite le vinaigre, et pour finir l'huile. Prévoir du gros sel aux algues, à servir séparément, pour assaisonner davantage si besoin.

Ce plat sera servi avec un bol de riz basmati cuit à la créole, accommodé avec le reste de la poudre de curcuma diluée dans de la crème de soja.

Pour varier les saveurs :
À la place de l'huile de sésame : huile de colza biologique, huile d'argan, huile de caméline.

À la place du vinaigre de cidre : vinaigre aromatisé aux fruits, vinaigre aux herbes aromatiques, vinaigre à l'ail.

Boisson :

Du thé vert infusé avec quatre petites branches de thym commun biologique préparé avec une eau minérale riche en magnésium et calcium.

Petit déjeuner protéiné

Ingrédients par personne :
Un bol de lait de soja enrichi en calcium
2 cuillères à café de flocons de châtaignes
1 cuillère à café de protéines de soja « petits morceaux »
2 cuillères à café de semoule de riz
1 cuillère à soupe de purée de noix de cajou
Une demi-orange
Un fruit de la passion
Une demi-clémentine
1 cuillère à café de cannelle

Préparation (5 minutes) :
Faire tremper la veille les flocons de châtaignes et les
protéines de soja dans le lait de soja ; couvrir et mettre
au frais. Faire cuire cinq minutes ce mélange à feu doux,
ensuite incorporer la semoule de riz et cuire encore
l'ensemble deux minutes en remuant sans cesse. À la fin
de la cuisson et hors du feu, ajouter la purée de noix de
cajou et la cannelle. Presser l'orange et y mettre la pulpe
du fruit de la passion.
Au moment de servir, verser les fruits sur le dessus du
mélange céréales-légumineuses et disposer de manière
esthétique les quartiers de clémentine.

Pour varier les saveurs :
À la place des fruits cités, d'autres fruits de saison.

Boisson :
Du thé vert japonais, préparé avec une eau minérale
riche en magnésium et calcium.

Tartare de sardine

Ingrédients pour 4 personnes :
  2 petites sardines étêtées, grattées avec les arêtes
  2 cuillères à soupe de purée d'olives
  2 avocats bien mûrs
  4 cuillères à soupe d'huile de colza
  2 cuillères à soupe de jus de citron pressé
  2 cuillères à soupe de gingembre finement pulvérisé
  Tamari
  Quelques pluches de sauge

Préparation (1/2 heure) :
  Mixer longuement les sardines, ensuite continuer à mixer avec les avocats, le jus de citron, l'huile de colza, le gingembre et la purée d'olives jusqu'à obtenir une sorte de crème épaisse, du tamari (goûter pour ajuster la salinité).
  Présenter cette purée de sardines crues sur des canapés de pain demi-complet biologique et décorer avec la sauge.

Pour varier les saveurs :
  À la place de la sardine : des filets de maquereau, du saumon ou des anchois frais entiers, vidés, étêtés.

Boisson :
  Du thé vert japonais préparé avec une eau minérale riche en magnésium et calcium.

Crêpes de kombu

Ingrédients pour 4 personnes (2 crêpes par personne) :

20 g de kombu déshydraté	Huile d'olive
Eau minérale bien minéralisée	2 cuillères à soupe de
100 g de farine de châtaignes	poudre de gingembre
100 g de farine de soja	2 cuillères à soupe de
100 g de farine de quinoa	curcuma
1 litre de lait de soja enrichi	4 cuillères à soupe de
en calcium	tofu soyeux
4 œufs biologiques	2 cuillères à soupe
	d'huile de colza

Préparation (1/2 heure) :

La pâte à crêpes peut être préparée à l'avance, la veille au soir pour le lendemain matin. Mélanger et tamiser les farines dans une jatte. Battre les œufs en omelette avec une cuillère à soupe d'huile d'olive, le gingembre et le curcuma. Délayer en ajoutant le lait de soja de manière à obtenir un appareil pas trop fluide.

Réhydrater le kombu dans l'eau minérale 20 minutes environ ; ensuite, égoutter soigneusement (on peut utiliser directement 80 g de kombu frais). Les incorporer dans la pâte à crêpes. Laisser reposer, à couvert, au frais.

Au moment de confectionner les crêpes, il est nécessaire de réajuster la fluidité de la pâte en l'allongeant éventuellement avec du lait de soja si elle est trop épaisse. Cuire à feu moyen chaque crêpe en graissant la poêle avec de l'huile d'olive. Les mettre dans un plat bien chaud au fur et à mesure et y étaler le tofu soyeux au moment de servir. Arroser avec l'huile de colza.

Pour varier les saveurs :

À la place du kombu : de la laitue de mer, de la dulse, du wakame.

Boisson :

Du thé vert japonais préparé avec une eau minérale riche en magnésium et calcium.

Crêpes fourrées de purée de sardines
à la crème de noix

Ingrédients pour 2 personnes :
   4 galettes de riz
   Eau minérale bien minéralisée
   1 boîte de sardines à l'huile d'olive
   2 cuillères à café de crème de noix
   4 cuillères à café de câpres à l'huile
   1 citron
   2 cuillères à soupe de curcuma
   2 cuillères à soupe de gingembre
   Tamari

Préparation (1/2 heure) :
   Réhydrater les galettes de riz selon les conseils indiqués sur l'emballage, mais en utilisant l'eau minérale
très chaude. Écraser les sardines rapidement égouttées
avec la crème de noix, le jus du citron pressé après l'avoir
zesté et réserver les zestes ; ajouter les câpres, le curcuma
et le gingembre, un peu de tamari (goûter pour ajuster
la salinité), bien mélanger. Étaler cet appareil dans les
crêpes ramollies et bien égouttées, et parsemer les zestes
avant de plier les crêpes en quatre.

Pour varier les saveurs :
   À la place de la sardine : maquereau à l'huile d'olive ou
foie de morue non fumé.

Boisson :
   Du thé vert japonais préparé avec une eau minérale riche
en magnésium et calcium.

Salade de museau de porc

Ingrédients pour 4 personnes :
  300 g de museau de porc biologique
  1 poivron rouge et 1 poivron jaune
  2 cuillères à soupe d'huile de colza
  2 cuillères à soupe d'huile de sésame
  2 cuillères à café d'ail frais pulvérisé
  Quelques rondelles fines d'oignons rouges
  2 cuillères à café de petites câpres
  2 cuillères à soupe de jus de citron pressé
  2 cuillères à soupe de basilic haché
  Tamari

Préparation (1/4 d'heure) :
  Débiter en julienne les deux poivrons, à la main, arroser
  avec les deux huiles et le jus de citron, mélanger intimement avec l'ail et les câpres ; le museau et les câpres
  sont en principe bien salés, mais si besoin, ajouter un
  peu de tamari pour saler davantage. Décorer avec le
  basilic haché à la main et les oignons (l'utilisation d'un
  éminceur est plus pratique).

Pour varier les saveurs :
  À la place du basilic : des feuilles de persil plat, des
  feuilles de coriandre, des feuilles de sauge.

Boisson :
  Un thé vert japonais, préparé avec une eau minérale riche
  en magnésium et calcium.

Salade de céleri lacto-fermenté

Ingrédients pour 4 personnes :

340 g environ de céleri lacto-fermenté
2 avocats à point
2 cuillères à café de câpres
20 cl de soja cuisine
Tamari
2 cuillères à soupe de feuilles de coriandre ciselées à la main
2 cuillères à soupe de gingembre très finement pulvérisé
1 cuillère à soupe d'huile de colza
1 cuillère à soupe d'huile de sésame

Préparation (10 minutes) :

Égoutter rapidement la conserve de céleri lacto-fermenté et mélanger avec la pulpe d'avocat détaillée en fines tranches ; ajouter le gingembre, les huiles, la crème de soja, les câpres et enfin le tamari dont la quantité variera selon le goût. Au moment de servir, parsemer de coriandre.

Pour varier les saveurs :

À la place du céleri lacto-fermenté, il existe toute une variété de légumes lacto-fermentés, en particulier la choucroute.

Boisson :

Un thé vert japonais, préparé avec une eau minérale riche en magnésium et calcium.

Crevettes à l'ail

Ingrédients pour 4 personnes :

  12 crevettes
  4 tomates
  1 cuillère à soupe d'ail frais pulvérisé
  1 cuillère à soupe de gingembre finement haché
  2 cuillères à soupe de feuilles de sauge finement ciselées
  et quelques petites feuilles entières
  4 cuillères à soupe d'huile d'olive
  Tamari
  4 cuillères à soupe de tofu soyeux

Préparation (1/2 heure) :

Laisser fondre à feu doux les tomates mondées et coupées en petits morceaux dans l'huile d'olive et deux cuillères à soupe de tamari (quand le plat sera achevé, il est pos-sible d'ajouter du tamari selon le goût), à couvert. Au bout de 10 minutes de cuisson environ, déposer sur cette sauce tomate les crevettes décortiquées, ajouter l'ail, le gingembre et la sauge ciselée bien mélanger et arrêter la cuisson. Laisser dans le récipient de cuisson couvert pendant encore 5 minutes. Déposer dans le fond d'une assiette creuse 1 cuillère à soupe de tofu soyeux par personne et verser les crevettes dessus, décorer avec les feuilles de sauge entières.

Pour varier les saveurs :
À la place des crevettes : des noix de coquilles Saint-Jacques.

Boisson :
Un thé vert japonais, préparé avec une eau minérale riche en magnésium et calcium.

Salade de kombu aux aromates

Ingrédients pour 4 personnes :
    50 g de kombu déshydraté
    Eau minérale bien minéralisée
    Une petite salade frisée
    4 cuillères à soupe d'oignons rouges découpés en ron-delles fines
    2 avocats bien mûrs
    2 cuillères à soupe de citron pressé
    Tamari
    2 cuillères à soupe de colza et d'huile de sésame
    1 cuillère à soupe de curcuma en poudre, de gingembre, une pincée de poivre

Préparation (1/2 heure) :
    Réhydrater les algues dans l'eau minéralisée pendant une heure, rincer et cuire 20 minutes toujours dans l'eau minérale, bien égoutter ; les découper en lanières fines une fois que les algues sont refroidies (si elles sont pré-parées la veille, elles peuvent être gardées dans un réci-pient couvert avec un peu d'huile d'olive) et mélanger avec la salade lavée (il est possible de laver la salade la veille et sans l'essorer la garder dans un torchon propre au frais). Écraser les avocats avec une fourchette, incor-porer les huiles, le jus de citron, le tamari (la quantité dépendra du goût) et les épices ; bien malaxer. Verser l'appareil sur la salade et ajouter les oignons.

Pour varier les saveurs :
À la place du kombu : de la laitue de mer (ou ulve) ou de la dulse qui peuvent se manger sans cuisson.

Boisson :
Un thé vert japonais, préparé avec une eau minérale riche en magnésium et calcium.

Canapés d'œufs de truite
sur crème d'aubergine et de poireau

Ingrédients pour 4 personnes :

4 crêpes de riz qui seront réhydratées avec de l'eau minérale bien minéralisée très chaude

100 g d'œufs de truite (conserve)

1 gros poireau

1 grosse aubergine

4 cuillères à soupe d'huile de colza

4 cuillères à soupe de soja cuisine

Tamari

2 cuillères à soupe de gingembre finement pulvérisé

Quelques petites feuilles d'origan

Préparation (1/2 heure) :

Cuire à la vapeur l'aubergine non pelée et le poireau ;
détailler le poireau en très fines rondelles et mixer l'aubergine avec l'huile, la crème de soja, un peu de tamari (selon
le goût) et le gingembre ; mélanger les deux légumes.
Plier les crêpes réhydratées en quatre, y étaler la crème
aubergine-poireau, et y déposer les œufs de truite. Décorer avec l'origan.

Pour varier les saveurs :

À la place des œufs de truite : œufs de saumon.

Boisson :

Un thé vert japonais, préparé avec une eau minérale riche
en magnésium et calcium.

Boulgour de sarrasin au saumon
et fruits de la passion

Ingrédients pour 4 personnes :
  200 g de boulgour de sarrasin précuit et prégermé
  Eau minérale riche en magnésium et calcium
  200 g de filets de saumon
  4 fruits de la passion
  Le jus de 2 citrons biologiques pressés
  4 cuillères à soupe d'huile de colza
  Tamari

Préparation (1/2 heure) :
  Escaloper finement les filets de saumon, étaler sur un plat large, et arroser du jus de citron, d'un peu de tamari, et de l'huile ; laisser mariner au moins 10 minutes au frais, à couvert. Cuire le sarrasin durant le temps indiqué sur l'emballage dans l'eau minérale (la quantité est également mentionnée). Servir tiède le boulgour entouré du poisson et de sa marinade et parsemer au moment de servir la pulpe des fruits de la passion.

Pour varier les saveurs :
  À la place des filets de saumon : des filets de sardine ou maquereau et dans ces cas-là, il est nécessaire de mariner au moins 12 heures en ajoutant des rondelles d'oignons rouges et un peu de purée d'ail.

Boisson :
  Du thé vert japonais, préparé avec une eau minérale riche en magnésium et calcium.

Endives passion

Ingrédients pour 4 personnes :
  2 endives moyennes
  2 avocats
  2 tiges moyennes de rhubarbe très fraîches
  4 fruits de la passion
  300 g de tofu soyeux
  4 cuillères à soupe d'huile de colza
  2 cuillères à café d'ail frais finement pulvérisé
  Tamari

Préparation (1/2 heure) :
  Dans une poêle, à couvert, avec une cuillère à soupe de tamari, faire suer la rhubarbe (préalablement effilée et tronçonnée en petits morceaux) à feu très doux, remuer souvent jusqu'à ce qu'elle soit réduite en compote. Après avoir ôté les feuilles abîmées, passer les endives rapidement sous l'eau, les essuyer. Évider la base et les couper en fines rondelles. Escaloper la pulpe des avocats, mélanger avec les endives. Préparer la sauce en mélangeant la compote tiède de rhubarbe, une cuillère à soupe de tamari, l'huile, l'ail. Mélanger sauce, tofu, endives, avocat et, à la fin, arroser de la pulpe des fruits de la passion.

Pour varier les saveurs :
  À la place des fruits de la passion : pulpe de pamplemousse rose, pulpe de groseilles à maquereau.

Boisson :
  Un thé vert japonais, préparé avec une eau minérale riche en magnésium et calcium.

Déjeuners

Salade colorée

Ingrédients pour 4 personnes :
   200 g de potimarron vert
   200 g de patate douce
   Une petite betterave rouge crue
   Quelques rondelles fines d'oignons blancs
   Vinaigrette à base de crème de soja, de moutarde aux noix, d'huile de colza, de citron pressé, de poudre de gingembre
   24 amandes trempées dans de l'eau minérale bien minéralisée
   Tamari

Préparation (1/2 heure) :
   Laisser tremper les amandes quelques heures.
   Cuire à la vapeur le potimarron non pelé et la patate douce épluchée, en même temps, pendant 20 minutes environ (comme pour les pommes de terre, on peut vérifier la cuisson à l'aide d'un couteau pointu). Débiter la betterave rouge en julienne fine (avec le robot, c'est plus rapide). Mélanger les pulpes tièdes coupées en dés du potimarron et de la patate douce avec la betterave crue et un peu de tamari (goûter pour ajuster la salinité). Disposer les rondelles d'oignons de manière ludique ainsi que les amandes égouttées et arroser largement de vinaigrette.
   Préparation de la vinaigrette : mélanger 250 ml de crème de soja, 4 cuillères à soupe d'huile de colza biologique (conserver l'huile de colza au réfrigérateur après ouverture), 2 cuillères à café de moutarde, 2 cuillères à café de poudre de gingembre et 4 cuillères à soupe de jus de citron pressé, 1 cuillère à soupe de tamari.

Pour varier les saveurs :
   À la place du potimarron vert : potimarron, potiron.

Boisson :
   Un verre de vin rouge (sauf contre-indication).

Aubergines farcies au museau de porc

Ingrédients pour 4 personnes :
  4 petites aubergines
  200 g de museau de porc biologique
  2 petits panais
  200 g de tofu soyeux
  Quelques pluches de petites feuilles de sauge
  Tamari

Préparation (3/4 d'heure) :
  Cuire 20 minutes à la vapeur les aubergines et les panais coupés en deux dans le sens de la longueur (la pulpe tournée vers le fond du récipient). Débiter en petits morceaux le museau, le mélanger intimement avec le tofu soyeux. Récupérer la pulpe des aubergines délicatement sans percer les peaux pour pouvoir les farcir ensuite. Malaxer le mélange tofu-museau avec la pulpe d'aubergine et farcir les aubergines. Couper les panais cuits en tranches fines, les disposer concentriquement autour des aubergines, arroser d'un peu de tamari (goûter pour ajuster la salinité). Décorer avec la sauge.

Pour varier les saveurs :
  À la place des panais : des navets, des topinambours, des pommes de terre.

Boisson :
  Un verre de vin rouge (sauf contre-indication).

Tartare rouge de plaisir

Ingrédients pour 4 personnes :
   200 g de viande de bœuf dans le filet
   4 petites tomates mûres
   Un gros avocat ou deux petits
   1 cuillère à soupe de sauge très finement ciselée
   1 cuillère à soupe d'ail frais pulvérisé
   2 cuillères à soupe de jus de citron pressé
   4 cuillères à soupe d'huile de colza
   Tamari

Préparation (1/2 heure) :
   Hacher soi-même la viande (ce qui permet d'avoir peu de graisses cachées). Mixer ensemble la pulpe des tomates épépinées et mondées avec la pulpe de l'avocat et l'huile. Laisser mariner, à couvert au moins 10 minutes (mais on peut le faire bien à l'avance), l'ail avec le jus de citron ; incorporer le tout dans le hachis en même temps que la crème avocat-tomates. Mélanger bien et ajouter la sauge, le tamari et goûter pour réajuster la salinité.

Pour varier les saveurs :
   À la place de la viande de bœuf : du filet d'agneau ou du filet d'autruche.

Boisson :
   Un verre de vin rouge, sauf contre-indication.

Salade de légumes lacto-fermentés et lentilles avec vinaigrette au soja

Ingrédients pour 4 personnes :
  200 g de lentilles vertes
  250 g de légumes lacto-fermentés

Préparation (5 minutes) :
  Les lentilles et les légumes fermentés en conserve (de bonne qualité) peuvent être employés. Bien égoutter les conserves, mélanger les ingrédients.
  Cette salade sera assaisonnée avec une *vinaigrette au soja* : 1 cuillère à café de moutarde aux noix, 250 ml de crème de soja, 2 cuillères à café de câpres, 1 cuillère à café de vinaigre balsamique, 4 cuillères à soupe d'huile de colza, 1 cuillère à soupe de curcuma.
  Finir par étaler des rondelles d'oignons blancs de manière artistique.

Pour varier les saveurs :
  À la place du vinaigre balsamique : vinaigre de riz chinois ou japonais, vinaigre de vin rouge à la framboise.
  À la place de la moutarde aux noix : moutarde de Bordeaux (préparée avec addition de moût de raisin), moutarde américaine (goût plus doux avec ajout de curcuma), moutarde aux fines herbes.

Boisson :
  Un verre de vin rouge (sauf contre-indication).

Betterave crue fourrée de foie de morue

Ingrédients pour 4 personnes :
   2 petites betteraves crues
   2 boîtes de foies de morue non fumés
   4 petits cornichons
   2 cuillères à soupe de poudre de gingembre
   4 cuillères à soupe de jus de citron pressé
   Tamari

Préparation (1/2 heure) :
   Débiter les betteraves en rondelles très fines (c'est plus simple d'utiliser un robot ménager) ; les arroser de 3 cuillères à soupe de jus de citron et un peu de tamari ; réserver dans un récipient couvert. Égoutter rapidement les foies de morue, les écraser avec le gingembre et 1 cuillère à soupe de jus de citron ; en confectionner une sorte de crème ; ajouter les cornichons coupés en petits dés, puis du tamari en goûtant pour ajuster la salinité. Étaler cet appareil entre deux rondelles de betterave.

Pour varier les saveurs :
   À la place de la betterave crue : du radis noir, du concombre sans grosses graines, de très jeunes courgettes, de la pomme de terre cuite.

Boisson :
   Un verre de vin rouge (sauf contre-indication).

Tofu soyeux à la crème de patates douces

Ingrédients pour 4 personnes :

400 g de tofu soyeux

2 petites patates douces

2 cuillères à café de baies roses

Un peu d'huile d'olive

4 cuillères à soupe d'huile de colza biologique

2 cuillères à soupe de gingembre frais finement pulvérisé

2 cuillères à soupe d'oignons finement émincés

2 cuillères à soupe de feuilles d'origan

Tamari

Eau minérale bien minéralisée

Préparation (1/2 heure) :

Cuire à la vapeur les patates douces épluchées, la cuisson se surveille comme pour les pommes de terre avec la pointe d'un couteau. La veille, laisser tremper les baies roses dans un peu d'huile d'olive, dans un récipient couvert. Mixer la pulpe des patates douces avec un peu d'eau minérale, allonger en fonction de la texture souhaitée de manière à obtenir une sorte de purée semiliquide ; ajouter le gingembre, le tamari (goûter pour ajuster la salinité), les baies roses. Réchauffer à feu très doux et, quand cette crème est bien chaude, y déposer le tofu soyeux, les oignons, l'origan, et arroser d'huile de colza.

Pour varier les saveurs :

À la place de la patate douce : purée de céleris-raves, de choux-fleurs, de topinambours, de courgettes, d'ignames ou de pois chiches.

À la place de l'origan : feuilles de basilic ou de coriandre ciselées.

Boisson :
Un verre de vin rouge (sauf contre-indication).

Tofu soyeux aux deux riz

Ingrédients pour 4 personnes :
- 400 g de tofu soyeux
- 200 g de riz basmati
- 50 g de riz sauvage
- Quelques rondelles d'oignons rouges
- Eau minérale bien minéralisée
- 4 cuillères à soupe de sésame complet biologique
- 80 g de kombu frais ou 20 g de kombu déshydraté
- Tamari
- 2 cuillères à soupe de feuilles de sauge ciselées à la main
- 2 cuillères à soupe d'huile de colza
- 2 cuillères à soupe d'huile de sésame
- 1 cuillère à soupe de poudre de curcuma

Préparation (1/2 heure) :

Tremper au moins 12 heures le riz sauvage lavé dans de l'eau minérale, ensuite cuire, à la créole, les deux riz en même temps avec le kombu découpé en fines lanières dans de l'eau minérale. Ajouter les graines de sésame lorsqu'on couvre la sauteuse jusqu'à la cuisson complète du riz (on peut goûter les grains de riz pour apprécier le degré de cuisson). Sur le plat de présentation, déposer le tofu sur le riz bien chaud, saupoudrer le curcuma, arroser avec les huiles, le tamari selon le goût, étaler artistiquement les rondelles d'oignons et parsemer largement de sauge.

Pour varier les saveurs :
   À la place de la sauge : feuilles d'estragon, feuilles d'origan, persil plat, basilic.

Boisson :
   Un verre de vin rouge (sauf contre-indication).

Limande-sole en habit d'algues

Ingrédients pour 4 personnes :
   4 filets de limande-sole (soit frais, soit surgelés)
   80 g de laitue de mer fraîche ou 20 g déshydratée
   2 cuillères à soupe d'huile d'olive
   20 cl de soja cuisine
   2 cuillères à soupe de poudre de curcuma
   2 cuillères à soupe de poudre de gingembre
   Tamari

Préparation (1/2 heure) :
   Faire revenir une minute sur chaque face les filets de limande-sole avec les algues détaillées en fines lanières dans l'huile. Retirer de la poêle les algues et y ajouter la crème de soja et le tamari. Saupoudrer le curcuma et le gingembre. Sur le plat de présentation, disposer les algues de manière artistique autour des filets.
   L'accompagnement du poisson peut être : de la vitelotte cuite à la vapeur, de l'igname cuit à la vapeur, des patates douces, des topinambours à la vapeur.

Pour varier les saveurs :
   À la place de la limande-sole : du carrelet, de la raie, du rouget barbet ou du turbot.

Boisson :
   Un verre de vin rouge (sauf contre-indication).

Azuki cuits au kombu

Ingrédients pour 4 personnes :
    50 g de kombu déshydraté
    250 g de haricots rouges (azuki)
    1 cuillère à soupe d'ail frais écrasé
    29 cl de soja cuisine
    4 cuillères à soupe de tofu soyeux
    De l'eau minérale bien minéralisée
    4 cuillères à soupe de petites feuilles d'origan
    Tamari

Préparation (1/2 heure) :
Laisser tremper les haricots une nuit dans l'eau minérale salée ; rincer et cuire à feu moyen dans de l'eau minérale non salée avec le kombu jusqu'à obtention de la consistance souhaitée. Égoutter soigneusement et ajouter le tofu, le soja cuisine, le tamari en fonction de la salinité désirée, l'ail, bien mélanger. Répartir les feuilles d'origan avant de servir.

Pour varier les saveurs :
À la place des azuki : lentilles, haricots rouges, pois cassés.

Boisson :
Un verre de vin rouge (sauf contre-indication).

Tarama vitaminé avec crêpes de riz

Ingrédients pour 4 portions :
   4 crêpes de riz réhydratées avec de l'eau minérale bien minéralisée très chaude
   150 g de tarama tout prêt
   Une petite carotte biologique
   2 cuillères à café de câpres
   Quelques rondelles d'oignons rouges
   50 g de haricots rouges déjà cuits (en bocal de verre, de préférence)
   2 cuillères à soupe d'huile de colza biologique

Préparation (1/2 heure) :
   Détailler la carotte en julienne très fine. Mixer les haricots avec l'huile jusqu'à l'obtention d'une sorte de crème. Mélanger intimement avec le tarama. Garnir les crêpes bien égouttées avec ce mélange ; ajouter la carotte, quelques câpres et les oignons, et rouler la crêpe pour la fermer.

Pour varier les saveurs :
   À la place des haricots rouges : des pois chiches ou des lentilles blondes.

Boisson :
   Un verre de vin rouge (sauf contre-indication).

Filet de porc émincé aux pommes

Ingrédients pour 4 personnes :
    200 g de filet de porc
    Tamari
    1 cuillère à soupe de poudre de curcuma
    2 pommes biologiques
    4 cuillères à soupe d'oignons rouges émincés en rondelles très fines
    2 cuillères à soupe d'huile d'olive

Chutney de pomme : deux pommes débitées en minuscules dés, 1 cuillère à soupe de pistaches concassées, 1 cuillère à soupe de purée d'ail, 4 cuillères à soupe d'huile d'olive, 1 cuillère à soupe de gingembre finement pulvérisé

Préparation (1/2 heure) :
    Escaloper le filet de porc finement. Déposer la viande dans le fond d'un faitout à fond épais, arroser de 2 cuillères à soupe de tamari, 2 cuillères à soupe d'huile d'olive, les oignons, le curcuma, couvrir et cuire à feu très doux pendant 20 minutes environ. Par ailleurs, cuire à feu très doux, à couvert, les pommes avec tous les ingrédients cités ci-dessus, en remuant régulièrement. Servir les filets avec les oignons, entourés des deux pommes non pelées, épépinées, débitées en petits quartiers au dernier moment, avec le chutney de pomme tiède.

Pour varier les saveurs :
    À la place des pommes : de l'ananas, des abricots, des poires biologiques.

Boisson :
    Un verre de vin rouge (sauf contre-indication).

Tartare dopé

Ingrédients pour 4 personnes :
   4 crêpes de riz réhydratées à l'eau minérale bien minéralisée très chaude
   120 g de tartare de bœuf assaisonné avec de l'ail frais
   finement pulvérisé, 2 cuillères à soupe d'huile de colza
   biologique, 2 cuillères à soupe de pulpe de tomates épépinées, mondées, coupées en minuscules dés, 2 cuillères
   à café de tamari
   4 tomates
   Quelques petites feuilles de basilic
   2 cuillères à soupe de jus de citron pressé
   Tamari
   2 cuillères à soupe d'huile de sésame

Préparation (1/2 heure) :
   Plier les crêpes en quatre.
   Étaler dessus le tartare préparé.
   Couper les tomates en rondelles fines, assaisonner avec
   du jus de citron pressé, du tamari et un peu d'huile de
   sésame, les déposer de manière artistique sur les crêpes
   garnies et décorer avec le basilic.

Pour varier les saveurs :
   À la place du bœuf : de l'agneau.

Boisson :
   Un verre de vin rouge (sauf contre-indication).

Trois sandwichs

1. Sandwich au tofu soyeux

Ingrédients par personne :
   1 cuillère à soupe de tofu soyeux
   1 cuillère à soupe de pomme taillée en julienne fine
   1 cuillère à café de citron pressé
   Quelques zestes de citron biologique (utiliser un zesteur qui fait des zestes très fins)
   1 cuillère à café de gingembre finement pulvérisé
   Un peu de sel
   1 cuillère à café d'huile de colza
   2 ou 4 tranches de pain au sarrasin (boulangerie biologique)

Préparation (5 minutes) :
   Mélanger intimement tous les ingrédients en commençant par arroser la pomme avec le jus de citron. Étaler l'appareil entre deux tranches de pain.

Pour varier les saveurs :
   À la place du pain au sarrasin : des galettes de riz à réhydrater.

2. Sandwich au pâté de foies de volailles

Ingrédients par personne :
   2 ou 4 tranches de pain de sarrasin (boulangerie biologique)
   Une tranche très fine de pulpe d'ananas frais

1 cuillère à café de *chutney de citron au gingembre* : laisser compoter à feu très doux, à couvert, pendant environ 1 heure, un citron biologique coupé en petits morceaux avec son écorce, 1 cuillère à soupe de gingembre frais débité en petits dés, 1 cuillère à soupe d'huile d'olive ; cet appareil peut être préparé la veille, il se conserve au frais, à couvert pendant quelques jours)
50 g de pâté de foies de volailles biologiques

Préparation (5 minutes) :
Étaler tous les ingrédients entre deux tranches de pain.

Pour varier les saveurs :
À la place du pain : galettes de riz à réhydrater (dans ce cas, avant de fourrer les galettes, il faut écraser le pâté à la fourchette, découper l'ananas en tous petits morceaux et mélanger le tout avec le chutney).

3. Sandwich au saumon mariné

Ingrédients par personne :
50 g d'escalopes très fines de saumon mariné préalablement avec un peu de tamari et d'huile de colza (au minimum 1 heure) ; le saumon peut être préparé la veille
2 ou 4 tranches de pain au sarrasin (boulangerie biologique)
1 kiwi
1 cuillère à soupe de tartare d'algues tout prêt
1 cuillère à café de poudre de curcuma

Préparation (1/2 heure) :
Étaler entre deux tranches de pain tous les ingrédients
en débitant la pulpe de kiwi en tranches très fines.

Pour varier les saveurs :
À la place du pain : des galettes de riz à réhydrater (dans
ce cas couper les escalopes de saumon et la pulpe de
kiwi en petits morceaux).

Boisson :
Un verre de vin rouge (sauf contre-indication).

Dîners

Quinoa rouge

Ingrédients pour 4 personnes :
   200 g de quinoa rouge
   500 ml de lait de soja enrichi en calcium
   20 amandes
   Un verre d'eau minérale bien minéralisée
   4 cuillères à soupe de purée de noisettes
   2 pommes
   1 orange biologique
   Une cuillère à soupe d'huile d'olive

Préparation (1/2 heure) :
   Réhydrater les amandes dans l'eau minérale quelques heures, les rincer avant de les utiliser. Faire revenir à feu très doux pendant 10 minutes, à couvert, les pommes émincées finement, lavées et non épluchées si la peau est intacte, dans l'huile d'olive, réserver dans un récipient couvert. Laver le quinoa à l'eau courante, le mettre dans le lait de soja, le cuire 15 minutes à feu doux, à couvert. Réserver pour la décoration un quartier de pomme crue conservée dans un récipient couvert contenant le jus de l'orange pressée. On zeste l'orange avant de la presser et on ajoute les zestes dans le mélange pomme-jus d'orange. Mélanger le quinoa cuit avec les pommes cuites et les amandes égouttées. Incorporer la purée de noisettes au moment de servir et disposer, de manière artistique, le quartier de pomme, détaillé en tranches très minces.

Pour varier les saveurs :
   À la place du quinoa rouge : quinoa noir, quinoa blond ou blanc.

Boisson :

Une infusion à base d'agrumes, de pomme, de cynor-
rhodon, de feuilles de mûre, d'hibiscus, de chicorée (ce
mélange existe tout prêt dans des infusettes), préparée
avec une eau minérale riche en magnésium et calcium.

Céréales châtaignes et semoule de riz

Ingrédients par personne :
  2 cuillères à soupe de flocons de châtaignes
  1 cuillère à soupe de semoule de riz
  Un bol de lait de soja enrichi en calcium
  Une pomme
  1 cuillère à soupe de purée de noisettes sans sucre ajouté
  1 cuillère à café de poudre de cannelle

Préparation (5 minutes) :
  Laisser tremper une journée les flocons de châtaignes dans le lait de soja ; couvrir le bol avant de l'entreposer au frais. Au moment de la cuisson, incorporer dans le bol la semoule de riz et cuire à feu moyen pendant quelques minutes. Débiter la pomme lavée, non épluchée si la peau n'est pas tachée, en petits dés et ajouter dans le bol de céréales au moment de servir avec la purée de noisettes et la cannelle.

Pour varier les saveurs :
  À la place de la pomme, n'importe quel fruit de saison.

Boisson :
  Infusion de cannelle, thym, écorce de citron, eucalyptus, clou de girofle (ce mélange existe déjà tout prêt dans des infusettes) préparée avec une eau minérale riche en magnésium et calcium.

Flocons de sarrasin

Ingrédients par personne :
    1 volume de flocons de sarrasin (30 g environ)
    3 volumes de lait de soja enrichi en calcium
    1 cuillère à soupe de crème de noix de cajou ou d'amandes complètes
    Un fruit de saison bien sucré (abricot, pêche, poire, mirabelle, fraises, framboises...)
    1 cuillère à soupe de poudre de cannelle

Préparation (5 minutes) :
    Mettre les flocons dans le lait de soja le matin au frais dans un récipient couvert (cela réduit le temps de cuisson). Cuire les flocons à feu moyen pendant 5 minutes environ en remuant de temps en temps. Pendant ce temps, mixer le fruit de manière à obtenir un coulis. Réserver une partie du fruit qui ne sera pas mixée pour la décoration.
    Servir la céréale tiède dans laquelle on incorpore au moment de servir la crème de noix ou d'amandes, la cannelle ainsi que le fruit mixé, et disposer, de manière ludique ou artistique pour ajouter une touche de couleur, le morceau de fruit débité en julienne si c'est un gros fruit.

Boisson :
    Une infusion d'hibiscus, amélanchier, feuilles de mûre, pulpe de pomme, baies d'églantine, cassis (ce mélange existe tout prêt dans des infusettes) préparée avec une eau minérale riche en magnésium et calcium.

Crème de riz à la papaye

Ingrédients par personne :
   Le jus d'une demi-orange pressée
   Un morceau de papaye bien mûre
   50 g de riz rond
   1 bol de lait de soja enrichi en calcium
   6 amandes réhydratées à l'eau minérale bien minéralisée
   1 cuillère à café de poudre de cannelle

Préparation (1/2 heure) :
   Laver le riz, le cuire à feu doux dans le lait de soja (cela peut se faire la veille) ; une fois cuit, le réserver au frais dans un récipient couvert jusqu'au repas. Mixer la papaye avec le jus d'orange pressée, en réservant un petit morceau de papaye pour la décoration ; par ailleurs, mixer le riz cuit afin d'obtenir une sorte de crème. Chauffer à feu doux la crème de riz et incorporer rapidement au moment de servir le coulis de fruit, les amandes, la cannelle. Décorer avec la pulpe de papaye mise de côté, découpée en minuscules dés.

Pour varier les saveurs :
   À la place de la papaye : pulpe de mangue ou pulpe de melon.

Boisson :
   Une infusion de sauge biologique préparée avec une eau minérale riche en magnésium et calcium.

Flocons d'azuki parfumés

Ingrédients par personne :
  50 g de flocons de haricots rouges (azuki)
  Un bol de lait de soja enrichi en calcium
  1/2 banane
  Une tranche de melon
  2 cuillères à soupe de crème d'amandes sans sucre ajouté

Préparation (5 minutes) :
  Faire tremper les flocons d'azuki dans le lait de soja pendant 12 heures environ dans un récipient couvert, au frais. Cuire les flocons, à feu doux, en remuant de temps en temps pendant 5 minutes. Débiter en petits morceaux la banane et la pulpe de melon, et les incorporer dans la céréale cuite tiède, au dernier moment ajouter la crème d'amandes.

Pour varier les saveurs :
  À la place des flocons d'azuki : flocons de pois chiches, flocons de quinoa, flocons de riz, flocons de châtaignes.

Boisson :
  Une infusion de fenouil biologique préparée avec une eau minérale riche en magnésium et calcium.

Flocons de soja aux fruits

Ingrédients par personne :
Un bol de lait de soja enrichi en calcium
3 cuillères à soupe de flocons de soja
1/2 banane
Une tranche d'ananas
1 cuillère à soupe de crème de noisettes sans sucre ajouté

Préparation (5 minutes) :
Tremper les flocons pendant 12 heures environ dans le lait de soja, réserver dans un récipient couvert, au frais. Cuire les flocons à feu doux pendant 10 minutes. Mixer la tranche d'ananas débarrassée de tout fragment d'écorce et du cœur avec la banane pour obtenir une sorte de coulis. Incorporer ce coulis au moment de servir dans la céréale tiède en même temps que la crème de noisettes.

Pour varier les saveurs :
À la place des flocons de soja : flocons de riz, flocons de quinoa, flocons de sarrasin.

Boisson :
Une infusion de romarin préparée avec une eau minérale riche en magnésium et calcium.

Crème de riz colorée à l'ananas et aux myrtilles

Ingrédients pour une personne :
Un bol de lait de soja enrichi en calcium
3 cuillères à soupe de semoule de riz
Une tranche d'ananas frais
2 cuillères à soupe de myrtilles fraîches, surgelées ou en conserve sans sucre ajouté
1 cuillère à soupe d'amandes effilées

Préparation (5 minutes) :
Cuire à feu doux la semoule de riz dans le lait pendant quelques minutes et arrêter la cuisson en fonction de la consistance souhaitée. Couper en petits morceaux l'ananas débarrassé du cœur et de tout fragment d'écorce, mélanger aux myrtilles (si on utilise les myrtilles congelées, les décongeler la veille, dans un récipient couvert, dans le réfrigérateur).
Au moment de servir, incorporer les amandes et le mélange de fruits, et décorer avec quelques baies de myrtilles.

Boisson :
Une tisane à l'origan frais, préparée avec une eau minérale riche en magnésium et calcium.

Tapioca à la vanille

Ingrédients pour 4 personnes :
   100 g de tapioca
   2 gousses de vanille
   1 litre de lait de soja enrichi en calcium
   2 bananes
   20 cl de soja cuisine
   1 cuillère à soupe de poudre de cannelle
   2 cuillères à soupe de purée de noix de cajou

Préparation (15 minutes) :
   Fendre les gousses de vanille et retirez les graines que l'on réserve dans un peu de crème de soja. Faire bouillir le lait avec les gousses fendues et verser en pluie le tapioca, mélanger et laisser cuire pendant 10 minutes environ en remuant très souvent ; retirer les gousses de vanille. Incorporer les bananes écrasées avec la cannelle, la purée d'oléagineux, la crème de soja et les graines de vanille.

Pour varier les saveurs :
   À la place du tapioca : de l'amarante qui sera cuit à feu plus doux et un peu plus longtemps.

Boisson :
   Une tisane de thym biologique, préparée avec une eau minérale riche en magnésium et calcium.

Crème de marrons aux parfums du potager

Ingrédients par personne :
  5 marrons déjà épluchés
  La moitié d'une petite patate douce
  1 cuillère à soupe de gingembre finement pulvérisé
  1 cuillère à café de feuilles de basilic haché
  1 brin de thym frais
  1 cuillère à café de persil plat et de ciboulette finement
  ciselés
  1 cuillère à soupe d'huile de colza
  2 cuillères à soupe de soja cuisine

Préparation (1/2 heure) :
  Écraser les marrons cuits (acheter des marrons en conserve
  de verre) avec la patate épluchée cuite à la vapeur, à la
  fourchette ; incorporer la crème, bien mélanger et ajouter tous les autres ingrédients. Servir en présentant le
  plat avec des petites feuilles de basilic entières.

Pour varier les saveurs :
  On peut varier les plantes aromatiques, mais on conserve
  l'huile de colza et la crème de soja.

Boisson :
  Une tisane au thym frais, en utilisant de l'eau minérale
  riche en magnésium et calcium.

Sorbet patate douce et dulse

Ingrédients pour 4 personnes
   50 g de dulse
   250 ml de soja cuisine
   100 ml de lait de soja enrichi en calcium
   200 g de patates douces

Préparation (1/2 heure) :
   Cuire les patates douces épluchées à la vapeur 20 minutes environ (vérifier la cuisson grâce à la pointe d'un couteau comme pour les pommes de terre) ; laisser refroidir. Mixer longuement les patates douces, la dulse rincée, bien égouttée et coupée en petits morceaux dans le lait de soja. Quand le mélange est bien homogène, ajouter la crème de soja. Verser le tout dans la sorbetière et suivre le temps conseillé selon l'appareil employé (entre 40 minutes et 1 heure).

Le sorbet sera servi :
   – soit sucré, avec un coulis de papaye mixée avec un jus d'orange pressée et 2 cuillères à café de liqueur de gingembre (sauf pour les enfants ou les femmes enceintes) ; décorer avec quelques framboises ;
   – soit salé, avec un coulis de concombre additionné d'ail, d'huile de colza, de câpres ; décorer avec des feuilles de coriandre.

Boisson :
   Une tisane aux agrumes pour la version sucrée, avec des feuilles d'origan pour la version salée, toujours préparée avec une eau minérale riche en magnésium et calcium.

Crème de riz rouge aux fruits

Ingrédients pour 4 personnes :
    200 g de riz rouge
    9 dl de lait de soja enrichi en calcium
    2 cuillères à soupe de poudre de cannelle
    4 cuillères à soupe de purée d'oléagineux
    1 pamplemousse
    1 mangue mûre
    16 fraises biologiques
    16 grains de raisin noir
    2 cuillères à soupe de feuilles de basilic finement découpées

Préparation (1/2 heure) :
    Laver le riz soigneusement, le mettre à cuire dans le lait à feu très doux, à couvert, en remuant de temps en temps ; à la fin de la cuisson (goûter pour apprécier la consistance des graines), incorporer la cannelle et la purée d'oléagineux. Mélanger les fruits en découpant la pulpe de la mangue en petits morceaux et les mettre dans le jus du pamplemousse pressé, ajouter le basilic. Servir le riz tiède avec la salade de fruits très fraîche.

Pour varier les saveurs :
    À la place de la mangue : de l'ananas, des kiwis, des abricots, de la papaye, de la grenade.

Boisson :
    Une infusion aux agrumes, préparée avec une eau minérale riche en magnésium et calcium.

Flocons auréolés d'un arc-en-ciel

Ingrédients par personne :
Un bol de lait de soja enrichi en calcium
1 cuillère à soupe de flocons de quinoa et de flocons de riz
1 cuillère à café de poudre de cannelle
Une petite salade de fruits : 1 cuillère à café de myrtilles, de framboises, de cassis, 3 fraises, 1 cuillère à soupe de pommes râpées ou de mangue en julienne fine.

Préparation (10 minutes) :
Cuire les flocons de céréales dans le lait à feu doux pendant 5 minutes ; laisser tiédir avant de servir ; incorporer au dernier moment la cannelle. Servir avec les fruits bien mélangés.

Pour varier les saveurs :
À la place des fruits cités : des graines de grenade, des abricots, des cerises dénoyautés, des grains de raisin noir.

Boisson :
Une infusion de romarin préparée avec une eau minérale riche en magnésium et calcium.

Flocons de sarrasin aux fruits exotiques

Ingrédients par personne :
    Un bol de lait de soja enrichi en calcium
    2 cuillères à soupe de flocons de sarrasin
    1 cuillère à soupe de purée de noisettes sans sucre
    1 nèfle, 1/4 de banane, un morceau de papaye, 1/4 de
    pamplemousse, un morceau de pulpe de mangue, une
    petite tranche d'ananas frais.

Préparation (10 minutes) :
    Laisser tremper les flocons dans le lait de soja dans le bol
    couvert, au frais ; cuire à feu doux quelques minutes en
    remuant de temps en temps.
    Confectionner une salade de fruits en débitant les fruits
    en petits morceaux et en arrosant avec le jus du pample-
    mousse pressé et en incorporant les zestes très fins du
    pamplemousse, bien mélanger.
    Incorporer la purée d'oléagineux au moment de servir
    et présenter la salade de fruits en même temps que la
    céréale tiède.

Pour varier les saveurs :
    À la place de cette salade de fruits : salade de fruits
    rouges (cerise, cassis, myrtilles, framboises).

Boisson :
    Une infusion d'hibiscus avec une eau minérale riche en
    magnésium et calcium.

Notes concernant les sauces

Choisir son huile d'assaisonnement : au moins les premiers dix-huit mois, utiliser une huile très dosée en oméga 3 (Oméga Force Trois[1]) à raison de deux cuillerées à soupe par personne ; ensuite, soit réduire la dose, soit alterner son usage avec une huile de colza (idéalement biologique, de première pression et en bouteille de verre). Ces huiles ne doivent jamais être cuites. Il est préférable de les conserver au réfrigérateur.

Sauce soja aux noix

Ingrédients :
  Noix concassées
  Huile de colza ou Oméga Force Trois
  Crème de soja
  Oignons rouges

---

1. Cette huile bio trois fois plus dosée que l'huile de colza est recommandée au moins les dix-huit premiers mois pour corriger les déséquilibres en apport d'acides gras. Sites de distribution sur www.lanuthérapie.com, cliquer dans le bandeau horizontal sur « Produits ».

Moutarde
1 cuillère à café de jus de citron, vinaigre balsamique, jus d'orange, jus d'ananas ou jus de fruit de la passion

Sauce soja tapenade

Ingrédients :
   Soja cuisine
   Tapenade
   Huile Oméga Force Trois ou de colza
   Oignons émincés
   Baies roses

Sauce à l'ail

Ingrédients :
   Rhubarbe
   Huile d'olive
   Huile de sésame
   Persil
   Ail frais
   Crème de soja
   Tamari

Pour gagner du temps

Voici quelques astuces :
  • les *oignons* peuvent être préparés pour plusieurs jours. Ils sont débités en rondelles fines à l'aide d'un éminceur électrique (5 minutes pour la quantité nécessaire pour la semaine), conservés au réfrigérateur dans

un récipient en verre fermé, dans l'huile de colza ou d'olive (uniquement dans l'huile d'olive s'il est nécessaire de les cuire) ;

- les *aromates* peuvent être également préparés à l'avance, toujours placés dans un récipient couvert, au réfrigérateur : exemple basilic, origan, persil, sauge, estragon, coriandre... on les trouve aussi tout préparés, surgelés ;

- l'*ail* et le *gingembre* pulvérisés à l'aide d'un robot ménager peuvent se garder plusieurs jours, dans l'huile, dans un récipient bien hermétique, au réfrigérateur ;

- les *fruits* et les *légumes frais* peuvent être remplacés par des formes pré-épluchées, en salades, en surgelés prêts à l'emploi ;

- les *lentilles* ou autres *légumineuses* (par exemple, petits pois, haricots rouges azuki) peuvent se trouver dans d'excellentes conserves en bocaux de verre ;

- toutes les *céréales* (riz, quinoa...) peuvent se cuire la veille et se gardent dans leur récipient de cuisson, au frais, à couvert. On les trouve en flocons, en semoules (sarrasin, quinoa...), précuits (il reste à les mettre quelques minutes dans le lait de soja ou de riz ou d'amandes chauffé). On trouve aussi des flocons de châtaignes et de soja ;

- les *poissons*, achetés en filets ou congelés, peuvent être marinés la veille et conservés au réfrigérateur dans un récipient couvert pendant deux jours ;

- les *tartares de poisson* se hachent très rapidement à l'aide d'un petit robot électrique. Le robot peut être utilisé pour mixer les *sardines* en crème à tartiner;

- les *volailles prédécoupées* se trouvent dans les rayons frais biologiques ou en surgelés.

Lorsqu'on n'a vraiment pas le temps

Des plats, sauces, desserts, etc. tout prêts :
- des galettes de *tofu frais* cuisinées : on en trouve de plusieurs saveurs différentes;

- des roulades de *tofu frais* cuisinées : elles sont accommodées de différentes manières;

- du *tofu soyeux*, tofu à texture très onctueuse et au goût très délicat, à déguster dans des recettes salées ou sucrées, à incorporer dans les soupes, sauces...

- des *salades mixtes*, certaines enrichies de graines germées ou d'algues, à assaisonner avec une vinaigrette à la crème de soja;

- des *soupes* en bouteille de verre et en sachet dans les boutiques diététiques;

- des *légumes nature* ou *cuisinés* en conserve ou en surgelés biologiques;

- des *céréales* déjà cuites, en boîtes, en bocaux, seules, en salades, en plats complets;

- des *salades prêtes* à être dégustées;

- des *plats cuisinés*, avec ou sans viande, en conserve ou en surgelés biologiques;

- des *poissons* : boîtes de sardines ou maquereaux à l'huile d'olive, de harengs, de saumon et de thon germon, de foie de morue (non fumé) ;

- des *sauces*, en bocaux de verre et en sachets, prêtes à l'emploi, du *ketchup* bio ;

- du *miso cube* végétal ou au curry pour aromatiser et saler les plats ;

- des *purées de fruits*, des compotes de fruits, des desserts de fruits, des tutti frutti, des purées de marrons en conserve ;

- nombre de fruits et légumes se trouvent en *jus frais* ou en *conserve* dans les boutiques diététiques ou les rayons bio des grandes surfaces ; les *smoothies* sont en vente via Internet en attendant qu'ils arrivent dans les boutiques ;

- des *fruits* en surgelés biologiques ;

- des *fruits secs* : amandes, noix, noisettes, noix de cajou, noix du Brésil..., pruneaux, raisins secs, abricots secs... individuels ou en mélanges prêts à être consommés ;

- des *purées d'oléagineux* bio : amandes, noisettes, noix de cajou... à tartiner ;

- des *galettes* de riz, riz-maïs...

Produits Okinawa
et compléments alimentaires

Les produits Okinawa

Comment s'assurer un apport en omega 3 à la fois naturel, agréable et pratique? Comment bénéficier des anti-oxydants les plus puissants en un geste raffiné et source de plaisir? Comment lutter contre le problème du surpoids de manière durable, sans le fameux « effet yo-yo » que connaissent si bien les personnes qui enchaînent les « régimes » ou autres cures minceur express?

Ce programme n'aurait pas été complet sans la sélection et la mise au point d'aliments et de compléments destinés à répondre à ces questions cruciales. Vendus en pharmacies, parapharmacies et magasins bio sous le nom de marque Okinawa, ils font l'objet de démonstrations et de dégustations dans le cadre de journées decouverte.

Huiles Oméga Force Trois

Ces huiles fabriquées par un des maîtres huiliers bio les plus réputés de France sont trois fois plus riches en omega 3 que l'huile de colza largement consommée à Okinawa. Obtenues par pression à froid de graines de cameline bio, une plante cousine du lin, elles sont équilibrées par adjonction d'huile de colza ou d'olive. L'huile Oméga Force Trois, déjà disponible en magasins bio, se trouve désormais en pharmacie. Elle bénéficie d'un format compact de 250 ml pour une meilleure préservation des oméga 3 après ouverture et se loge ainsi plus facilement dans le frigo, lieu de conservation privilégié pour ce type de produit. Le conditionnement en bouteille de verre teinté protège les oméga 3 de la lumière et évite la présence des polluants que l'on retrouve parfois dans les huiles en contact prolongé avec le plastique.

L'huile Oméga Force Trois est disponible en deux formules : Cameline-Colza pour une note légèrement noisetée et Cameline-Olive pour une saveur plus méditerranéenne.

La consommation optimale pour permettre un rééquilibrage des acides gras oméga 3 est de 1 à 2 cuillères à soupe par jour. Idéale pour l'assaisonnement, il est bien sûr déconseillé de la cuire.

Le the vert Matcha

Un thé vert Matcha bio importé du Japon, accompagné de son fouet à thé vert, est également disponible pour la première fois en pharmacie, consacrant ainsi son statut d'aliment santé. Il se trouve également au rayon compléments alimentaires des magasins bio.

Le thé vert Matcha, utilisé au Japon dans la cérémonie du thé, est considéré comme l'un des plus raffinés. Objet d'un culte similaire à celui voué aux grands crus de

Bordeaux dans nos contrées, il a été longtemps considéré comme un véritable médicament par les samouraïs. On sait aujourd'hui grâce à nos moyens de mesure très précis qu'il est un des nutriments les plus riches en antioxydants au monde. Sa concentration en EGCG (epigallocatechine galate) est par exemple 137 fois supérieure à celle du thé vert classique consommé en infusion. Cela s'explique par la façon même dont il se consomme : ce thé vert possède la particularité d'être issu du broyage extrêmement fin des feuilles de thé. La poudre d'un vert émeraude profond qui en résulte est destinée à être diluée et battue dans l'eau chaude à l'aide du fouet à thé vert (*chazen*) spécialement conçu à cet usage. (Ce rituel est poussé à des niveaux de raffinement très élevés dans le cadre de la cérémonie du thé.) On absorbe ainsi cent pour cent de la feuille de thé, contrairement à l'infusion qui laisse la majeure partie des nutriments dans la feuille et non dans l'eau.

Conditionné en boîte métallique de 30g, le thé vert Matcha Okinawa est préservé de l'oxydation et de la lumière. La consommation quotidienne d'un à deux bols de thé vert Matcha par jour permet un apport en antioxydants très puissants tout en profitant d'un moment d'un grand raffinement.

Pour en savoir plus sur les Produits Okinawa, sur le site www.lanutritherapie.com, cliquez dans le bandeau horizontal sur « Produits ».

Les compléments alimentaires

Comme leur nom de « compléments » l'indique, ils ne sont pas destinés à remplacer les bons choix alimentaires et de mode de vie, mais à amener ce que, techniquement, l'alimentation ne suffit pas à apporter en quantités suffisantes ou optimales, ou pour obtenir un véritable effet « médicament ». Ces effets pharmacologiques sont recherchés, par exemple, pour ralentir les phénomènes du vieillissement, prévenir des maladies dégénératives liées à l'âge des complexes antioxydants, réduire les troubles de la ménopause ou les risques de cancers du sein et de la prostate (c'est un des intérêts des phyto-œstrogènes de soja)...

On distingue :

– les *compléments nutritionnels*, destinés à apporter ce que l'alimentation n'apporte pas suffisamment ;

– les *compléments de soutien* dans des situations particulières (comme la grossesse, la croissance, le sport, des examens ou une circonstance prenante, un niveau de stress élevé, un environnement pollué, etc.) ;

– les *compléments de correction* de déficit ou de protection contre une surcharge, en fer par exemple (après diagnostic par l'examen clinique, le bilan alimentaire et les analyses biologiques) ;

– les *compléments d'intervention active*, par exemple contre les troubles de la ménopause, ou pour la prévention des maladies.

Les compléments nutritionnels

À chaque âge, de la naissance à la fin de vie, des complexes minéro-vitaminiques auxquels sont parfois associés d'autres nutriments sont indiqués pour pallier les limites techniques de l'alimentation.

La vitamine D devrait être donnée tous les hivers, non seulement aux petits enfants, mais aussi aux adolescents, aux femmes à partir de l'âge de trente-cinq, quarante ans, et aux hommes à partir de cinquante ans. Elle est nécessaire non seulement pour l'absorption du calcium, mais aussi pour les défenses immunitaires. Elle contribue à réduire les risques de certains cancers (sein, prostate en particulier).

Prendre de 800 UI chez le petit enfant à 1600-2000 UI de vitamine D chez l'adolescent et l'adulte, d'octobre à mars, tous les jours. On peut simplifier les prises en prenant sept fois cette dose une fois par semaine (les doses plus importantes données en une seule fois pour un trimestre sont moins recommandables).

La vitamine D étant une des rares vitamines à pouvoir donner des effets dangereux (calcification des tissus en cas d'excès), elle doit être prescrite par un médecin. Elle est liposoluble et requiert donc des graisses au même repas pour être bien absorbée.

En France : Dédrogyl, de 4 à 10 gouttes par jour.

Un complexe minéro-vitaminique :

– sans fer, ni cuivre, ni manganèse,
– avec des minéraux biodisponibles (bien assimilables),
– avec de la vitamine E naturelle,
– avec du bêta-carotène à la place de la vitamine A,
– avec formulation et doses adaptées à chaque catégorie,

est indiqué pour apporter ce que l'alimentation n'apporte pas en quantités suffisantes ou optimales.

En France, Belgique, Suisse : Bioptimum Junior, Bioptimum Homme, Bioptimum Femme, Bioptimum Grossesse, Bioptimum Senior, 2 à 4 comprimés par jour.

En dehors des prises de vitamine D qui peuvent se limiter à la période automne-hiver, les compléments généralistes minéro-vitaminiques sont à prendre continûment, afin de garantir les apports journaliers recommandés.

Les compléments de soutien

Le nutriment qui est le plus fréquemment et le plus intensément manquant dans nos populations, supplémentées en stress de tous ordres, est le magnésium.

Le manque de magnésium est la première cause de fatigue, de troubles musculo-squelettiques (maux de dos, tensions dans le cou, bruxisme, maux de tête...), de troubles digestifs (ballonnements, pesanteurs gastriques, tensions vésiculaires, constipation...), de troubles cardiovasculaires bénins (extrasystoles, palpitations, hypertension labile, acouphènes...), d'anxiété, etc. Il aggrave nombre de pathologies allergiques, inflammatoires, gynécologiques comme le syndrome prémenstruel et la dysménorrhée, les perturbations liées à la ménopause, les risques de comportements autodestructeurs (excès de calories, d'alcool, de tabac, conduite dangereuse sur la route et... dans la vie). On aimerait bien, dans ces conditions, que l'on rajoute tout simplement du magnésium dans l'eau du robinet ! Mais en attendant une telle mesure qui n'est pas du tout envisagée, nous avons tous intérêt à nous protéger par une complémentation intelligente des pertes énergétiques et des dégâts liés au stress.

Le magnésium doit être liposoluble pour ne pas être laxatif, et associé à des rétenteurs comme la taurine et à des antioxydants pour ne pas ressortir des cellules sous l'effet des tensions. Enfin, le complexe doit contenir de la vitamine B6 pour permettre une bonne synthèse des neurotransmetteurs calmants comme la sérotonine et le Gaba.

En France, en Suisse : D Stress ou Bioptimum Stress, 2 à 4 comprimés trois fois par jour.

En Belgique : Bioptimum Stress ou D Stress, 2 à 4 comprimés trois fois par jour, ou Magdyn, 1 sachet matin et soir.

Après une phase d'attaque intense : de 9 à parfois 15 comprimés par jour, qui peut durer de 1 à 3 mois pour resaturer l'organisme en magnésium, on cherche la dose d'entretien en diminuant les prises d'un comprimé par jour. Lorsque les problèmes reviennent, il faut remonter d'un ou deux comprimés. Le besoin en magnésium étant proportionnel au stress, il peut être plus faible en vacances ou si les circonstances s'améliorent... et il est indiqué de remonter brièvement aux doses d'attaque en anticipation d'une circonstance difficile pour ne pas retomber dans le « cercle vicieux » du stress.

En cas de tension pulsionnelle élevée : impatience, intolérance aux frustrations, attirance pour le sucré, la nourriture comme « relaxant », l'alcool, le tabac, impulsivité, difficultés d'endormissement, etc., il est nécessaire de demander à un médecin nutrithérapeute de rajouter une cure de vitamines B plus dosées pendant un mois (en France, B Chabre, 1 comprimé par jour + Speciafoldine, 1 comprimé par jour) et une préparation contenant : Carbonate de Lithium 120 à 180 mg, à prendre le soir (contre-indications : grossesse, allaitement, HIV).

En cas de baisse de régime : difficulté à se lever le matin, baisse de combativité, difficultés de concentration, tendance à la déprime ou de sur-sollicitation des neurones (examens, travail intense, compétition sportive...), le médecin nutrithérapeute prescrira :

En France : une préparation de L-Tyrosine 300 mg, vingt minutes avant le petit déjeuner ; en Belgique et en Suisse : Bioptimum Mémoire, 2 comprimés vingt minutes avant le petit déjeuner (contre-indications : grossesse, allaitement, psychose ; précautions d'emploi : arythmie cardiaque, prise d'IMAO).

Chaque fois que possible, la prise de L-Tyrosine viendra après une bonne semaine de complémentation intense en magnésium.

En cas de tabagisme, d'antécédents importants de tabagisme, d'exposition à des toxiques ou à des polluants, d'infections, d'inflammation... : prendre un complexe antioxydant « classique » contenant vitamine E naturelle, vitamine C, bêta-carotène, lycopène, sélénium.

En France, en Belgique et en Suisse : Antiox 200, 1 à 4 capsules par jour, ou Aodyn, 1 à 3 sachets par jour.

En cas d'excès de fer, de lésions des tissus conjonctifs (veines, tendons, articulations...), d'inflammation, de facteurs de risques cardiovasculaires : il est indiqué d'ajouter au complexe « classique » un complexe de flavonoïdes.

En France, en Belgique et en Suisse : Antiox F4, 2 à 4 comprimés par jour, ou Flavodyn, 1 à 2 sachets par jour.

Les complémentations de soutien durent le temps que durent les circonstances qui les motivent.

Les compléments de correction

Suite à une démarche diagnostique incluant les plaintes actuelles, les antécédents personnels et familiaux, l'examen clinique, un bilan alimentaire et si nécessaire des analyses biologiques, et permettant d'identifier les carences, déficits, et surcharges, le médecin nutrithérapeute prescrira les conseils alimentaires, les mesures générales et les compléments adaptés à une cure correctrice.

Les complémentations de correction durent le temps nécessaire pour compenser les déséquilibres. Cela peut aller d'un mois pour les vitamines B ou la L-tyrosine à plusieurs mois pour le magnésium, le zinc ou les antioxydants et à plusieurs années si l'os manque de trame osseuse ou de calcium, ou si (ce qui est le cas presque chez tous) la composition en graisses des lipides circulant dans le sang, des membranes des cellules et du tissu adipeux n'est pas la bonne (en général, trop de graisses saturées et d'oméga 6, et pas assez de mono-insaturés et d'oméga 3). Dans ce dernier cas, la baisse de consommation des produits riches en graisses saturées et oméga 6 et la consommation régulière de poissons gras, de soja, de végétaux et une huile fortement dosée en oméga 3 comme Oméga Force Trois peuvent suffire.

Les compléments d'intervention active

Étant touchés tous les jours par des polluants venant de l'air que l'on respire, de l'eau que l'on boit, des aliments que l'on mange, de nombre de molécules qui viennent directement à notre contact (vêtements, cosmétiques...) et surtout « irradiés » de l'intérieur par les radicaux libres, déchets inévitables de la combustion des calories pour produire de l'énergie, nous avons intérêt, si nous voulons ralentir l'usure liée à l'âge et les risques de maladies dégénératives, à compléter les mesures nutritionnelles et non nutritionnelles du Programme et la prise des compléments nutritionnels et de soutien (minéro-vitaminiques, vitamine D et magnésium) par une prise continue de compléments antioxydants :

- de 10 à 15 ans :   Antiox 200, 1 capsule 1 à 2 fois par semaine ;

- de 15 à 25 ans :   Antiox 200, 1 capsule 1 jour sur 2 ;

- de 25 à 35 ans :   Antiox 200, 1 capsule par jour ;

- de 35 à 45 ans :   Antiox 200, 1 capsule par jour ; Antiox F4, 1 comprimé par jour ;

- de 45 à 55 ans :   Antiox 200, 2 capsules par jour ; Antiox F4, 1 comprimé par jour ;

- de 55 à 65 ans :   Antiox 200, 3 capsules par jour ; Antiox F4, 2 comprimés par jour ;

- de 65 à 95 ans :   Antiox 200, 4 capsules par jour ; Antiox F4, 4 comprimés par jour ;

- de 95 à 105 ans :   Antiox 200, 3 capsules par jour ; Antiox F4, 3 comprimés par jour ;

   – au-delà :   Antiox 200, 2 capsules par jour ;
                              Antiox F4, 2 comprimés par jour.

Ces doses sont purement indicatives et ne tiennent pas lieu de prescription. Plusieurs facteurs, comme la vitesse du vieillissement biologique (objectivable par des analyses), l'exposition à des toxiques, la présence de surpoids, d'inflammation, les facteurs de risques cardiovasculaires et de cancers... peuvent amener à prescrire des doses différentes.

Non seulement antioxydants, mais aussi modulateurs hormonaux, les phyto-œstrogènes de soja jouent un rôle complémentaire important contre l'usure du temps, et les risques de cancers du sein et de la prostate. On peut recommander :

   – chez la jeune fille de 13 à 16 ans : Bioptimum Soja, 3 comprimés par jour ;
   – chez la femme de 16 à 35 ans : Bioptimum Soja, 2 comprimés par jour ;
   – chez la femme de 35 à la ménopause : Bioptimum Soja, 3 comprimés par jour ;
   – chez la femme à partir de la ménopause à environ 65 ans : Bioptimum Soja, 4 comprimés par jour ;
   – chez la femme au-delà de 65 ans : Bioptimum Soja, 2 comprimés par jour ;
   – chez l'homme à partir de 25 ans et au-delà : Bioptimum Soja, 2 comprimés par jour.

Les quantités de phyto-œstrogènes sont à moduler en fonction de la quantité de soja alimentaire consommée.

L'administration par un médecin de DHEA ne peut se décider qu'après un dosage sanguin de SDHEA et l'évaluation d'autres paramètres.

L'administration de traitement hormonal substitutif (THS) chez la femme sous forme d'œstro-progestatifs devrait être remplacée systématiquement par un protocole plus naturel, plus efficace et moins dangereux, centré sur les phyto-œstrogènes et la DHEA. Chez l'homme, la DHEA peut ne pas suffire à une restauration suffisante des taux hormonaux optimaux et peut être complétée par des androgènes percutanés après dosages sanguins et vérification de l'état de la prostate.

Ces protocoles hormonaux ne remplacent pas les complémentations nutritionnelles, de soutien et d'intervention, ils agissent en synergie avec eux.

Quelques autres possibilités

Protocoles de protection contre les excès de fer incluant : réduction des viandes, petites saignées (ou don du sang), consommation de thé vert en fin de repas, magnésium, complexes de flavonoïdes...

Protocoles détoxifiants associant antioxydants, magnésium, N-acétyl-cystéine et sulforaphane (extrait de crucifères).

Coenzyme Q10 comme antioxydant complémentaire et soutien énergétique (très utile dans les situations de déclin important ou de menace sur des tissus, mais aussi en prévention).

Acide alpha-lipoïque et N-acétyl-carnitine : cette association antioxydante puissante a été montrée par le Pr Bruce Ames à l'université de Californie, à Berkeley, comme capable d'exercer un remarquable effet protecteur sur le cerveau (d'autres études ont obtenu des résultats similaires avec le jus de myrtilles).

La simple prise d'un complexe de vitamines B a un effet clairement positif à la fois sur les risques cardiovasculaires (homocystéine) et sur les risques de baisse intellectuelle et de démence.

Dans certains cas, des médicaments protecteurs et aux effets secondaires très faibles peuvent trouver leur place dans des protocoles anti-vieillissement : le piracetam, la sélégiline, l'allopurinol.

AVERTISSEMENT : aucun des conseils et informations donnés dans ce livre ne remplace une consultation médicale.

Les hormones, les médicaments, le lithium et certains compléments présentent des contre-indications et ne peuvent être obtenus que sur ordonnance.

Par ailleurs, une démarche diagnostique complète, incluant le recueil des plaintes, des antécédents personnels et familiaux, l'examen clinique, le bilan alimentaire et les analyses biologiques, permet une personnalisation et une adaptation précise des conseils alimentaires, des complémentations et autres mesures.

Parmi les analyses biologiques, on peut citer la possibilité d'objectiver l'importance du stress oxydatif sur les différentes catégories de molécules qui nous composent – le malonedialdéhyde (MDA) pour les lipides, les carbonyls pour les protéines, la 8-oxo-déoxyguanosine (8OHDG) pour les acides nucléiques des gènes –, d'évaluer l'inflammation par la C-Reactive Protein (CRP), l'intensité de la cascade arachidonique donnant les prostaglandines (isoprostanes urinaires), de vérifier le rôle éventuel des produits laitiers et du gluten (peptides urinaires), de mesurer les stress toxiques (glutathion réduit sur glutathion oxydé, tests de détoxification, acides organiques urinaires...) et, bien sûr, de rechercher les déficits ou les surcharges en vitamines et minéraux.

Outils pour aller plus loin
Aides et soutiens

Le site du livre

Sur *www.lanutritherapie.com*, vous trouverez le blog de ce livre qui, depuis avril 2006, présente sous forme de textes, photos et vidéos, des éléments du Programme, des recettes, des informations complémentaires, les résultats d'études récentes, des témoignages, des actualités, des recommandations de livres ou de sites. Pour accéder au blog, cliquez dans le bandeau horizontal sur le mot « Blog ».

Vous trouverez un *bilan* de facteurs longévité-santé tenant compte non seulement de vos habitudes alimentaires, mais de vos rapports à l'alimentation, des expositions au stress et aux toxiques, du niveau d'activité physique... À la fin du questionnaire, un score s'affiche. Quelques mois plus tard, vous pouvez regarder jusqu'à quel point votre score s'est amélioré avec l'aide du livre, du Parcours ou des Pauses... Pour accéder au bilan, cliquez dans le bandeau horizontal sur le mot « Bilan ».

Vous pourrez aussi accéder au *Parcours* en télécoaching, aux *Pauses santé* et au *Programme Minceur Zen Durable* décrits un peu plus loin.

Autres sites

www.lanutrition.fr, site édité par Thierry Souccar, et www.passeportsante.net, site d'une fondation canadienne : les positions de ces deux sites se tecoupent la plupart du temps avec celles de la nutrithérapie.

www.unevieenplus.com : le blog du livre de Joël de Rosnay, Jean-Louis Servan-Schreiber, François de Closets et Dominique Simonnet.

Programmes de mise en route et d'accompagnement :

Les pauses santé

Des programmes de démarrage avec l'assistance de coachs formés par le Dr Curtay sont en développement pour entrer plus facilement dans le Programme Okinawa.

Plusieurs formules sont possibles : des formules à la journée dans des centres urbains, des formules de deux jours soit en « ambulatoire », soit en résidence (ce peut être en ville, à la campagne, à la montagne ou en bord de mer...), des formules plus longues.

Les programmes de familiarisation sont élaborés pour apprivoiser les conseils alimentaires essentiels, les outils de base pour augmenter son activité physique quotidienne, les techniques fondamentales de la respiration complète, de la gestion du stress, les moments pour soi et l'enchaînement Recharge-Décharge, les techniques de reprise de la liberté de choix face à l'assiette... Les programmes d'approfondissement sont destinés à intégrer ces outils de mieux-être dans les différentes situations de la vie quotidienne : au lit, au lever, dans la salle de bains, à table, chez soi, dans les transports, debout, assis, au travail, en vacances... et à leur donner leur efficacité optimale. Les programmes de perfectionnement permettent d'aller plus loin non seulement dans les domaines de l'alimentation et de l'activité physique, mais aussi dans ceux des techniques d'auto-traitement, de développement personnel, d'intensification de ses réseaux de soutien affectif, de réalisation personnelle créative...

Pour en savoir plus sur les centres qui proposent ces formules, rendez vous sur le site du livre *www. lanutritherapie.com* et cliquez dans le bandeau horizontal sur les mots « Pause Santé ».

Le Parcours Okinawa

Retrouvez chaque matin, 5 jours par semaine pendant 9 mois, le Dr Curtang sur Internet. Via une vidéoconférence de 5 à 10 minutes, et une proposition d' « avancée du jour », il vous accompagnera à travers le Programme Okinawa. Après la lecture du livre, comment se l'approprier au quotidien, petites touches par petites touches ? Par quoi commencer ? Toute une progression vous est proposée grâce à une collaboration avec des spécialistes du coaching.

Il s'agit, dans une première phase, de se familiariser avec le Programme, les conseils alimentaires, les nouveaux rapports aux aliments fondés sur les « onze clés », la place des compléments alimentaires, les outils anti-stress nutritionnels et non nutritionnels, en particulier la respiration complète, la méditation, la visualisation, l'enchaînement Recharge-Décharge, les outils d'autotraitement, les différentes mouvements et activités physiques, essentiels pour mieux vivre.

Dans une deuxième phase, les éléments avec lesquels vous vous êtes familiarisé sont repris afin qu'ils s'intègrent progressivement dans le quotidien, en douceur, et atteignent l'intensité et le rythme qui leur donnent toute leur puissance et efficacité. Les techniques d'endorphinisation des nouvelles habitudes vous donnent le moyen de mener auprès de vous-même une sorte de « campagne publicitaire » afin de trouver le plus vite possible le maximum de plaisir dans l'adoption des éléments du Programme, jusqu'à présent peu familiers. En progressant, les éléments se combinent entre eux afin de devenir de plus en plus automatiques et de prendre le minimum de temps.

Dans une troisième phase, le Parcours propose d'aller plus loin, grâce à de nouveaux éléments nutritionnels et non nutritionnels, incluant des outils de développement personnel, de communication, d'affirmation de soi, de réalisation créative de soi, etc.

Le site développera progressivement des possibilités de donner son témoignage, d'échanger avec les autres participants, de poser des questions et de créer des mini-sites pour répondre à des sujets particuliers.

Pour en savoir plus sur le Parcours Okinawa, consultez gratuitement les 10 premières journées sur *www.lanutritherapie.com/nutrition*. Entrez dans « identifiant » le mot « okinawa » et comme mot de passe « demo ».

Si vous souhaitez suivre le Parcours, revenez sur l'accueil du site de *www.lanutritherapie.com* et cliquez dans le bandeau horizontal sur « Parcours ».

Le Système Minceur Zen Durable

Plus particulièrement centré sur le surpoids, le Système Minceur Zen Durable intègre un programme d'intégration des conseils alimentaires qui rendent le surpoids quasiment inexistant chez les anciens d'Okinawa avec des menus conçus par le Dr Rose Razafimbelo, des formules de compléments alimentaires de pointe, conçues par le Dr Curtay à partir des études les plus récentes. Ces formules, une du matin, une du soir, agissent sur la maîtrise des pulsions, la dynamisation du métabolisme et la reconstruction de la masse musculaire grâce à la combinaison de 19 ingrédients: acides aminés, vitamines, minéraux et extrait de thé. Leur prise est complétée et relayée après une cure « d'attaque » qui dure de 2 à 4 semaines et une cure moins intense de consolidation, par l'utilisation d'un thé Matcha de qualité exceptionnelle, très riche en polyphénols et de l'huile Oméga Force Trois, contenant trois fois plus d'acides gras oméga 3 que l'huile de colza.

Pour en savoir plus sur le Système Minceur Zen Durable, comment y accéder ainsi qu'aux lieux de distribution des compléments, du thé et de l'huile Oméga Force Trois, rendez vous sur le site du livre *www.lanutritherapie.com* et cliquez sur « Minceur Zen ».

Espace de bien-être :

Kiria : première grande surface bien-être: massages sur place, livres, conférences, achats d'accessoires divers, articles de sport, voyages.

108, bd Saint-Germain
75006 Paris
08 26 46 00 06
www.kiria.com (achats en ligne)

Articles bien-être magasins Nature et Découvertes:
www.natureetdecouvertes.com

Outils pour en savoir plus

Longévité-Santé

Livres:

Michel Allard, *À la recherche du secret des centenaires,* Le Cherche Midi, 2005.

Michel Allard, Victor Lèbre, Jean-Marie Robine, *Les 120 ans de Jeanne Calment, doyenne de l'humanité,* Le Cherche Midi, 2005.

Michel Allard, Armelle Thibert-Daguet, *Longévité, mode d'emploi,* Le Cherche Midi, 1999.

Jean-Paul Curtay, Thierry Souccar, *Le Programme de Longue Vie,* Le Seuil, 1999.

Ladislas Robert, *Le Vieillissement: faits et théories,* Flammarion, 1994.

Ladislas Robert, *Les Horloges biologiques,* Flammarion, 1997.

Joël de Rosnay, Jean-Louis Servan-Schreiber, François de Closets, Dominique Simonnet, *Une vie en plus: la longévité pour quoi faire?,* Le Seuil, 2005.

Gabriel Simonoff, *Jeanne Calment, la passion de vivre*, Le Rocher, 1995.

Paola Timiras, *Stress, adaptation, longévité*, Economica, 2004.

Roy Walford, *Un régime de Longue Vie*, Robert Laffont, 1987.

Nutrithérapie

Livres :

Richard Béliveau, Denis Gingras, *Les Aliments contre le cancer*, Solar, 2006.

Michel Brack, *La Révolution des antioxydants*, Albin Michel, 2006.

Jean-Paul Curtay, Rose Razafimbelo, *Le Guide familial des aliments soigneurs*, Albin Michel, 2005.

Jean-Paul Curtay, *La Nutrithérapie, bases scientifiques et pratique médicale*, éditions Testez, 2006.

Michel DE Lorgeril, Patricia SALEN, *Le Pouvoir des oméga 3*, Alpen, 2005.

Thierry Souccar, Jean-Paul Curtay, *Le Nouveau Guide des vitamines*, Le Seuil, 1999.

Formation pour les médecins :

En France: Séminaire de nutrithérapie, Adevi (04 67 66 41 00), *adevi@wanadoo.fr.*

Aliments

Livres (infos):

Rose RAZAFIMBELO, *La Nutrithérapie, une nouvelle façon de se nourrir*, Josette Lyon, 2005.

Christian RÉMÉSY, *Alimentation et santé*, Flammarion, 2002.

Christian RÉMÉSY, *Les Bonnes Calories*, Flammarion, 2002.

Serge RENAUD, *Le Régime santé*, Odile Jacob, 2004.

Walter WILLETT, *Manger, boire et vivre en bonne santé*, éditions de l'Homme, 2005.

Livres (recettes) :

Série « Maraboutchef » :

Tofu, soja et compagnie, Marabout, 2006.

Sushis et compagnie, Marabout, 2006.

Poissons et crustacés faciles, Marabout, 2006.

Recettes végétariennes, Marabout, 2006.

Recettes détox, Marabout, 2006.

Cuisine au work, Marabout, 2006.

Kimiko BARBER, *Sushi, préparations et recettes*, Hachette.

Anne-Catherine BLEY, *Soupes du jour*, Marabout, 2003.

Louis-Albert DE BROGLIE et Dominique GUÉROULT, *Tomates d'hier et d'anjourd'hui*, Hoëbeke, 2005.

Diane DE BROUWER, *Croquez la vie*, Soliflor, 2006.

Gilles CHOUKROUN, *Cuisine en liberté*, Solar, 2006.

Valérie et Emmanuel CUPILLARD, *Légumes bio, mode d'emploi*, La Plage, 2006 (voir toute une série de livres de Valérie Cupillard *sur www.biogourmand.com*).

Jean Paul CURTAY et Thierry SOUCCAR, *Le Programme de Longue Vie*, Le Seuil, 1999.

Carole DOUGOUD CHAVANNES, *Algues, légumes de la mer*, La Plage, 2002.

Brigitte FICHAUX, *Cuisine et santé*, éditions GabriAndre, 2002.

France GUILLAIN, *Manger bio, c'est pas cher*, Jouvence, 2005.

Emi KAZUKO, Yasuko FUKUOKA, *La Cuisine japonaise*, Manise, 2002.

Leslie et Susannah KENTON, *L'Énergie du cru*, Jouvence, 2003.

Cyril LIGNAC, *Purées pour les grands*, Hachette, 2007.

Héloïse MARTEL, *Le Petit Livre des tartares et carpaccios*, First, 2004.

Lyndsay et Patrick MIKANOWSKI, *Cru*, Flammarion, 2004.

Stella MURPHY, *Smoothies!*, De Vecchi, 2006.

Juliette PROUYAT-LECLERE, Inès BIRLOUEZ-ARAGON, *Cuisson et santé*, Alpen, 2006.

Pour le plaisir de recevoir – Le Japon, Romain Pagès, 2005.

Soupes et gaspachos, Hachette, 2006.

Petits Plats vapeur, Marabout, *2006*.

Soupes, « Les mini-cuisine », Marabout, 2006.

La Cuisine au wok, Dormonval, 2006.

Plats cuisinés, desserts, pains et pizzas sans gluten, sans lait (DVD), Stelior (elke@sansgluten.org).

La Cuisine méditerranéenne, éditions Atlas, 1999.

La Cuisine légère, éditions Atlas, 2004.

Les Salades, éditions Atlas, 2005.
Par ici la bonne soupe, Hachette, 2006.

Sites (infos) :

www.jeanpaulcurtay.typepad.com/okinawa
www.lanutrition.fr
PNNS : *www.sante.gouv.fr*
INPES : *www.inpes.sante.fr*
Observatoire de la santé du Hainaut : *www.hainaut.*
belsante/observatoiresante/
En Guadeloupe : Comité guadeloupéen d'éducation pour
la santé (COGES), email : *cgpes@wanadoo.fr*
Au Canada : *www.santepub-mtl.qc.ca/Nutrition/fruitle-*
gume/pourquio.html
En Suisse : *www.swisscancer.ch*
FNAB (Fédération nationale d'agriculture biologique)
www.fnab.org

Sites (recettes) :

www.biogourmand.com
http://chefsimon.com
http://nutritherapie.site.voila.fr
http://saveursdumonde.net
www.allergoora.com (pour les intolérances alimentaires)

Ou trouver les produits ?

On trouve de nombreux produits dans les épiceries
japonaises ou asiatiques, les grands marchés asiatiques

(Tang Frères...), les épiceries fines, les rayons de grands magasins (Lafayette Gourmet, L'Épicerie du Monde au Bon Marché...), les boutiques et les marchés bio, directement chez les producteurs, sur place ou par correspondance, par Internet...

www.jipango.com : quelques adresses d'épiceries japonaises, coréennes, chinoises sur Paris, la région parisienne et la province, et quelques poissonneries à Paris.

Lafayette Gourmet (Paris, Toulouse...).
Épicerie du Monde, au Bon Marché (Paris).
Fédération des producteurs bio : *www.lesensdenosvies.org*

Danival, gamme de produits japonais, nombreux autres produits et plats préparés bio : *infos@danival.fr* (47170 Andiran).
Biocoop : *www.biocoop.fr*
Naturalia : *www.naturalia.fr/magasins*

Bonneterre : *www.bonneterre.fr/magasin*
Les Nouveaux Robinson : *www.nouveauxrobinson.fr* : (adresses de marchés et restaurants biologiques).

Le panier fermier : *www.panierfermier.fr* : livraison à domicile de produits biologiques venant directement des producteurs (volailles, légumes, fruits, pain, épicerie...).
www.paysans.fr

Auchan, rayons biologiques : *www.auchan.fr*

Carrefour, rayons biologiques : *www.ooshop.com*

Monoprix, rayons biologiques : *www.monoprix.fr*

Delhaize (Belgique), rayons biologiques : *www.planeteachat.com*

Natoora : *www.natoora.fr* : vente en direct d'une grande variété de produits bio.

Vente directe par les producteurs :
Le panier fermier : *www.panierfermier.fr/* : livraison à domicile de produits biologiques (volailles, légumes, fruits, pain, épicerie...).
Association de consommateurs achetant directement aux agriculteurs : *http://alliancepec.free.fr/ Webamap*
Le haut du panier : *www.lehautdupanier.com* : site de Joël Thiébault qui propose des légumes d'exception livrés à domicile, des recettes pour accommoder ses produits.
Alimenthus : *www.ohlegumesoublies.com* : site de découverte des légumes oubliés biologiques avec vente de conserves de légumes, de soupes, de condiments, d'apéritifs toujours à base de légumes anciens, des graines, des semences et des livres de recettes originales.
Association pour le développement de l'agriculture bio en région Rhône-Alpes : *www.adabio.com* (plaquettes « Les bonnes adresses bio »).

Producteurs respectant la charte du commerce équitable :

Solidar'Monde : 86, bd Berthie-Albrecht, 94400 Vitry-sur-Seine, *www.solidarmonde.fr*

Artisans du monde : *www.artisansdumonde.org/ boutiques-commerce-equitable*
Oxfam, magasins du monde : *www.madeindignity.be/ Public*

Thé et infusions :
De très nombreuses boutiques spécialisées se sont développées dans chaque grande ville.

www.vert-tiges.com : sélection de thé vert, noir, oolong, et tisanes de différents pays.
Les thés de la Pagode Fimex : sélection de thé vert en particulier « morri jasmine tea »
10, rue de Perche
75003 Paris
Tél : 01 48 04 54 07
Fax : 01 42 71 83 84

Les thés de chez Nina's
29, rue Casanova
75001 Paris
www.ninastea.com

Les thés biologiques des Jardins de Gaïa
BP 14

67820 Wittisheim
www.jardinsdegaia.com

Thé vert Matcha :

Le thé vert Matcha, associé à son mode de préparation avec le fouet *chazen*, permet d'obtenir les concentrations les plus élevées enregistrées en polyphénols antioxydants.

Sites de distribution sur *www.lanutritherapie.com* ; cliquer dans le bandeau horizontal sur « Produits ».

Andines
6, rue Arnold-Géraux
93450 L'Ile-Saint-Denis
01 48 20 48 60
www.andines.com

Les infusions « les 2 marmottes »
74890 Bons-en-Chablais
no indigo : 0 820 000 179
les2marmottes@wanadoo.fr

Tisanes Demeter
Gamme « Saveurs de l'Inde », mélangeant plantes et épices
Terre d'Arômes
www.indiatime.com
www.sagessedumonde.com

Huiles :

Huile Oméga Force Trois (Okinawa), une huile bio qui contient 33 % d'acides gras omega 3 (deux versions

pour le moment : colza-cameline et olive-cameline).
Uniquement pour l'assaisonnement.

Distribué en pharmacie, parapharmacie et boutique bio :
liste des sites de distribution sur *www.lanutritherapie.com*
en cliquant dans le bandeau horizontal sur « Produits ».

Pour cuire : huiles d'olive (bio, vierge, en bouteilles de
verre).

Poissons et fruits de mer :

www.provaqua.com/bio
www.saumonbio.com
www.saveursdumonde.net
www.natoora.fr

Conserves dans les boutiques bio, épiceries fines, grandes
surfaces, de sardines, maquereaux, harengs, saumon,
thon germon...
Conserves de sardines, lisettes (petits maquereaux) à l'huile
d'olive, Mouettes d'Arvor : *www.britanny-shops.com*
Conserves de sardines entières à l'huile d'olive, d'argent
millésimées (conserves d'exception), Belles de Douarnenez
à l'huile d'olive et citron, label rouge à l'huile d'olive, sans
sel ajouté à l'huile d'olive et citron, de saumon à l'huile
d'olive et citron ou nature, de maquereaux au muscadet
et aromates. Connétable : *www.connetable.com*

Les Arts dînent à l'huile à Douarnenez :
www.lesartsdinent.com

Le musée de la Pêche à Concarneau distribue des sardines d'exception (02 98 97 10 20).

Conserves de foie de morue non fumée de Bardo : *www.bio-alimentation.com/foie-de-morue-de-bardo-0.htm*

Rillettes de maquereau à la salicorne : *www.saumon-bio.com*

Viandes, volailles et œufs :

Rayons frais, en boutiques diététiques et en surgelés.

Filière Bleu Blanc Cœur : viandes de bêtes nourries avec des produits riches en oméga 3 : *www.bleu-blanc-cœur.com/prodviande*

Achat volailles : *www.goutetnature.fr*

Œufs riches en oméga 3 : œufs Columbus, de manière irrégulière chez Auchan, Carrefour... Renseignements : *www.belovo.com* et au 0032 061 24 05 40.

Soja :

En boutiques bio, épiceries japonaises et asiatiques, par Internet.

Soy : soja cuisine, boissons, desserts et spécialités au tofu (des galettes : ail et fines herbes, à la provençale, aux champignons, aux olives, aux algues, à la basquaise, chop suey, curry et pavot ; des roulades aux champignons, au sésame et curry, aux épinards et pignons de pain, aux carottes et safran).

Nutrition et soja : Chemin de l'Horte, 31250 Revel;
   www.soy.tm.fr, et en boutiques diététiques.
Soja fermenté au bifidus et acidophilus, boisson au soja
enrichi en calcium : Sojade, BP 93106, 35531 Noyal-sur-
Vilaine cedex, *www.houra.fr*

Les « laits » de riz enrichis en calcium ou d'amandes
peuvent être utilisés en alternative au lait de soja (en
boutiques diététiques). Attention au sucre ajouté dans
les laits de soja, même sous forme de sucre de canne !

Tofu soyeux en boutiques diététiques.

Germes de soja en conserve, lentilles cuisinées aux
légumes et tofu, sauce bolognaise au tofu, bio tamari,
bio tofu, bio miso, miso cube végétal ou au curry, marque
Danival, en boutiques diététiques.

Tofu à tartiner, quatre saveurs disponibles : ail-basilic,
ciboulette-échalote, ail-fines herbes, cumin-oignon-
estragon, marque Le Sojami, en boutiques diététiques.

Eau

Critères de choix généraux d'une eau

MAGNÉSIUM	Supérieur à 80 mg/l
CALCIUM	Supérieur à 300 mg/l
BICARBONATES	Supérieur à 1000 mg/l
SILICIUM	Supérieur à 10 mg/l
FLUOR	Inférieur à 4 mg/l
SODIUM	Inférieur à 200 mg/l sauf hypotension
NITRATES	Taux le plus bas possible

Tableau des principales eaux minérales vendues en France

EAUX MINÉRALES	Calcium	Mg	K +	Sodium	Bicarbonates	CL –	Sulfates	Nitrates	Fluor	Silice	Lithium	Nature
BADOIT	200	100	10,9	171	1 300	65	48,1	5,3	1,5	36,2	0,8	eau magnésienne calcique bicarbonatée
HÉPAR	555	110	4	14	403	11	1 479	2,9	0,4	8,5	0,07	eau calcique et magnésienne
CONTREX	486	84	3,2	9,1	403	8,6	1 187	2,4	0,32	9,1	<0,06	eau calcique et magnésienne
VITTEL	202	36	2	3,8	402	7,2	306	6	0,28	7,8	0,02	eau calcique
DIDIER	137	113	14	131	1 280	24	5			130		eau riche en silice
TALIANS	596	77	2	7	290	8	1 530	0,5	0,35	12	0	eau calcique et magnésienne
SOURCE DU PRINCE NOIR	528	78	3	9	329	9	1 342	0	1,3			eau calcique
ARVIE	170	92	130	650	2 195	387	31	0	0,9	77	0	eau magnésienne et calcique bicarbonatée
SAN PELLEGRINO	206,4	58,4	3	41,5	357	74	549,7	0,7	0,6	6,4	0,17	eau calcique magnésienne
SALVETAT	295	15	3	7	820	3,6	13	0	n.c.	80	n.c.	eau calcique bicarbonatée
ROZANA	301	160	52	493	52	649	230	1				eau calcique magnésienne sodique

Algues :

Dans les boutiques bio, les épiceries, les grandes surfaces, par Internet.

Bord à bord : algues fraîches et tartares d'algues, 02 98 19 33 41, *algues@club-internet*

Aqua-b marinoe : 02 98 82 26 56;
algues.marinoe@wanadoo.fr

Aquacole d'Ouessant : algues fraîches, déshydratées, conserves, 02 98 21 57 50, *www.santemer.com/contact*

Algues cuisinées, aromates, conserves, pâtes à tartiner : *www.algues-de-bretagne.com*

Recettes, pots d'algues, informations diverses : *www.algaia.com*

Algues en feuilles et paillettes déshydratées, recettes, informations diverses : *www.lesalguesgastronomes.fr*

Tartares d'algues et pain aux algues : *www.algue-service.com*

Sauce tomate aux algues chez Danival.

Céréales :

En boutiques bio, dans les épiceries japonaises, aux rayons bio des grandes surfaces, par Internet.

Riz basmati, riz rouge, riz violet, riz semi-complet, riz complet, pâtes de sarrasin (soba), vermicelles de riz, plats cuisinés, flocons de sarrasin, de quinoa, de riz, semoule de riz, lait de riz, craquettes ou galettes de riz, farines... (aussi à base de châtaignes ou de soja).

Quinoa, riz complet déjà cuit, salades au quinoa et légumes, taboulé de quinoa aux petits légumes au citron : marque Danival, en boutiques diététiques.

Céréales sans gluten :
Pâtes, pain Label Vie : 81450 Le Garric, 05 63 36 36 36, *www.labelviesansgluten.com*

Pâtes japonaises : *www.epiceriedumonde.com* sauf nouilles udon (à base de blé).

Pain teff, en boutiques diététiques, et pain au maïs en boulangerie, ou faire son pain soi-même avec des mélanges de farines de riz, quinoa, soja, maïs ; il existe un mélange panifiable tout prêt à l'emploi France Aglut (Label Vie), en boutiques diététiques.

Tartes et fond de pizza sans gluten Schär : *www.schaer.com* et en boutique bio.

Épices :
Plantes aromatiques, plantes épices, épices, arômes : marques Cook et Herbier de France, en boutiques diététiques.

Informations : *www.arcadie-sa.fr*

Recettes, informations : *www.saveursdumonde.net*

Épices, produits issus du commerce équitable et solidaire : *www.epices.fr*

Fruits et légumes :

En boutiques diététiques, aux rayons biologiques des grandes surfaces, sur les marchés biologiques, sur les marchés asiatiques (Tang Frères...), dans les épiceries fines, aux rayons Lafayette Gourmet, Épicerie du Monde au Bon Marché, directement chez les producteurs, par Internet.

www.natoora.fr
http:// alliancepec.free.fr/Webamap
www.saveol.com
www.paysans.fr
www.tomatesdefrance.com
www.epiceriedumonde.com

Orkos : vente par téléphone au 01 64 60 21 11, Internet : http:// *fr.orkos.com*

Graines et légumes anciens :
La Ferme de Sainte-Marthe :
www.fermedesaintemarthe.com
www.pommiers.com/Pepiniere/graine-et-legume-ancien
www.oxadis.com
www.graines-baumaux.fr
www.biaugerme.com

Oléagineux :

Purées d'amandes, de noisettes, de noix de cajou bio et à la meule de pierre (produits solidaires) : marque Jean Hervé, 36700 Clion, *www.herve-sarl.fr*

Desserts végétaux : crème d'amandes, de noisettes, de riz à la noisette, flan amande-chocolat (Danival).
Pâte noisette à tartiner, chez Artisans du Monde.

Cuisson non agressive :
Le cuiseur vapeur automatique de Magimix : 5, rue Félix-Faure, BP 157, 94305 Vincennes cedex.

Cuisine wok : *http://saveursdumonde.net*

Mastonic : vente d'ustensiles de cuisson vapeur avec un thermomètre sur les couvercles des faitouts et marmites, vente uniquement par revendeurs spécialisés dans la région de Neuchâtel, *www.mastonic.ch/assortiment*

Baumstal : *www.baumstal.com*

Mondial David Vitalité : 1 bis, rue du Benelux, 44333 Nantes, 02 51 89 18 40, *info@omnicuiseur.com*

Compléments alimentaires :
On les trouve en pharmacie, par correspondance ou sur Internet.

Compléments minéro-vitaminiques sans fer ni cuivre : Bioptimum Junior, Bioptimum Homme, Bioptimum Femme, Bioptimum Senior, Bioptimum Grossesse, Bioptimum Mémoire, Bioptimum Stress, Bioptimum Osseux... : laboratoires Boiron en France, en Suisse, aux Caraïbes ; laboratoires Unda en Belgique ; en pharmacie.

Complexes anti-stress magnésium liposoluble et fixateurs : D Stress (Synergia), Bioptimum Stress (Boiron/Unda), Magdyn (Bionutrics / Biodynamics).

Phyto-œstrogènes de soja : Bioptimum Soja (Boiron/ Unda).

Complexes antioxydants classiques (vitamines E et C, bêta-carotène, lycopène, lutéine, sélénium) : Antiox 200 (Synergia), Aodyn (Bionutrics/Biodynamics).

Complexes de flavonoïdes : Antiox F4 (Synergia), Flavodyn (Bionutrics/Biodynamics).

Antioxydants complémentaires et détoxifiants : CoEnzyme Q 10 (en préparation en pharmacie ou Bionutrics/ Biodynamics) ; Resveratrol (Vitamin Research Products, *www.vrp.com*) ; N-Acétyl-cystéine : Exomuc (en pharmacie) ; Sulforaphane Broccomax (Jarrow Formulas), Broccocap (Intensive Nutrition) ; Synergia (*www. synergiashop.com*, et en pharmacie) ; Intensive Nutrition (*www.intensivenutrition.com*). Bionutrics (quai de Rome n° 33/34, 4000 Liège, Belgique, 0032 42 47 61 61 et *www.bionutrics-france.com*).

Lexique des légumes en japonais – français – anglais

Hakusai	はくさい	Chou de Chine	Chinese cabbage
Nanohana	なのはな	Colza	Oil seed rape
Kabu	かぶ	Navet	Turnip
Azuki	あずき	Haricot rouge	Azuki bean
Kuwai	くわい	Sagittaire	Arrowhead
Hyotan	ひょたん	Calebasse	Bottle gourd
Gobou	ごぼう	Bardane, salsifis	Burdok
Chorogi	ちょろぎ	Crosne	Chinese artichoke
Nira	にら	Ail odorant	Chinese chives
Shungiku	しゅんぎく	Chrysanthème japonais	Chrysanthemum green
Ninniku	にんにく	Ail	Garlic
Nenkon	れんこん	Racine de lotus	Lotus root
Hechima	へちま	Luffa	Luffa, smooth
Mitsuba	みつば	Trèfle japonais	Mitsuba
Negi	ねぎ	Oignon	Onion
Shiso	しそ	Pérille, pérille de Nankin	Perilla
Kyuuri	きゅうり	Concombre	Pickling melon
Kabocha	かぼちゃ	Potiron	Pumpkin
Daikon	だいこん	Radis blanc	Radish
Rakkyo	らっきょう	Échalote japonaise	Rakkyo
Daizu	だいず	Soja	Soya bean
Satoimo	さといも	Colocase des anciens	Taro
Yamaimo	やまいも	Igname	Yam

Rapports aux aliments, dépendances

Livres et sites :

Dr Gérard APFELDORFER, *Maigrir, c'est dans la tête*, Odile Jacob, 2004.

Dr Gérard APFELDORFER, *Je mange donc je suis*, Payot, 2002.

Michèle FREUD, *Mincir et se réconcilier avec soi*, Albin Michel, 2003. (Site Internet : *www.michelefreud.com*)

Frédérique DE GRAVELAINE, Pascale SENK, *Se libérer de ses dépendances*, Marabout, 2001.

Howard HALPERN, *Choisir qui on aime – de la dépendance à l'autonomie*, éditions de l'Homme, 2006.

Pia MELLODY, *Vaincre la dépendance*, J'ai Lu, 2004.

Geneen ROTH, *Lorsque manger remplace aimer*, éditions de l'Homme, 2006.

Association française de thérapie comportementale et cognitive : *www.aftcc.org*

Association francophone de formation et de recherche en thérapie comportementale et cognitive : 10, avenue Gantin, 74150 Rumilly ; *www.afforthecc.com*

www.oainfos.org (groupes de partage des « outremangeurs anonymes » : présents en France, Belgique, Suisse et Canada, ils proposent des aides et organisent des réunions, surtout pour les troubles importants du comportement alimentaire).

Activités physiques

Livres :

Jean-Christophe BERLIN, *50 exercices pour rester en forme au bureau*, Flammarion, 2004.

Jean-Christophe BERLIN, *50 exercices contre le stress* : *détente, relaxation, bien-être*, Flammarion, 2003.

Jean-Christophe BERLIN, *50 exercices pour rester jeune*, Flammarion, 2002.

Jean-Christophe BERLIN, *50 exercices pour affiner sa silhouette*, Flammarion, 2000.

Bernadette DE GASQUET, *Gym autour d'une chaise*, Robert Jauze, 2004.

Bernadette DE GASQUET, *Abdominaux, arrêtez le massacre*, Robert Jauze, 2004.

Fréderic PLOTON, *Body coach*, Marabout, 2006.

Lydie RAISIN, *Coach à domicile*, Marabout, 2004.

Joël SAVATOFSKI, *Stretch massage, le plaisir de s'étirer*, Dangles, 2004.

Adresses région parisienne :

Lionel PAILLÈS, *Les Nouvelles Gyms du bien-être*, Parigramme, 2005.

Qi gong, tai-chi, yoga, watsu, massage, techniques d'auto-traitement (shiatsu, do.in, auto-massage...)

Livres :

Sandra ANDERSON, Rolf SOVIK, *Yoga*, éditions de l'Homme, 2002.

Angus CLARK, *Qi Gong*, Evergreen, Taschen, 2003.

Davina DELOR, *Qi Gong*, Marabout, 2005.

Colette GOUVION, *Les Bains dans le monde*, Aubanel, 2006.

Gertrud HIRSCHI, *Mudras de bien-être pour le corps, l'âme et l'esprit*, Le Courrier du Livre, 2003.

Therese IKNOIAN, *Le Tai Chi pour les nuls*, First, 2006.

James KOU, *Tai chi chuan*, Marabout, 2005.

Cathy MEEUS, *Shiatsu*, Evergreen, Taschen, 2003.

Maria MERCATI, *Le Massage chinois Tui Na*, Le Courrier du Livre, 2002.

Jean ROFIDAL, *Do.in*, Signal, 2002.

Joël SAVATOFSKI, *Le Massage minute : le bien-être au quotidien*, Dangles, 1995.

Zu Guo SHI, *La Danse du dragon*, Dervy, 1990.

Judy SMITH, Emily KELLY, Jonathan MONKS, *Le Yoga Pilates*, Manise, 2005.

Yamuna ZAKE, Stephanie GOLDEN, *Le Body Rolling*, éditions de l'Homme, 2005.

Sites :

http://home.tele2.fr/assolacoloquinte (site de l'association La Coloquinte qui donne des stages de tai-chi, qi gong, intégrés avec danse, rééducation, voix, calligraphie...)

www.tantien.com (tai-chi, méthode Stevanovitch, en France, en Belgique, en Suisse).

www.stretching-postural.com (pratique d'une variante du tai-chi).

www.lemondeduyoga.org (adresses de séminaires, stages et cours).

www.federation-de-yoga.fr (adresses stages et cours en province).

www.gymdom.com (gymnastique et massages à domicile, région parisienne, 0820 204 648).

www.cajoling.net/massage (massage, région parisienne).
www.lesclefsdutoucher.com (exercices à pratiquer sur le corps entier en incluant l'apprentissage de la respiration complète).

www.yves-requena.com, *www.ieqg.com* (cours et stages de qi gong).

Respiration, chant, yoga du son

Livres :

Yva Barthélémy, *La Voix libérée*, Robert Laffont, 2003.
Serge Wilfart, *Le Chant de l'être : analyser, construire, harmoniser par la voix* (propose de très belles expériences vocales, à connotation spirituelle), Albin Michel, 1997.
Nancy Zi, *L'Art de respirer*, J'ai Lu, 2000.

Sites :

http://chanteur.net/exosPhy (site de L'Atelier du Chanteur, exercices, guides, stages, professeurs...).
http://chant.d-muses.net (site de L'Atelier des Muses, voix et qi gong).
www.wilfart.com (site de Serge Wilfart, auteur cité plus haut).

Marianne Ginsbourger, *Voix de l'inouï*, Le Souffle d'Or (sur la libération de la voix par la troupe du Roy Hart Theater), 1997 ;

www.lemondeduyoga.org (adresses de séminaires, stages et cours).

www.federation-de-yoga.fr (adresses stages et cours en province).

www.yogaduson.net (stages de Patrick Torre).

Psychologie

Livres :

Christophe ANDRÉ, *Imparfaits, libres et heureux*, Odile Jacob, 2006.

Christophe ANDRÉ, *De l'art du bonheur : 25 leçons pour être heureux*, L'Iconoclaste, 2006.

Christophe ANDRÉ, *Psychologie de la peur*, Odile Jacob, 2005.

Thomas D'ANSEMBOURG, *Cessez d'être gentil, soyez vrai*, éditions de l'Homme, 2004.

Boris CYRULNIK, *De chair et d'âme*, Odile Jacob, 2006.

Frédéric FANGET, *Toujours mieux ! Psychologie du perfectionnisme*, Odile Jacob, 2006.

Frédéric FANGET, *Oser, thérapie de la confiance en soi*, Odile Jacob, 2006.

Frédéric FANGET, *Affirmez-vous !*, Odile Jacob, 2002.

Isabelle FILLIOZAT, *Fais-toi confiance, ou comment être à l'aise en toutes circonstances*, Lattès, 2005.

Isabelle FILLIOZAT, *L'Année du bonheur, 365 exercices de vie, jour après jour*, Lattès, 2002.

Lillian GLASS, *Comment s'entourer de gens extraordinaires*, éditions de l'Homme, 2005.

Robert GLOVER, *Trop gentil pour être heureux, le syndrome du chic type*, Payot, 2005.

Étienne JALENQUES, *La Thérapie du bonheur*, Marabout, 2003.

Stefan KLEIN, *Apprendre à être heureux, neurobiologie du bonheur*, Robert Laffont, 2005.

Jacques SALOMÉ, Sylvie GALLAND, *Si je m'écoutais je m'entendrais*, éditions de l'Homme, 2005.

Jacques SALOMÉ, *Le Courage d'être soi*, Pocket santé, 2003.

Jacques SALOMÉ, Christian POTIÉ, *Oser travailler heureux*, Albin Michel, 2000.

Jeffrey E. YOUNG, Janet S. KLOSKO, *Je réinvente ma vie*, éditions de l'Homme, 2005.

Sites :

Association française de thérapie comportementale et cognitive : *www.aftcc.org*

Association francophone de formation et de recherche en thérapie comportementale et cognitive (10, avenue Gantin, 74150 Rumilly) : *www.afforthecc.com*

www.annuaire-bien-etre.info
www.nvc-europe.org/france (stages communication non-violente).

Philosophie, art de vivre

Livres :

Mihaly Csikszentmihalyi, *Vivre : la psychologie du bonheur*, Pocket, 2006.

Mihaly Csikszentmihalyi, *Mieux vivre en maîtrisant votre énergie psychique*, Pocket, 2006.

Dalaï-lama et Howard Cutler, *L'Art du bonheur*, t. 1 et 2, J'ai Lu, 2005.

Dalaï-lama, *L'Art de la compassion*, J'ai Lu, 2004.

Daniel Goleman, *Surmonter les émotions destructrices, un dialogue avec le dalaï-lama*, Pocket, 2006.

Thich Nhat Hanh, *La Colère, transformer son énergie en sagesse*, Pocket, 2004.

Michel Onfray, *Le Désir d'être un volcan, journal hédoniste*, Le Livre de Poche, 1998.

Michel Onfray, *La Puissance d'exister, manifeste hédoniste*, Grasset, 2006.

Matthieu Ricard, *Plaidoyer pour le bonheur*, Pocket, 2004.

Vidéos :

Dalaï-lama, Les Six Paramitas, 4 DVD, TF1 Video.

Outils anti-stress

Livres :

Laurent Bertrel, *Dictionnaire des thérapies, des méthodes de développement personnel et autres courants du mieux-vivre*, Dangles, 2005.

Nelly Van Bever, *Gérez votre stress avant qu'il ne vous gère !*, Dangles, 2005.

Lionel Bellenger, *Libérez votre créativité*, ESF, 2005.

Stephan Bodian, *Zen ! La méditation pour les nuls*, First, 2005.

Philippe Brenot, *Relaxation et sexualité*, Odile Jacob, 2004.

Henri Brunel, *Guide de la relaxation pour ceux qui n'ont pas le temps*, J'ai Lu, 2002.

Bruno Comby, *Éloge de la sieste*, J'ai Lu, 2005.

François d'Estérel, *10 minutes de bien-être par jour*, Anagramme, 2006.

Luis Fernandez, *La Visualisation*, Savoir Gagner, 2004.

Dr Gérard Leleu, *Amour et calories*, J'ai Lu, 2004.

Dr Gérard Leleu, *Le Traité des caresses*, J'ai Lu, 2003.

Dr Gérard Leleu, *La Caresse de Vénus*, Leduc. S éditions, 2005.

Anne-Béatrice Leygues, *La Visualisation créatrice*, De Vecchi, 2006.

Dominique Loreau, *L'Art de la simplicité*, Marabout, 2006.

François Paul-Cavallier, *Visualisation, des images pour agir*, InterÉditions, 2003.

Frédéric Ploton, *Petit Manuel de siestologie*, Tana, 2006.

David Servan-Schreiber, *Guérir*, Pocket, 2005.

Dominique Servant, *Soigner le stress et l'anxiété par soi-même*, Odile Jacob, 2003.

Christian Tal Schaller, *Le Rire, une merveilleuse thérapie*, Vivez Soleil, 2003.

Gary Thorp, *Le Zen des petits riens*, Anne Carrière, 2002.

Clara Truchot, *La Relaxation pour toute la famille*, De Vecchi, 2004.

Le Grand Livre de l'essentiel : mieux vivre et donner du sens au quotidien, Albin Michel, 2005.

Paris Zen, Hachette, coll. « Le Guide du Routard », 2006.

Revues:

Revue *Psychologies* et site Internet, numéros hors-série de *Psychologies* : « Se faire du bien » (n° 7), « Le Guide du développement personnel » (n° 6).

Revue *Spasmagazine*, 46 bis av. Fourcault de Parvant, 78000 Versailles.

Mini-livres (que l'on peut emmener partout et ouvrir au hasard n'importe quand dans la journée) :

Robert ALLEN, *Mille Chemins vers le zen*, Albin Michel, 2005.

David BAIRD, *Mille Chemins vers le succès*, Albin Michel, 2004.

David BAIRD, *Mille Chemins vers l'amour*, Albin Michel, 2003.

David BAIRD, *Mille Chemins vers l'optimisme*, Albin Michel, 2003.

David BAIRD, *Mille Chemins vers la sérénité*, Albin Michel, 2002.

David BAIRD, *Mille Chemins vers l'éveil*, Albin Michel, 2002.

David BAIRD, *Mille Chemins vers le bonheur*, Albin Michel, 2001.

David BAIRD, *Mille Chemins vers la sagesse*, Albin Michel, 2001.

Helen EXLEY, très vaste catalogue des petits « livres cadeaux ».

Jean GASTALDI, *Le Petit Livre de l'espoir*, Le Rocher, 2006.

Jean GASTALDI, *Le Petit Livre de la confiance en soi*, Le Rocher, 2005.

Jean GASTALDI, *Le Petit Livre de la pensée positive*, Le Rocher, 2004.

Jean GASTALDI, *Le Petit Livre du bonheur*, Le Rocher, 2003.

Jean GASTALDI, *Le Petit Livre des gens heureux*, Le Rocher, 2003.

Jean GASTALDI, *Le Petit Livre de la joie de vivre*, Le Rocher, 2003.

Jean GASTALDI, *Le Petit Livre de la sérénité*, Le Rocher, 2000 (et toute une longue série d'autres titres par Jean Gastaldi).

Marie VELLEDA, *365 Conseils pour être bien dans sa vie*, Marabout, 2004.

Sites :

www.psychologies.com
www.spasmagazine.com
www.annuaire-bien-etre.info
www.guerir.fr
www.thierryjanssen.com
www.j-salome.com
www.institut-espere.com
www.redpsy.com/infopsy

Stratégies de vie, gestion du temps, créativité, engagement

Livres :

Natacha CALESTRÉMÉ, *Les Héros de la nature*, Robert Laffont, 2005.

Stephen COVEY, *Les 7 Habitudes en action*, First, 1999.

Stephen COVEY, *Les 7 Habitudes de ceux qui réalisent tout ce qu'ils entreprennent*, First, 2005.

Stephen COVEY, *La 8ᵉ Habitude*, First, 2006.

Stephen COVEY, *L'Étoffe des leaders*, First, 2006.

Mihaly CSIKSZENTMIHALYI, *La Créativité, psychologie de la découverte et de l'invention*, Robert Laffont, 2006.

Sylvain DARNIL, Mathieu LE ROUX, *Quatre-vingts hommes pour changer le monde*, Le Livre de Poche, 2006 (site : *www.80hommes.com*).

Dudley LYNCH, Paul KORDIS, *La Stratégie du dauphin, les idées gagnantes du xxiᵉ siècle*, éditions de l'Homme, 2006.

Anne LEGRAND, *Ensemble ! Initiatives solidaires en France*, Autrement, 2005.

Ministère de la Jeunesse, de l'Éducation et de la Recherche, *Envie d'agir ? Le guide de l'engagement*, Hachette, coll. « Le Guide du Routard », 2003.

Paul RAY, Sherry RUTH ANDERSON, *L'Émergence des créatifs culturels*, Yves Michel, 2001.

Jean-Louis SERVAN-SCHREIBER, *Le Nouvel Art du temps, contre le stress*, Le Livre de Poche, 2002.

Ostéopathie, occlusodontie, podologie

Sites :
   www.osteopathie.org/chercher-osteopathe
   www.osteofrance.org
   Société française d'occlusodontie : *www.abcdent.fr*
   Podologie : *www.fnp-online.org*

Convivialité

Livres :
   Ivan ILLITCH, *La Convivialité*, Points Seuil, 2003.
   DALAÏ-LAMA, *Leçons d'amour, comment élargir le cercle de nos relations affectives*, Plon, 2006.
   Kathleen KEATING, *Le Petit Livre des gros câlins*, Points, 2001.

Sites :
   De nombreuses initiatives voient le jour : expériences intergénérationnelles, réseaux du « Bien Vieillir », Université du Temps libre, cafés « seniors », des blogs de quartier dans les grandes villes permettent de participer.

   www.fondationclaudepompidou.asso.fr
   www.nordnet.fr/utl-lille/
   www.paname-ensemble.com/paris-fr

   Pour entrer dans une communauté :
   www.affinitiz.com (on peut aussi y créer son blog gratuit).

Pour réaliser son blog gratuit :
www.psychologies.com

Autres :
www.tourisme-durable.net
http://lia.tinyturtle.free.fr, site d'une communauté orientée nature, santé, simplicité volontaire, cosmétiques naturels.

Du même auteur :

La Nutrithérapie : bases scientifiques et pratique médicale, 3ᵉ éd. revue et augmentée, Testez, Marco Pietteur, 2006.

Le Guide familial des aliments soigneurs (avec Rose Razafimbelo), Albin Michel, 2005.

La Nutrithérapie, bases scientifiques et pratique médicale, Laboratoire Boiron, 2003.

Le Programme de Longue Vie (avec Thierry Souccar, recettes de Rose Razafimbelo), Le Seuil, 1999.

Le Nouveau Guide des vitamines (avec Thierry Souccar, préface du Pr Jean Dausset), Le Seuil, 1999.

L'Encyclopédie pratique des vitamines, des sels minéraux et des oligo-éléments, Hachette Littératures, 1996.

La Saga des vitamines (avec Josette Lyon), Josette Lyon, 1995.

Priorité au caractère – Nouvelles bases pour le métier de parent et la politique éducative (avec Paul Curtay), ADCV, 1990.

Letterism and Hypergraphics : the Unknown Avant-garde, Franklin Furnace, New York, 1985.

Médecins du monde entier pour la prévention de la guerre nucléaire, thèse de doctorat en médecine, université René-Descartes, Paris, 1983.

Lettrisme : Into the present (avec Stephen Foster), Visible Language, 1983.

Perspective perspective, Studio M, Bamberg, 1976.

La Poésie lettriste, Seghers, 1974.

La Musique lettriste, La Revue musicale, 1973.

Composition réalisée par ASIATYPE

Achevé d'imprimer en février 2008 par
LIBERDUPLEX
Sant Llorenç d'Hortons (08791)
Dépôt légal 1re publication : février 2008
N° d'éditeur : 96160
LIBRAIRIE GÉNÉRALE FRANÇAISE - 31, rue de Fleurus - 75278 Paris Cedex 06